传染病影像经典案例解析

Classic Cases Analysis of Infectious Disease Images

主 编　李宏军　陆普选

副主编　施裕新　鲁　宏　谢汝明
何玉麟　卢亦波　刘　衡

U0252441

科学出版社

北 京

内 容 简 介

本书纳入了近代严重威胁人类健康的常见15种传染病。本书编者均是来自全国各地的传染病影像学专家，理论丰富、病例经典。撰写方式以展示疾病影像为切入点，综合临床、病理进行解析，提出诊断与鉴别诊断的要点，最后进行相关知识的扩展。将疾病从概念、病理、临床到影像形成了一个完整的"时空"链，有利于读者理解和掌握。

本书包括了近600幅经典图片，并附详细圈注病变部位，有助于提高广大医师的影像诊断水平，适于影像科医师、感染科医师、内科医师、急诊科医师等阅读参考。

图书在版编目（CIP）数据

传染病影像经典案例解析 / 李宏军,陆普选主编. —北京：科学出版社，2021.1

ISBN 978-7-03-066516-4

Ⅰ. ①传… Ⅱ. ①李… ②陆… Ⅲ. ①传染病－影像诊断－病案 Ⅳ. ①R445 ②R510.4

中国版本图书馆CIP数据核字（2020）第209234号

责任编辑：郭　颖 / 责任校对：郭瑞芝
责任印制：李　彤 / 封面设计：龙　岩

科 学 出 版 社 出版

北京东黄城根北街 16 号
邮政编码：100717
http://www.sciencep.com

北京虎彩文化传播有限公司 印刷

科学出版社发行　各地新华书店经销

*

2021年1月第 一 版　开本：787×1092　1/16
2022年3月第二次印刷　印张：17 1/4
字数：409 000

定价：198.00 元
（如有印装质量问题，我社负责调换）

编者名单

主 编 李宏军 陆普选

副主编 施裕新 鲁 宏 谢汝明 何玉麟 卢亦波 刘 衡

编 者 （以姓氏汉语拼音为序）

艾 莉 重庆市第七人民医院
陈 康 陆军军医大学第一附属医院
陈步东 首都医科大学附属北京地坛医院
陈海霞 重庆市第七人民医院
龚晓明 武汉大学中南医院
关春爽 首都医科大学附属北京地坛医院
郭翠萍 杭州市儿童医院
何 成 重庆大学附属中心医院
何玉麟 南昌大学第一附属医院
侯代伦 首都医科大学附属北京胸科医院
黄可忻 遵义医科大学附属医院
蒋学美 南京中医药大学附属南京医院（南京市第二医院）
劳 群 杭州市儿童医院
李 萍 哈尔滨医科大学附属第二医院
李 巍 中国医科大学附属盛京医院
李晶晶 首都医科大学附属北京地坛医院
刘 衡 遵义医科大学附属医院
刘白鹭 哈尔滨医科大学附属第二医院
卢亦波 南宁市第四人民医院
鲁 宏 重庆市第七人民医院
鲁植艳 武汉大学中南医院
陆普选 深圳市慢性病防治中心
吕哲昊 哈尔滨医科大学附属第一医院
宁锋钢 首都医科大学附属北京胸科医院
潘诗农 中国医科大学附属盛京医院
乔中伟 复旦大学附属儿科医院
单 飞 上海市公共卫生临床中心
施裕新 上海市公共卫生临床中心
石秀东 上海市公共卫生临床中心
史维雅 上海市公共卫生临床中心
宋 璐 武汉大学中南医院
苏 娜 沈阳市第六人民医院

王　红　新疆医科大学第二附属医院
王　艳　新疆维吾尔自治区第六人民医院
吴连明　上海交通大学医学院附属仁济医院
谢汝明　首都医科大学附属北京地坛医院
邢立红　河北大学附属医院
徐和平　湖南省儿童医院
许传军　南京中医药大学附属南京医院（南京市第二医院）
闫　铄　首都医科大学附属北京地坛医院
杨舒一　上海市公共卫生临床中心
杨豫新　新疆维吾尔自治区第六人民医院
叶　雯　上海市公共卫生临床中心
殷小平　河北大学附属医院
余远曙　杭州市儿童医院
曾　政　深圳市第三人民医院
曾洪武　深圳市儿童医院
张倩倩　河南省周口市中心医院
张笑春　武汉大学中南医院
郑秋婷　深圳市慢性病防治中心
周　粟　上海市公共卫生临床中心

☆☆☆ 前　言

　　人类的发展史从医学的特定角度看也是一部与病魔抗争并不断认识疾病的历史。人类的生存环境与行为都在发生着深刻变化，对疾病的发生及衍变产生了巨大影响，特别是对传染病的影响更为明显，表现为"新传染病层出不穷，旧传染病死灰复燃"。自 20 世纪 90 年代以来全球大约发现了 40 多种新的传染病，其中大部分是刚出现或具有耐药性并有可能在将来呈流行发病趋势，即称之为新发传染病。在新发传染病中大部分是病毒源性传染病，如 H1N1、人禽流感、艾滋病及 COVID-19 等严重威胁着人类健康。

　　由于人们对大多数新发传染病的发病机制、临床诊疗缺乏充分认识，因此，对于广大医务工作者，特别是对于从事传染病、影像医学及医学院校学生们及时准确探究新发传染病的病理、临床、影像诊断与鉴别至关重要。为此，本书在传染病影像学奠基人李宏军教授和长期致力于新发传染病临床影像研究并取得了卓越贡献的陆普选教授的亲自指导下，由来自北京、上海、重庆、广东、深圳等地 50 余名临床影像诊断一线知名专家，精选出严重威胁人类健康的 100 多例传染病经典案例，以展示患者就诊时的临床及影像资料为切入点，提出临床影像诊断问题，要求读者结合相关实验室检查做出影像学诊断，之后对做出的诊断进行解析点评，提出影像诊断及鉴别诊断要点。最后通过扩展阅读再次拓展读者思维，为更深入了解该疾病提供阅读指引。这种创新性的渐进式环环相扣的编排形式，为读者展现了一种全新的临床思维模式。将疾病从概念、病理、临床到影像形成了一个完整的"时空"链，有利于读者理解掌握。

　　全书共分 15 章，包括：流行性感冒、人感染高致病性禽流感、艾滋病、梅毒、手足口病、COVID-19 等，共 40 余万字，包括了 600 余幅经典图片，图文并茂，融基础性、实用性及可读性为一体，对提升临床医学本科生、专科生、研究生、临床医师及从事传染病临床各级医务人员的临床诊断和鉴别诊断水平具有指导作用，对提高传染病的诊断准确率、指导治疗和提高治愈率都有重要意义，是医学本科生、专科生、研究生的最新颖的教材，是临床传染病及影像医学工作者必备的参考书和工具书。

　　随着时间的推移和科技的不断进步，人们对已发传染病的认识必将进一步深入，另一些新发传染病也可能不断出现。因此，本书中出现不完善之处在所难免。在此，希望广大读者拾遗补缺、不断充实并批评指正。

编　者

于北京

目 录

☆ ☆ ☆ ☆

第1章

流行性感冒

第一节　甲型 H1N1 流感病毒肺炎

关键词：甲型流感，H1N1，肺炎

【主诉】

患者，男性，55 岁。发热伴咳嗽 4 天，体温最高 39℃。血常规：白细胞计数 6.68×10^9/L，中性粒细胞百分比 80.80%，淋巴细胞百分比 13.20%，血红蛋白浓度 153g/L，血小板计数 85×10^9/L，红细胞沉降率 63mm/h；电解质：钠 123.2mmol/L；血生化：肌酸激酶 275.0U/L，肌酐 114.7μmol/L，C 反应蛋白 42.8mg/L，类风湿因子 10.70U/ml。

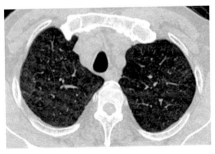 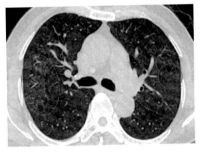

A. 2018 年 9 月 7 日　　　　　　　　B. 2018 年 9 月 7 日

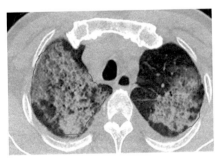 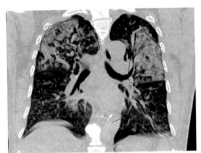

C. 2018 年 9 月 10 日　　　　　　　　D. 2018 年 9 月 10 日

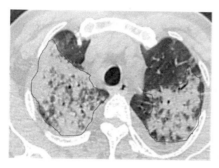

E. 2018 年 9 月 18 日

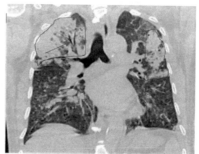

F. 2018 年 9 月 18 日

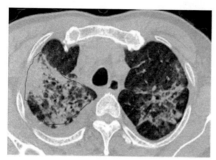

G. 2018 年 9 月 28 日

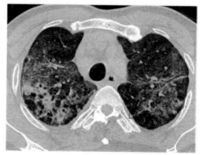

H. 2018 年 10 月 7 日

问题 1　本病的影像诊断可能是

A. 真菌性肺炎

B. 结核性肺炎

C. 病毒性肺炎

D. 细菌性肺炎

问题 2　以下疾病的影像学表现错误的是

A. 早期以磨玻璃影为主

B. 实变影内可见空气支气管征

C. 病变以两肺上叶多见

D. 可有胸腔积液

【病史】

患者 4 天前无明显诱因出现发热、阵发性咳嗽，体温最高 39℃，伴寒战，无畏寒。口服退热药后体温可下降，发热时有头痛，无头晕，无恶心、呕吐，无咳痰，无气促、胸闷。至当地社区健康服务中心就诊，查"血常规：白细胞计数 10.1×10^9/L，中性粒细胞百分比 88.6%，淋巴细胞百分比 8.7%，血红蛋白浓度 149 g/L，血小板计数 77×10^9/L"。诊断"急性上呼吸道感染"，给予"头孢泊肟酯片、双清胶囊、清开灵颗粒"口服 3 天，其间患者仍反复发热，咳嗽无明显变化。

患者除发热外，还感全身乏力明显，偶有肌肉酸痛，服药后效果不明显而前往市专科医院就诊。门诊查"血常规：白细胞计数 6.68×10^9/L，中性粒细胞百分比 80.80%，淋巴细胞百分比 13.20%，血红蛋白浓度 153g/L，血小板计数 85×10^9/L；尿常规：蛋白质超过

++++，隐血 5.0mg/L（++）；红细胞沉降率 63mm/h；电解质：钠 123.2mmol/L；血生化：肌酸激酶 275.0U/L，肌酐 114.7μmol/L，C 反应蛋白 42.8mg/L，类风湿因子 10.70U/ml"，自发病以来，患者精神、胃纳稍差，大小便正常，体重无明显变化。

既往有"高血压病"2 年，监测血压最高 145/90mmHg，间断服药，具体药物不详，无肝炎、结核等传染病史。预防接种史不详。无手术外伤史，无输血史，无药物过敏史。生于原籍，无长期外地居住史。职业工人，生活环境差，无毒物接触史，无吸烟，每日饮甜酒约 100g。否认冶游史，否认鸽子等鸟类接触史，否认静脉药瘾史，无近期生食水产史，无血吸虫病疫水接触史，未到过其他地方病或传染病流行地区。

入院后使用利巴韦林抗病毒，予注射用钠舒巴坦钠（头孢哌酮舒普深）抗菌治疗。登革热抗体、结核菌抗体、梅毒抗体二项、登革热抗原、内毒素二项、曲霉菌抗原、新型隐球菌荚膜抗原、疟原虫检查均阴性。乙肝六项：HBsAb 阳性；TORCH-IgM：巨细胞病毒 IgM 抗体 52.9U/ml 阳性（+），EB 病毒衣壳抗原 IgG 抗体 38.4U/ml 阳性（+），EB 病毒核抗原 IgG 抗体 195U/ml 阳性（+）。细胞角蛋白 19 片段 10.64μg/L，神经元特异性烯醇化酶 30.86μg/L，降钙素原 0.522ng/ml；查甲流病毒 PCR 阳性，考虑"甲型流行性感冒"。

加用奥司他韦 75mg/q12h 抗病毒治疗。查 EB 病毒 DNA 1.10e+4 Copies/ml 阳性（+）；巨细胞病毒 DNA ＜ 4.00e+2 Copies/ml 阴性（-）；肥达反应、外斐反应、系统性红斑狼疮抗体谱、血管炎抗体谱、HIV 抗体、淋巴细胞结核免疫检测、肺炎支原体 PCR、呼吸道合胞病毒 PCR、乙型流感病毒 PCR、丙肝抗体、流行性出血热抗体均阴性。肺泡灌洗液查隐球菌涂片、新型隐球菌荚膜抗原、结核菌涂片、一般细菌涂片、分枝杆菌 Xpert 均阴性。

【答案】

1. C
2. C

解析：

1. 两肺弥漫性病灶，以实变影和磨玻璃影为主，结合入院后实验室检查，诊断为甲型流感，属病毒性肺炎。

2. 此病例病灶虽以两肺上叶为主，但甲型 H1N1 肺炎以两肺下野多见，病变可为局灶性、多发性或弥漫性分布。

【点评】

1. 疾病概述或定义　甲型 H1N1 流感是由变异后的新型甲型流感病毒 H1N1 亚型所引起的急性呼吸道传染病。

2. 病理

（1）弥漫性肺泡损伤，肺泡腔内水肿和（或）纤维素及炎性渗出，肺透明膜形成，部分肺泡腔内可见出血，电镜下肺泡腔内感染的细胞内外可见病毒颗粒。

（2）随着病情发展，肺间质受累、肺泡腔含气量减少，出现肺组织出血、实变及纤维化。

（3）气管、支气管和细支气管壁可见炎症、水肿。

3. 临床表现

（1）流感样症状，起病急，发热（≥ 37.5℃）、咽痛、流涕、鼻塞、咳嗽、咳痰、头痛、全身酸痛、乏力等。

（2）少数病例仅有轻微的上呼吸道症状，无发热。

4. 诊断要点

（1）肺部磨玻璃样改变是最常见的病变，早期分布于胸膜下或支气管血管周围的类圆形磨玻璃样阴影被认为是甲型 H1N1 流感病毒感染的典型影像表现。

（2）磨玻璃样影多并发肺实变，两者可单独存在或混合存在，部分实变影内可见含气支气管征。

（3）病变多位于两肺中、下叶或两肺多个肺叶、肺段。

（4）重症甲型 H1N1 流感肺炎合并 ARDS 患者的肺部影像特点：①病变形态多样；②病变部位和范围呈现多叶浸润和游走性改变；③肺间质和肺实变均受累；④影像变化快；⑤并发症多见：气胸，纵隔及皮下气肿，亦可并发真菌感染。

（5）少数并发胸腔积液及纵隔淋巴结肿大。

5. 鉴别诊断

（1）支原体肺炎：病变主要发生于肺间质，早期表现为肺纹理增强、模糊及网状纹理，进展时呈局部或广泛的片状模糊影，可按或不按肺叶、肺段分布。

（2）腺病毒肺炎：主要为间质性肺炎，病变多为局灶性。肺间质充血、水肿，有淋巴细胞和单核细胞浸润。肺泡间隔明显增宽。

（3）肺炎衣原体肺炎：X 线以支气管肺炎为主要表现的单发或多发结节状或斑片状阴影，多分布在两肺中、下叶；HRCT 单发或多发的腺泡结节影和以小叶为中心的阴影，伴有血管支气管束增厚是肺炎支原体感染的主要特征。

主要参考文献

[1] 李宏军. 实用传染病影像学 [M]. 北京：人民卫生出版社，2014.

[2] 李宏军，陆普选，施裕新. 流行性感冒影像 [M]. 北京：科学出版社，2016.

[3] 陆普选，周伯平. 新发传染病临床影像诊断 [M]. 北京：人民卫生出版社，2013.

[4] 邓莹莹，陆普选，刘映霞，等. 甲型 H1N1 流感肺炎的胸部 CT 表现及动态变化特点 [J]. 中国医学影像技术，2010, 26(6):1108-1111.

[5] Lu PX, Deng YY, Yang GL, et al. Relationship between respiratory viral load and lung lesion severity: A study in 24 cases of pandemic H1N1 2009 influenza A pneumonia.[J] J Thorac Dis, 2012, 4(4):377-383. DOI: 10.3978/j.issn.2072-1439.2012.08.02

[6] 陆普选，邓莹莹，杨桂林，等. 新型甲型 H1N1 流感患者体内病毒载量与胸部 CT 表现的关系 [J]. 中华结核和呼吸杂志，2010, 33(10):746-749.

扩展阅读

2009 年甲型 H1N1 流感病毒在墨西哥发现并在全球迅速蔓延，携有北美和欧亚猪流感、禽流感和人流感 3 种流感病毒的核糖核酸（RNA）基因片段，是一种新型的流感病毒，又称 A 型流感病毒。该病毒传染性极强，主要由受感染人的鼻和咽喉因咳嗽和打喷嚏所喷出的水点（> 5μm）以人传人方式传播。这些微粒并不会停留在空中，而是必须有短距离的接触（最远 1 ～ 2m）才能传播，传播也可以通过直接皮肤接触或间接接触呼吸系统分泌物（触摸被污染的表面后再触摸眼睛、鼻或口）。感染后潜伏期一般在 7 天以内，患者病情发展迅速，常并发病毒性肺炎。临床典型表现为发热、全身不适、肌肉酸痛、咽喉痛、流涕和咳嗽，有些可见眼结膜炎，部分病例有恶心、腹痛、腹泻等。而进一步发生呼吸窘迫综合征，也可发生甲型流感脑病、多器官衰竭而死亡。在死亡病例中以有基础疾病、肥胖及孕产妇等发生并发症者为多，这些患者的免疫力低下，引起的肺部感染较重。肺炎的严重程度与患者抵抗力有关，与病毒载量无明显相关。

甲型流感脑病：病理基础主要是细胞毒性水肿、神经和胶质细胞坏死，肉眼可见大脑表面水肿，丘脑、大脑深部白质、脑干被盖及小脑深部白质坏死灶，影像上表现为脑内多灶性、对称性脑部损害，以双侧丘脑受累为特征，内囊、豆状核、脑干及大小脑髓质可受累，病变区 CT 上呈低密度，MR 上呈长 T1、长 T2 信号，DWI 示双丘脑中心区呈低信号，周边为高信号，ADC 图示中央稍高信号，环状略低信号环绕。

（陆普选　张倩倩　曾　政）

第二节　H1N1 相关急性坏死性脑病

关键词：流感，甲型，脑炎

【主诉】

患儿，男，7 岁 10 个月。发热 3 天，抽搐 2 次，昏迷 4 小时入院。

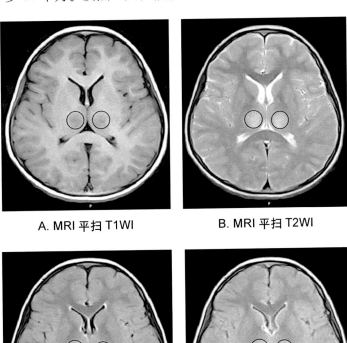

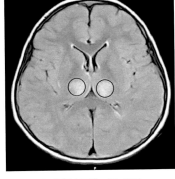

A. MRI 平扫 T1WI

B. MRI 平扫 T2WI

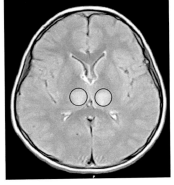

C. MRI 平扫 FLAIR

D. MRI 增强 FLAIR

☆☆☆☆

问题 1 本病的影像表现可能是

A. 急性播散性脑脊髓炎

B. Wernicke 脑病

C. 急性坏死性脑病

D. Leigh 综合征

问题 2 以下影像学表现描述正确的是

A. 颅内病灶双侧多发、不对称，以丘脑和基底节受累为主

B. 乳头体萎缩是该病的特征改变

C. 以双背侧丘脑对称受累为特点，DWI 呈环状高信号

D. 常对称分布于双侧苍白球和尾状核及中脑导水管周围灰质

【病史】

患儿，男，7 岁。发热 3 天，抽搐 2 次，第 3 天进入昏迷，昏迷 4 小时入院，双侧瞳孔不等大，对光反应灵敏。患儿咽拭子 H1N1RNA 检测阳性。脑脊液蛋白含量高达 3332mg/L（正常参考值 150～400mg/L）；在 PICU 治疗，进行机械性通气。

【答案】

1. C

2. C

解析：双背侧丘脑肿胀 T1WI 呈低信号，以中心为明显，T2WI 及 FLAIR 呈高信号，以中心显著，增强后 FLAIR 病灶未见异常强化征。

A. 急性播散性脑脊髓炎：颅内病灶双侧多发、不对称，以丘脑和基底节受累为主。

B. Wernicke 脑病：乳头体萎缩是该病的特征改变。

C. 急性坏死性脑病：以双背侧丘脑对称受累为特点，DWI 呈环状高信号。

D. Leigh 综合征：常对称分布于双侧苍白球和尾状核及中脑导水管周围灰质。

【点评】

1. 疾病概述或定义　急性坏死性脑病（acute necrotizing encephalopathy，ANE），是一种罕见病毒感染后的严重中枢神经系统并发症，主要与流感病毒相关，最常见的是甲型、乙型流感病毒和人类疱疹病毒 6 型，近年以新型甲型流感病毒 H1N1 感染为多。其特点为多灶对称性脑损害，主要累及双侧丘脑、基底节、脑干被盖及大小脑白质，以双侧丘脑对称受累为特征。本病预后不良，死亡率高达 30%。

2. 病理

（1）主要病理改变为局灶性血管损伤所致血脑屏障破坏、血浆渗出，最终引起脑水肿、点状出血、神经元及胶质细胞坏死。

（2）大体病理为对称的脑组织软化、伴部分组织溶解，主要见于丘脑、脑干被盖及大、小脑深部白质，组织学切片在上述病变区可见新鲜坏死灶，但没有星形细胞及小胶质细胞反应性增生及炎性细胞浸润。

3. 临床表现

（1）前驱感染期：可表现为发热、上呼吸道感染、呕吐、腹泻、皮疹。患儿以流感症

状起病，有发热、随即出现中枢神经系统症状，如抽搐、昏迷等。

（2）急性脑病期：多在发病后 24 ～ 72 小时，主要表现为惊厥、意识障碍、昏迷及局灶性神经功能紊乱，部分患者会出现多器官功能障碍、弥散性血管内凝血等。

（3）恢复期：轻症者可以完全恢复或只留较轻的后遗症，危重症患儿死亡率高达30%，幸存者多留下神经系统后遗症，如四肢瘫痪、精神发育迟滞、癫痫等；有的患儿可以成为植物人状态。

4. 诊断要点

（1）以感冒发热起病、在 72 小时内出现昏迷。

（2）双侧丘脑对称性受累，T1WI 呈等低信号，T2WI 及 FLAIR 呈高信号。

（3）DWI 序列扩散受限呈高信号。

（4）脑干被盖及大、小脑深部白质亦可受累。

5. 鉴别诊断

（1）急性播散性脑脊髓炎（acute disseminated encephalomyelitis，ADEM），是急性或亚急性起病的伴有脑病（行为异常或意识障碍）表现的、影响中枢神经系统多个区域的首次发生的脱髓鞘疾病。是特发性中枢神经系统脱髓鞘病的一种，儿童多见，但亦可发生于任何年龄。目前认为是自身 T 细胞激活导致针对髓鞘或其他自身抗原的自身免疫反应。多发生在病毒感染后的 2 天到 4 周，少数发生在疫苗接种后，部分患者病前无诱因。

MRI 表现：病灶累及广泛皮质下白质及中央灰质核团为特征，包括皮质下、半卵圆中心、双侧半球的灰白交界、小脑、脑干和脊髓。

MRI 诊断线索：丘脑和基底节受累，伴皮质下多发不对称病灶。

（2）Wernicke 脑病，是由各种原因引起的维生素 B_1 缺乏所致的中枢神经系统的代谢性疾病。常见于慢性酒精中毒和妊娠剧吐者，或者营养不良和胃肠外营养患者。

MRI 特点：双侧丘脑和脑干有对称性病变，其典型 MRI 改变为第三脑室和中脑导水管周围有对称性 T2WI 高信号影，FLAIR 呈高信号；乳头体萎缩被认为是急性 Wernicke 脑病特征性神经病理异常。

（3）Leigh 综合征，又称为亚急性坏死性脑脊髓炎，是常染色体隐性遗传性疾病，常可同时累及脑部和脊髓。该病为丙酮酸酶、细胞色素 C 氧化酶的缺陷，是婴儿和儿童时期最常见的一种线粒体脑肌病，婴幼儿最常见的线粒体疾病。临床特点包括精神运动迟滞、虚弱、肌张力减退、躯干协调不能、共济失调、意向性震颤。血液、脑脊液或尿液乳酸增高。常对称分布于双侧苍白球和尾状核，中脑导水管周围灰质坏死灶，小血管和毛细血管显著性增生，而 ANE 急变期无此表现。

主要参考文献

[1] Zeng H W, Quinet S, Huang W X, et al. Clinical and MRI features of neurological complications after influenza A (H1N1) infection in critically ill children[J]. Pediatr Radiol, 2013, 43(9):1182-1189. DOI: 10.1007/s00247-013-2682-5.

[2] 朱红敏，刘智胜. 急性坏死性脑病临床影像表现 [J]. 中华儿科杂志, 2017, 55(11):865-868. DOI: 10.3760/cma.j.issn.0578-1310.2017.11.017.

[3] 金瑞峰. 急性坏死性脑病 [J]. 中华实用儿科临床杂志, 2017, 32(24):1848-1853. DOI: 10.3760/cma.j.issn.2095-428X.2017.24.003.

☆☆☆☆

[4] 曾洪武，干芸根，黄文献，等 . 儿童急性坏死性脑病临床及影像分析 [J]. 中华放射学杂志，2010，44(11):1209-1211. DOI: 10.3760/cma.j.issn.1005-1201.2010.11.022.

[5] Araújo R, Gouveia P, Fineza I. Bilateral thalamic lesions in acute necrotizing encephalopathy due to H1N1 infection[J]. Pediatr Neurol, 2016, 65:96-97. DOI: 10.1016/j.pediatrneurol.2016.08.008.

扩展阅读

　　儿童急性坏死性脑病（acute necrotizing encephalopathy，ANE）是一种罕见的急性、暴发性重症脑病，临床以快速意识障碍、昏迷为特点，脑部对称性多灶性损害为特征。主要与流感病毒相关，最常见的是甲型、乙型流感病毒和人类疱疹病毒 6 型，近年以新型甲型流感病毒 H1N1 感染为多。脑损害主要累及双侧丘脑、基底节、脑桥被盖及大小脑深部白质。主要病理改变为局灶性血管损伤所致血脑屏障破坏、血浆渗出，最终引起脑水肿、点状出血、神经元及胶质细胞坏死，组织学切片病变区可见新鲜坏死灶，可有出血，但没有星形细胞及小胶质反应性增生及炎性细胞浸润。病理机制尚不清楚，可能与人病毒感染后产生的过度免疫反应有关。

　　诊断以临床症状和体征，结合影像学检查：

　　（1）病毒感染后出现惊厥、意识障碍、昏迷等急性脑病症状。

　　（2）脑脊液检查蛋白水平明显升高，无细胞数正常范围。

　　（3）影像学检查提示多发对称性病灶，包括双侧丘脑、脑桥被盖上部、侧脑室周围白质、小脑髓质。

　　（4）排除相似疾病，如急性播散性脑脊髓炎，Wernicke 脑病，Leigh 综合征。

　　基因研究方面，目前确认 *RANBP2* 基因突变为本病的致病基因，该基因突变导致的常染色体显性遗传 ANE，该基因定位于 2 号染色体。*RANBP2* 基因编码核孔复合物蛋白成分为相对分子质量 358 000 的蛋白质，位于核孔的胞质面，在细胞周期中有很多功能，如促进蛋白质进出细胞核，蛋白修饰功能，通过影响微管和线粒体的分布参与细胞内能量的传递与维持，参与细胞有丝分裂。认为 *RANBP2* 基因为本病的致病基因，但其外显率仅为 40%，其致病需环境因素和基因突变的共同作用。

（曾洪武　陆普选）

第三节　乙型流感并发肺炎

关键词：流感，乙型，肺炎

【主诉】

　　患者，男性，61 岁，发热 1 周，咳嗽伴头晕、呕吐 5 天，白细胞计数低。

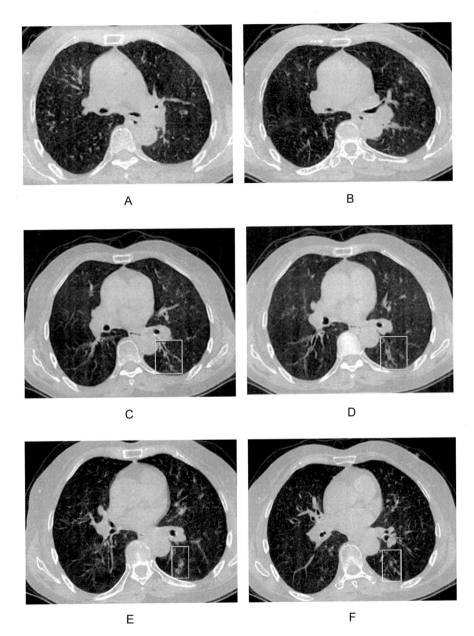

问题 1 本病的影像表现可能是

A. 病毒感染

B. 肺结核

C. 细菌性感染

D. 真菌性感染

问题 2 以下疾病的影像学表现错误的是

A. 肺部感染病变多较严重

B. 肺部感染病变多较轻

C. 两肺下叶见斑点状、条状高密度影

D. 病灶以两肺下叶为主

☆☆☆☆

【病史】

患者女性,61 岁。患者 1 周前受凉后出现发热,体温最高 38.0℃。起病初伴鼻塞、流涕,无咳嗽、咳痰,无恶心、呕吐,无腹痛、腹胀,无气促、胸闷、胸痛,无肌肉酸痛,无晕厥等。自行在当地医院就诊,具体不详,体温恢复正常。5 天前患者渐出现咳嗽,咳少量白痰,伴头晕、呕吐,非喷射性,次数不详,多为胃内容物。无气促、喘息,多次在外院就诊,先后予"痰热清"等治疗。昨日患者至外院就诊,查胸部 CT 提示"肺炎",因"白细胞计数低",外院建议口服"奥司他韦",故转诊市专科医院门诊,为进一步诊治,门诊拟"肺炎"收入感染科。起病以来,患者精神、睡眠、食欲缺乏,大小便可,近期无明显体重改变。

平素有"哮喘可疑"病史,否认"冠心病、高血压、糖尿病、肾病"等病史,否认"肝炎、结核"等病史。预防接种史随当地,否认手术外伤史,否认输血史,有"阿莫西林"过敏史。否认近期家禽接触史,无近期外出、旅行史,无近期生食水产史,无血吸虫病疫水接触史,未到过其他地方病或传染病流行地区。

血常规:白细胞计数 $2.27×10^9$/L,中性粒细胞百分比 50.3%,淋巴细胞百分比 39.2%,红细胞计数 $4.04×10^{12}$/L,血小板计数 $255×10^9$/L,余正常;血气:酸碱度 7.443,二氧化碳分压 35.8 mmHg,氧分压 77.4 mmHg,钾 2.9 mmol/L,钙 0.98 mmol/L,标准碳酸氢根 24.9 mmol/L,余正常;凝血功能、红细胞沉降率正常范围内。

咽拭子:甲型流感病毒 RNA 阴性,乙型流感病毒 RNA 阳性。

【答案】

1. A

2. A

解析:

1. 病变发生部位不符合肺结核,白细胞计数减低,病毒感染更有可能出现。

2. 乙型流感肺炎一般较轻,严重的肺炎少见。

【点评】

1. 疾病概述或定义　乙型流感是由乙型流感病毒引起的呼吸道感染,乙型流感病毒的抗原变异性较弱,但也能引起暴发流行。

2. 病理

(1) 轻度仅表现为气管、支气管广泛的炎性改变、黏膜损伤和水肿。

(2) 较重的表现为气管、细支气管细胞广泛坏死,伴肺泡、支气管细胞充血、间质水肿、单核细胞浸润。

3. 临床表现

(1) 发热,最高体温可达 40℃,全身酸痛乏力,咳嗽,咳痰,鼻塞流涕,咽痛,腹痛腹泻,恶心呕吐。

(2) 白细胞计数正常或下降。

4. 诊断要点

(1) 一般病灶较轻,以两肺下叶为主,肺部散在斑片状、条状、斑点状密度增高影。

（2）病变严重时与甲型流感肺炎相似，双肺磨玻璃影和（或）实变影同时存在。

（3）容易继发细菌或真菌感染。

5. 鉴别诊断

（1）细菌性肺炎：白细胞可有不同程度增高，影像学表现为叶段性肺实变影，抗感染治疗后吸收较快，实变影内可有空气支气管影。

（2）甲型流感肺炎：磨玻璃样改变是最常见的病变，磨玻璃样影多并发肺实变，两者可单独存在或混合存在，部分实变影内可见含气支气管征，影像学上与重症乙型流感肺炎难以鉴别。

（3）呼吸道合胞病毒肺炎：是小儿最常见的病毒性肺炎，典型为弥漫型间质性改变，多数病例表现为小点片状密度增高影，约 1/3 病例出现不同程度肺气肿或肺含气过多。

主要参考文献

[1] 李宏军 . 实用传染病影像学 [M]. 北京：人民卫生出版社，2014.

[2] 祈正红，张勤，林先耀，等 . 儿童乙型流感性感冒临床特点分析 [J]. 浙江医学，2018, 40(21):2343-2346.

[3] 刑建刚，李全瑞，王晶，等 . 184 例乙型流感患者的临床分析 [J]. 中国病案，2016, 17(10):92-94.

[4] 黄燕，刘一 . 危重型乙型流感病毒肺炎 5 例诊治并文献复习 [J]. 空军医学杂志，2019, 35(2):160-162.

扩展阅读

流感病毒具有高度传染性，主要通过飞沫和接触感染，可分为甲（A）型、乙（B）型和丙（C）型，其中变异强、危害大的主要是甲型流感病毒，而乙型流感病毒变异程度较小，通常局部暴发，但是仍然能够引起暴发流行。乙型流感病毒感染一般以学龄前儿童、青少年及老年人多见，严重者可继发爆发性心肌炎及重症肺炎死亡。具有季节性，以冬春季为主。主要表现为发热、全身酸痛乏力、咳嗽、咳痰、鼻塞流涕、咽痛、腹痛腹泻、恶心呕吐等。患者除了有呼吸道症状，还有胃肠道症状，这就是乙型流感病毒除了损害呼吸道黏膜，还损害胃肠道黏膜的表现。外周血检查血白细胞计数正常或降低，但并发细菌感染的患者白细胞计数可升高。影像表现一般较轻，主要是肺部局部点片状密度增高影，重症时与甲型流感相似。早期抗病毒治疗可痊愈。流感季节提前做好防护。

（张倩倩　郑秋婷　陆普选）

第 2 章
人感染高致病性禽流感

第一节　人感染 H5N1 禽流感

关键词：禽流感，H5N1，肺炎

【主诉】

患儿，男，6 岁。发热、咳嗽 15 天，加重伴胸闷、气促、头痛和肌肉酸痛 1 周而来医院就诊。

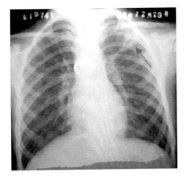

A. 发病第 5 天

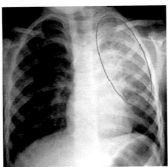

B.发病第 9 天

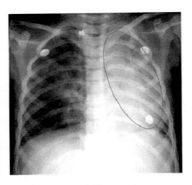

C.发病第 15 天

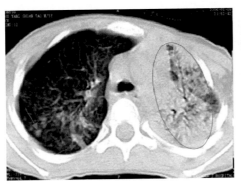

D.发病第 15 天 CT

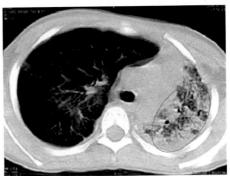

E.发病第 22 天 CT

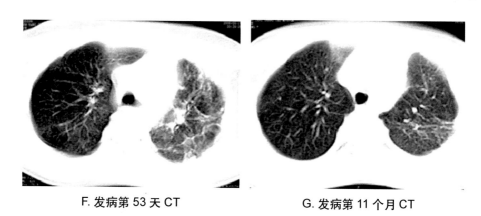

　　F. 发病第 53 天 CT　　　　　　　　G. 发病第 11 个月 CT

问题 1　本病的影像表现是

A. 病灶进展快，吸收慢　　　　　　　　B. 出现"白肺"

C. 病灶以肺纤维化为主　　　　　　　　D. 肺实质和肺间质受累同时存在

问题 2　本病最有可能诊断为

A. 细菌性肺炎　　　B. 结核性肺炎　　　　C. 病毒性肺炎　　　　D. 支原体肺炎

【病史】

　　患儿，男，6 岁。发热、咳嗽 1 天，加重伴胸闷、气促、头痛和肌肉酸痛 1 周。发病前居住地有鸡鸭病死疫情和食用病鸡鸭史。其母 1 周前因高热、咳嗽，在患儿起病当天出现呼吸衰竭而死亡。

　　实验室检测结果：咽拭子实时荧光定量 PCR 显示 H5N1 亚型禽流感病毒核酸阳性，RT-PCR 检测 H5N1 亚型禽流感病毒核酸阳性。国家卫生部专家组判定为人感染 H5N1 禽流感病毒肺炎确诊病例。

　　经过积极的抗病毒治疗等综合疗法，患儿病灶逐步吸收，病情好转，治愈出院。患儿发病后 11 个月来医院随访，CT 扫描与发病第 53 天的 CT 片比较，左肺病灶有较明显的吸收。但仍见左肺间质性肺纤维化改变。

【答案】

1. A　B　D

2. C

解析：

　　1. 病毒性肺炎一般早期以磨玻璃影及实变影为主，吸收期表现为纤维化改变。但该病例影像表现为肺实变为主伴有不同程度的肺间质同时受累；吸收期则以肺纤维化改变为主。发病后 11 个月 CT 扫描随访仍可见到不同程度的肺间质纤维化的改变。因此提示，该患儿不是普通常见的病毒性肺炎，依据其流行病学史，应考虑人感染 H5N1 禽流感病毒肺炎的诊断。

　　2. 本病影像学动态观察发现具有病变进展较快、吸收较慢的特点。常见病毒性肺炎、肺结核、细菌性肺炎及支原体、衣原体肺炎等病灶动态变化及进展都相对较缓慢。有明显的病死禽类疫情接触史；有明确的实验室检查结果：RT-PCR 检测 H5N1 亚型禽流感病毒核酸阳性。为鉴别 SARS 及其他人感染禽流感病毒肺炎（如 H7N9、H7N4、H10N8 等亚型）提供了依据。

☆ ☆ ☆ ☆

【点评】

1. **疾病概述或定义** 人感染 H5N1 禽流感病毒肺炎是由禽流感病毒 H5N1 亚型中的一些毒株感染人所引起的一种急性呼吸道传染病。

2. **确诊依据**

（1）有明显的发热、咳嗽，伴胸闷、气促、头痛和肌肉酸痛的临床特征。

（2）影像学表现为肺实变及肺间质改变同时受累、病变进展快且吸收较慢的特点。

（3）有与病死禽类疫情密切接触流行病学史。

（4）咽拭子实时荧光定量 PCR 显示 H5N1 亚型禽流感病毒核酸阳性，RT-PCR 检测 H5N1 亚型禽流感病毒核酸阳性。

3. **临床表现**

（1）主要为发热，大多持续在 39℃ 以上，可伴有流涕、鼻塞、咳嗽、咽痛和全身不适，类似普通感冒症状。

（2）重症患者高热不退，病情发展迅速，表现为明显的肺炎症状。可出现急性肺损伤（ALI）、急性呼吸窘迫综合征（ARDS）、肺出血、多脏器功能衰竭、DIC、休克及瑞氏（Reye）综合征等多种并发症。

4. **影像诊断要点**

（1）影像学动态观察两肺病变动态变化快，吸收较慢。

（2）肺实质和肺间质受累同时存在。

（3）左肺见较广泛的肺实变，内含有支气管气相。

（4）重症患者可出现不同程度的"白肺"。

（5）出院后 CT 随访见左肺间质纤维化改变。

5. **鉴别诊断**

（1）SARS：是 SARS 冠状病毒引起的急性呼吸道传染病。胸部表现为早期局部小片状磨玻璃样影，单发多见，迅速发展为多叶或双侧肺叶的广泛磨玻璃影或实变影与磨玻璃影。动态变化快，新旧病灶交替，病变反复，恢复期病灶吸收缓慢。从影像上很难与人感染 H5N1 禽流感病毒性肺炎相鉴别。还需依靠流行病学史及病原学诊断进行确诊。

（2）人禽流感其他亚型病毒肺炎：人感染 H9N2 亚型肺炎，病情较轻，胸部影像表现较少出现"白肺"。其他亚型肺炎如 H7N9、H10N8、H7N4 及 H5N6 等，单从影像学上较难与 H5N1 亚型肺炎相鉴别，主要依靠流行病学史及实验室病原学检查进行诊断。

（3）结核性肺炎：主要与继发性肺结核如干酪性肺炎相鉴别，干酪性肺炎变化较慢，同时会存在其他部位卫星结核病灶。

（4）细菌性肺炎：影像学表现为叶段性肺实变影，影像学动态变化较缓慢，抗感染治疗后吸收较快。外周血白细胞可有不同程度增高；也无流行病学史，据此可资鉴别。

主要参考文献

[1] 陆普选. 全球首发于中国的人禽流感流行病学与临床影像学特点 [J]. 新发传染病电子杂志，2017，2(2):124-126.

[2] 朱文科，陆普选，周伯平，等. 成人 H5N1 亚型禽流感重症肺炎影像评价及远期随访 [J]. 中国医学影像学杂志，2014，22(8):598-601, 606.

[3] 陆普选，周伯平，朱文科，等. 高致病性 H5N1 亚型人禽流感病毒性肺炎的影像学表现特点 [J]. 中国医学影像技术，2007, 23(4):532-535.

[4] 李宏军，陆普选，施裕新. 流行性感冒影像 [M]. 北京：科学出版社，2016:93.

[5] Lu PX, Zhou BP. Diagnostic Imaging of Emerging Infectious Diseases[M]. Springer, 2015.

[6] 陆普选，周伯平. 新发传染病临床影像诊断 [M]. 北京：人民卫生出版社，2013.

[7] 李宏军，施裕新，陆普选. 传染病临床影像学诊断指南 [M]. 北京：人民卫生出版社，2016.

扩展阅读

截至 2016 年 12 月 30 日，全球累计报告 H5N1 型高致病性人禽流感病例数 586 例，其中 344 例死亡，病死率 59%。人感染 H5N1 病毒后病情重，病死率高，是高致病性禽流感。我国《传染病防治法》将其列为乙类传染病，但实行甲类管理，即一旦发生疫情，采取甲类传染病的预防控制措施。

（徐和平　张倩倩　陆普选）

第二节　人感染 H7N9 禽流感

关键词：人禽流感，H7N9，肺炎

【主诉】

患者男性，50 岁。发热、咳嗽、腹泻 1 周，胸闷、气促 5 天。

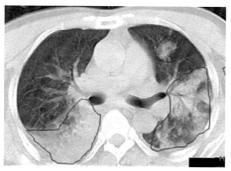

A. 2016 年 12 月 30 日

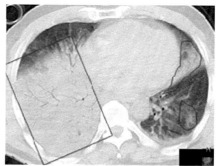

B. 2016 年 12 月 30 日

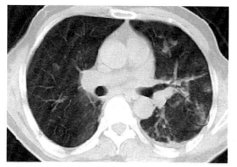

C. 2017 年 1 月 4 日

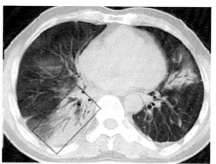

D. 2017 年 1 月 4 日

☆☆☆☆

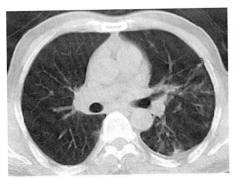

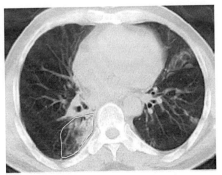

E. 2017 年 1 月 10 日　　　　　　　F. 2017 年 1 月 10 日

问题 1 本病的影像诊断可能的病原体是
A. 细菌　　　　B. 病毒　　　　C. 真菌　　　　D. 结核
问题 2 以下疾病的影像学表现错误的是
A. 实变影内可见含气支气管影
B. 恢复期病灶都可完全吸收
C. 病灶变化快
D. 恢复期可见肺间质纤维化

【病史】

患者 1 周前无明显诱因出现发热，当时未测体温，伴咳嗽、腹泻、鼻塞、流涕、咽痛、乏力、食欲缺乏、轻微头痛、头晕。给予对症支持治疗（具体不详），未见明显好转。5 天前出现胸闷、气促，咳嗽明显，咳黄白黏痰，约 20 余次 / 天，2 ～ 3 口 / 次，仍腹泻，稀水样 - 糊状黑粪，5 ～ 6 次 / 天。仍在当地诊所就诊，未见明显好转。1 天前遂到某人民医院就诊。当时查血常规：白细胞计数低；尿常规：PRO+；粪便常规：OB4+；血气分析：氧分压低。肺部 CT 示：两肺感染性病变。给予"奥司他韦"抗病毒、"哌拉西林舒巴坦 + 左氧氟沙星"抗感染、"奥美拉唑"护胃、"氨溴索 + 乙酰半胱氨酸"祛痰治疗。患者血标本送市 CDC 查 H7N9 禽流感病毒核酸回报阳性，遂以"人感染 H7N9 禽流感、重症肺炎"转入市专科医院。

既往史：近期多次到三鸟市场买活鸡、活鸭，自己宰食。有乙肝病史 30 余年，未抗病毒治疗。2016 年 4 月行腹股沟疝修补术，否认药物过敏史。

血常规：WBC 3.6×10^9/L，N 85.3%，L 16.2%，HGB 129g/L，PLT 152×10^9/L；尿常规：PRO+；粪便常规：黏液 +，隐血 4+；肝功能：ALB 34.2g/L，ALT 21U/L，AST 39U/L；肾功能：BUN 9.16mmol/L，Cr 79mmol/L；C 反应蛋白：44.29mg/L；降钙素原：0.09ng/ml；血气分析：pH：7.44，PCO_2 33mmHg，PO_2 59.7mmHg，吸氧浓度 41%。肺部 CT 示：双肺感染性病变。乙肝六项：HBsAg、HBeAb、HBcAb 阳性，梅毒、HIV-Ab、HCV-Ab：阴性。市 CDC 回报 H7N9 禽流感病毒核酸：阳性。

【答案】

1. B
2. B

解析：

患者有家禽接触史，流感样症状，市 CDC 回报 H7N9 禽流感病毒核酸检测阳性。病原学已诊断该病例为人感染 H7N9 亚型禽流感病毒肺炎。人感染 H7N9 亚型病毒肺炎预后较差，目前随访至今患者仍有纤维化病灶、出院时未发现完全痊愈病例。

【点评】

1. 疾病概述或定义　人感染 H7N9 亚型禽流感是由 H7N9 亚型禽流感病毒引起的一种新型呼吸道传染病。

2. 病理

（1）早期表现为两肺弥漫性肺泡损伤，肺泡腔内充满淡粉色的渗出液和不等量的炎性细胞，炎性细胞以淋巴细胞、单核细胞、浆细胞和巨噬细胞为主。肺泡腔内还可见脱落退变、坏死的肺泡上皮细胞。部分肺泡腔内可见出血、纤维素，透明膜形成。

（2）中期呈增殖期改变，肺泡上皮反应性增生，间质血管充血，反应性成纤维细胞增生。

（3）恢复期呈纤维化改变。肺泡腔内可见浆液、纤维素、红细胞、中性粒细胞、透明膜形成、鳞状上皮化生及渗出物机化。

3. 临床表现

（1）发热，大多在 38℃ 以上，咳嗽、咳痰，呼吸困难，发绀，早期全身中毒症状较重，出现头痛、乏力、周身肌肉酸痛和全身不适等症状。

（2）预后不佳，死亡率高。

4. 诊断要点

（1）病变以两下肺及背部为著，病灶侵犯肺组织广泛，表现为多叶多段的两肺广泛受累。

（2）磨玻璃影和肺实变是主要表现，病情轻或早期以磨玻璃影为主，病情重或处于进展期以肺实变为主，肺实变影内有充气支气管征象。

（3）常伴有双侧或单侧胸腔积液。

（4）病灶吸收慢，吸收期以肺间质改变为主，多位于双肺下叶胸膜下，小叶间隔增厚，小片状磨玻璃影，细网状影，支气管血管束影，胸膜下弧线影，肺气囊，肺大疱等表现。

5. 鉴别诊断

（1）腺病毒肺炎：儿童常见，以肺纹理增多、增粗、模糊为主要 X 线表现，病变分布广泛，有"四多三少二一致"的特征，即肺纹理、肺气肿、融合病灶及大病灶多，圆形病灶、肺大疱和胸腔积液少，影像表现与临床症状相一致。

（2）SARS：是 SARS 冠状病毒引起的急性呼吸道传染病。胸部表现为早期局部小片状磨玻璃样影，单发多见，迅速发展为多叶或双侧肺叶的广泛磨玻璃影或实变影与磨玻璃影。动态变化快，新旧病灶交替，病变反复，恢复期病灶吸收缓慢。从影像上很难与 SARS 鉴别。还需依靠流行病学史及病原学诊断进行确诊。

（3）艾滋病相关肺部孢子菌肺炎（PJP）：两肺弥漫磨玻璃影，同时有斑片状实变影，多有肺气囊，结合病史不难诊断。

主要参考文献

[1] 黄湘荣，曾政，陆普选，等 .12 例人感染 H7N9 禽流感病毒性肺炎的临床影像学分析 [J]. 中国 CT 和

☆☆☆☆

MRI 杂志 , 2014, 12(2):8-11.

[2] 陆普选，曾政，郑斐群，等 . 人感染 H7N9 禽流感病毒性重症肺炎的影像学表现及动态变化特点 [J]. 放射学实践 , 2014,29(7):740-744.

[3] 李宏军 . 实用传染病影像学 [M]. 北京 : 人民卫生出版社 ,2014.

[4] 陆普选，周伯平 . 新发传染病临床影像诊断 [M]. 北京 : 民卫生出版社 ,2013.

[5] 李宏军，陆普选，施裕新 . 流行性感冒影像 [M]. 北京 : 科学出版社 ,2016.

[6] 李晶晶，曾政，陆普选，等 . 人感染 H7N9 禽流感病毒性肺炎影像学随访研究 [J]. 放射学实践 , 2016, 31(3):228-231.

[7] 邓莹莹，黄华，袁静，等 . 人感染 H7N9 禽流感病毒性肺炎临床影像学诊断及疗效评价 [J]. 新发传染病电子杂志 , 2017, 2(1):48-51.

[8] 施睿峰，施纯子，马倩，等 . 临床影像学在人感染 H7N9 禽流感诊治中的价值 [J]. 新发传染病电子杂志 , 2016, 1(1):50-52.

[9] 李宏军 . 对于新发传染病 A(H7N9) 流感的最新认识与见解 [J]. 放射学实践 , 2014, 29(7):738-739.

扩展阅读

人感染 H7N9 禽流感是由 H7N9 亚型禽流感病毒引起的一种新型呼吸道传染病。禽流感依据禽流感病毒外膜血凝素 H 和神经氨酸酶 N 蛋白抗原性不同，可分为 18 个 H 亚型 H1-H18 和 11 个 N 亚型 N1-N11。按照其致病性又可分为低致病性和高致病性禽流感，其中 H7 亚型具有高致病性。H7N9 型禽流感病情进展迅速，常快速进展为急性呼吸窘迫综合征、脓毒症、感染性休克，甚至多器官功能障碍。人感染 H7N9 禽流感病例的住院日和发病至死亡时间均明显高于 H5N1 和 H1N1 病例。现在 H5N1 人禽流感已经被列入我国《传染病防治法》乙类传染病，但实行甲类管理。

肺部感染一般较重，影像病灶变化较快，H7N9 和 H5N1 这两亚型肺炎进展期可出现"白肺"表现，呈现重症肺炎。有研究发现 H7N9 的肺部表现特征与病毒载量、$CD4^+T$ 淋巴细胞之间的动态变化有关，人感染 H7N9 禽流感病毒后，病毒载量急剧增量，$CD4^+T$ 淋巴细胞快速下降，24 ～ 48 小时肺部病灶累及范围超过 50%。5 ～ 7 天病毒载量达到高峰，8 ～ 10 天 $CD4^+T$ 淋巴细胞降至最低，应用抗病毒治疗后，病毒载量下降，$CD4^+T$ 淋巴细胞开始上升、直至正常，肺部病灶开始吸收。病灶吸收较慢，随访痊愈后 3 ～ 6 个月的患者肺部表现小叶间隔增厚、小片状磨玻璃密度影、细网状阴影、胸膜下线、支气管血管束异常及胸膜增厚等 6 种基本征象中至少存在 4 种肺间质性病变的 CT 征象。这些征象出现的部位大多分布于两肺下叶胸膜下，也是进展期肺部实变影和磨玻璃影表现最重的部位。

（陆普选　曾　政　张倩倩）

第三节　人感染 H5N6 禽流感

关键词：人禽流感，H5N6，肺炎

【主诉】

患儿，女，11 岁。发热 3 天，最高体温达 40.3℃，呕吐 1 次，非喷射性，为胃内容物，量不多，伴头晕、头痛、咽喉不适。查血常规：示中性粒细胞比值升高为主。1 周前与患

病母亲接触，患儿母亲在广州打工，因"咳嗽、发热"回家几天后因重症肺炎并急性呼吸窘迫综合征医治无效死亡。

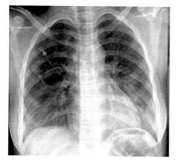
A. 4 月 14 日胸片

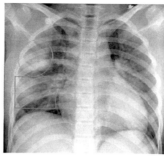
B. 4 月 18 日 05 点胸片

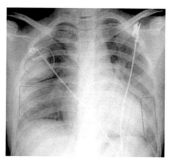
C. 4 月 19 日胸片

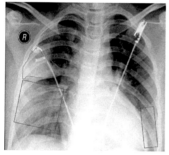
D. 4 月 20 日胸片

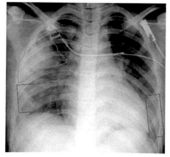
E. 4 月 22 日胸片

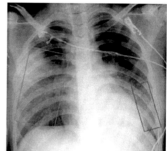
F. 4 月 24 日胸片

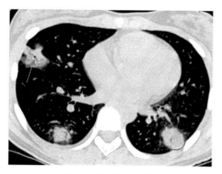
G. 4 月 15 日 CT

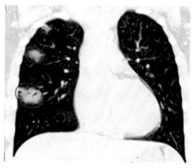
H. 4 月 15 日 CT

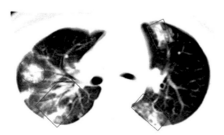
I. 5 月 2 日 CT

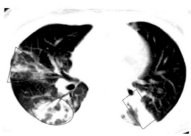
J. 5 月 2 日 CT

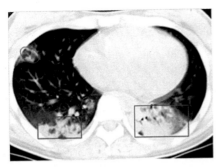

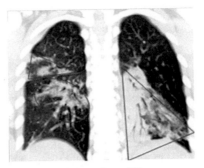

K. 5 月 2 日 CT　　　　　　　L. 5 月 2 日 CT

问题 1　本病的影像表现错误的是

A. 病灶累及两肺多个肺叶、肺段，以两肺外周为主

B. 短时间内动态变化较快

C. 以上叶尖后段、下叶背段为主

D. 实变影和磨玻璃影，实变影内含有支气管气像

问题 2　本病最有可能诊断为

A. 细菌性肺炎　　　　　　B. 病毒性肺炎

C. 结核性肺炎　　　　　　D. 真菌性肺炎

【病史】

患儿，女，11 岁。因"发热 3 天，呕吐 1 次"于 2016 年 4 月 13 日入住我院感染科。患儿因 1 周前接触发热、咳嗽的母亲，患儿于 3 天前出现发热，最高体温达 40.3℃，予以退热处理后，患儿体温可降至正常，但易反复，伴头晕、头痛，伴咽喉不适，无咳嗽、无抽搐，伴呕吐 1 次，非喷射性，为胃内容物，量不多。至当地医院就诊，查血常规：示中性粒细胞比值升高为主，未予以特殊处理，今为求进一步诊治，入我院门诊，门诊以"发热"查因收入我科。既往体质可，1 周前与患病母亲接触，患儿母亲在广州打工，因"咳嗽、发热"回家几天后于 2016 年 4 月 11 日因重症肺炎合并急性呼吸窘迫综合征医治无效死亡。

患儿入院后予以利巴韦林、奥司他韦抗病毒，美罗培南、替考拉宁抗感染，阿奇霉素抗支原体感染，薄芝糖肽调节免疫，静脉丙种球蛋白封闭抗体，甲泼尼龙抗炎等对症支持治疗。患儿病情非常危重，并且仍在进行加重，疾控中心结果回报：甲型流感病毒、乙型流感病毒均为阴性，4 月 18 日转 ICU-2 继续进行治疗。转入后治疗上予无创 CPAP 给氧(PEEP 7cmH$_2$O，FiO$_2$ 0.40)，予美罗培南、万古霉素抗感染，伏立康唑抗真菌治疗；甲泼尼龙琥珀酸钠抗炎，静脉丙种球蛋白（15g×3）封闭抗体；奥司他韦抗病毒，监测脏器功能，防止多器官功能衰竭。

血常规：白细胞计数（WBC）4.94×10^9/L；中性粒细胞比值（NE）0.660；淋巴细胞比值（LY）0.253；红细胞计数（RBC）3.98×10^{12}/L；血红蛋白（HGB）114g/L；血小板总数（PLT）152×10^9/L；全血 CRP 3.81mg/L。

【答案】

1. C

2. B

解析：

1. C 是结核性肺炎的好发部位，不符合本病例影像图片的表现，本病例影像图片显示发病部位无明显特异性，病灶以两肺外周为主。

2. 本病动态变化较快，且病变实变影和磨玻璃影，实变影内含有支气管气像，流行病学中患儿的母亲因重症肺炎去世，符合禽流感病毒肺炎。

【点评】

1. 疾病概述或定义　人感染禽流感病毒肺炎是由禽流感病毒某些亚型中的一些毒株感染人所引起的一种肺部感染，是一种急性呼吸道传染病。

2. 确诊依据

(1) 2016 年 4 月 21 日湖南省疾控中心报告结果：H5N6 阳性。

(2) 2016 年 4 月 22 日中国疾病预防控制中心进一步复核检测结果为甲型 H5N6 禽流感病毒核酸阳性。

3. 临床表现

(1) 发病前 1 周左右有接触活禽或市场外环境史。

(2) 无明显诱因的突发发热，最高体温达到 40℃ 左右，其后出现咳嗽等症状，诊断重症肺炎，病情危重。

4. 诊断要点

(1) 病灶累及两肺多个肺叶、肺段，以两肺外周和双肺下叶为主。

(2) 动态变化迅速，短时间内病灶融合、扩大。

(3) 为斑片状实变影和磨玻璃影，实变影内含有支气管气像。

5. 鉴别诊断

(1) 细菌性肺炎：为局限性节段性肺实变影，一般不发展为双肺或单肺弥漫性实变影，进展不快，病灶在抗感染治疗的情况下多在 2 周内可完全吸收，多有外周血常规白细胞增高。

(2) 支原体肺炎：有明显的季节性，多为一侧肺发病，可累及两肺，但肺内病灶短时间内变化不大。

主要参考文献

[1] 李良，刘小政，邵联群，等. 湖北省人感染 H5N6 禽流感重症病例救治成功 1 例报道 [J]. 湖北医药学院学报，2017, 36(4):325-329.

[2] 李宏军，陆普选，施裕新. 流行性感冒影像 [M]. 北京：科学出版社，2016:93.

[3] 刘丽娜，赵宗正，郭振东，等. 人感染 H5N6 亚型禽流感病毒研究进展 [J]. 军事医学，2017, 41(1):69-72.

[4] Schirmer P, Holodniy M. Oseltamivir for treatment and prophy laxis of influenza infection [J]. Expert Opin Drug Saf, 2009, 8(3):357-371.

[5] 姚震亚，卢秀兰，罗如平，等. 中国首例儿童重症甲型 H5N6 亚型禽流感肺炎临床分析 [J]. 中国实用儿科杂志，2016, 31(7): 524-527.

扩展阅读

禽流感病毒（avian influenza virus，AIV）属于甲型流感病毒属，根据病毒的致病性分为高致病性禽流感（highly pathogenic avian influenza，HPAI）和低致病性禽流感

（low pathogenic avian influenza，LPAI）。在家禽中流行的 H5、H6、H7、H9 亚型病毒中，H5 和 H7 亚型流感病毒引起禽类较高的发病率和死亡率，被称为 HPAI 病毒。H5N6 亚型 AIV 发病症状与其他流感病毒相似，主要是呼吸系统感染，表现为发热、咽痛、咳嗽等临床症状。病毒感染潜伏期通常在 1 周左右，随着病程进展迅速发展成为重症肺炎，出现胸闷、呼吸不畅、高热等临床症状，部分重症患者出现心肾功能损伤、昏迷、休克等多器官功能衰竭。而 H5N6 亚型禽流感无特异性，很难通过临床症状、影像表现与其他病相鉴别，最终确诊还需要靠流行病学和病原学检查。对抗流感通常使用抗病毒药物奥司他韦给予治疗，该药也常用于治疗非典型流感病症，药物治疗通常越早服用效果越好，否则很难发挥其治疗效果。2016 年 4 月，湖南省儿童医院治愈 1 例感染 H5N6 亚型禽流感病例，该患者发病 5 天内及时服用奥司他韦，早期给予抗病毒药物在成功救治该患者中发挥了重大作用。

（张倩倩　徐和平　陆普选）

第 3 章
棘 球 蚴 病

☆☆☆☆

第一节　肝细粒棘球蚴病

关键词：细粒棘球蚴病，肝脏，计算机断层扫描

【**主诉**】

患者男性，28 岁，哈萨克族，肝区不适 1 年。

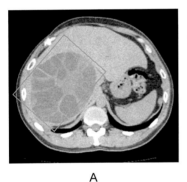
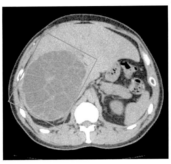
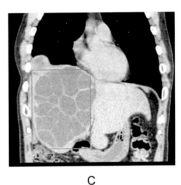

A　　　　　　　　　　　B　　　　　　　　　　　C

问题 1　该病例的 CT 平扫上，下列哪些征象不包括

A. 肝脏囊性占位

B. 肝脏囊性占位类似"足球征"

C. 大囊内有小囊，子囊密度低于母囊

D. 肝脏囊实性占位

【**答案**】D

解析：细粒棘球蚴病为囊性病灶，分单囊和多囊型，圆形或类圆形，有时可有浅分叶；囊肿边界清楚，边缘光滑，密度均匀一致，近似水样密度；增强后囊液及囊壁无强化。本例肝右叶内巨大囊性病变，囊肿内可见多发大小不等的类圆形子囊影，游离分布在母囊内，子囊相互挤压而呈圆形、菱形、多角形等，分布在母囊内呈葡萄串状相连，或称"足球征"未见明显钙化形成。母囊内出现子囊是肝包虫病的特征性表现，且子囊密度低于母囊。

问题 2　根据该病例在肺 CT 平扫的表现，最有可能的诊断是

A. 肝囊肿　　　　　B. 肝脓肿　　　　　C. 肝包虫　　　　　D. 肝囊腺瘤

☆☆☆☆

【答案】C

解析：该患者在 CT 平扫后，示肝右叶内巨大囊性病变，囊肿内可见多发大小不等的类圆形子囊影，游离分布在母囊内，子囊相互挤压而呈圆形、菱形、多角形等，分布在母囊内呈葡萄串状相连，或称"足球征"未见明显钙化形成。母囊内出现子囊是肝包虫病的特征性表现，且子囊密度低于母囊。

【病史】

患者男性，28 岁，哈萨克族，肝区不适 1 年。既往牧区生活 20 多年。实验室检查：补体结合试验阳性，外周血嗜酸性粒细胞升高。

【点评】

1. 疾病概述或定义　细粒棘球蚴病：影像征象为囊肿型、囊肿壁可钙化、囊液可吸收实变，基本上代表了肝包虫的发生、发展、退化直至死亡的过程。肝脏内单发或多发囊肿，圆形或类圆形；囊肿边界清楚，边缘光滑，密度均匀一致，近似水样密度；多子囊即母囊内出现子囊是肝包虫病的特征性表现。母囊液分散在子囊间且密度较子囊液高；囊中囊的子囊小且少，早期子囊小而圆，靠近母囊壁排列，子囊密度低于母囊密度。当内囊破裂时，囊内信号不均匀，内囊与外囊剥离，可见破裂的内囊漂浮在囊腔形成"飘带征"。

2. 确诊依据

(1) 患者有常年牧区居住史。

(2) 肝右叶内巨大囊性病变，囊肿内可见多发大小不等的类圆形子囊影，游离分布在母囊内，子囊相互挤压而呈圆形、菱形、多角形等，分布在母囊内呈"足球征"未见明显钙化形成。

(3) 实验室检查补体结合试验阳性，外周血嗜酸性粒细胞升高。

3. 临床表现

(1) 患者常具有多年病史、病程呈渐进性发展。初期症状不明显，可于偶然中发现上腹包块开始引起注意。

(2) 发展至一定阶段时，可出现上腹部胀满感，轻微疼痛或压迫邻近器官所引起的相应症状。如肿块压迫胃肠道时，可有上腹不适、食欲减退、恶心、呕吐和腹胀等。

(3) 位于肝顶部的囊肿可使膈肌向上抬高，压迫肺而影响呼吸；位于肝下部的囊肿可压迫胆道，引起阻塞性黄疸，压迫门静脉可产生腹水。

(4) 更常见的情况是患者因各种并发症而就诊。如因过敏反应而有皮肤瘙痒，荨麻疹，呼吸困难、咳嗽、发绀、呕吐、腹痛。囊肿的继发性感染是很常见的症状。

4. 诊断要点

(1) 患者牧区生活史或者犬、羊密切接触史。

(2) CT 表现为大小不等类圆形低密度影，边界锐利，囊壁均匀增厚，但不易显示，有时增强可显示增强的厚壁。

(3) 特征性表现为母囊出现子囊，子囊数目、大小不一，密度低于母囊，多子囊时呈多房状、蜂窝状、车轮状改变。

(4) 内囊分离可出现"双边征"或者"飘带征"。

(5) 病变中晚期囊壁可见钙化，囊内容物可见条片状钙化。

5. 鉴别诊断

（1）肝囊肿：囊壁薄而光整，囊液密度均匀，合并感染时囊壁可增厚，但边缘模糊，无囊中囊或者内囊分离征象。

（2）慢性肝脓肿：脓肿壁多呈不同密度的环形带，可以完整或者不完整，密度多低于或者等于肝实质密度，增强后有不同程度的强化，临床多有感染病史。

主要参考文献

[1] 李宏军，李莉 . 中华医学影像案例解析宝典 [M]. 北京：人民卫生出版社，2017.

[2] 刘敏，陈文辉 . 医学影像学读片诊断图谱：腹部分册 [M]. 北京：人民卫生出版社，2018.

[3] 韩萍，于春水 . 医学影像诊断学 [M]. 4 版 . 北京：人民卫生出版社，2017.

扩展阅读

囊型棘球蚴病（cystic echinococcosis，CE）的治疗主要包括手术治疗、介入治疗、药物治疗及监测。目前，还没有随机治疗方法之间疗效相互比较的临床研究的文献报道，因此，还没有标准化的和被广泛接受的治疗方案。目前，制订治疗计划需根据 WHO 对该病诊断的分类标准进行，对于 CE1 和 CE3a 期，且包囊直径小于 5cm 患者，单独使用阿苯达唑就已足够；对于包囊直径超过 5cm 的患者，优先选用阿苯达唑加穿刺、抽吸、注射缩溶剂和再抽吸（PAIR）的治疗方案；对于 CE2 和 CE3b 型包囊的患者行导流术或者手术治疗；而对于 CE4 和 CE5 期非活动性包囊的患者，通常只进行观察即可。

（王　红）

第二节　肝泡型棘球蚴病

关键词：泡型棘球蚴病，磁共振，计算机断层扫描

【主诉】

患者女性，28 岁，汉族，肝区隐痛 1 年，加重 3 天，有犬和羊接触史。

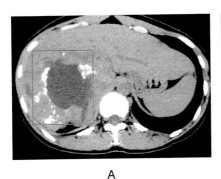
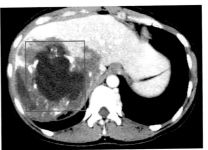

A　　　　　　　　　　　　B

☆☆☆☆

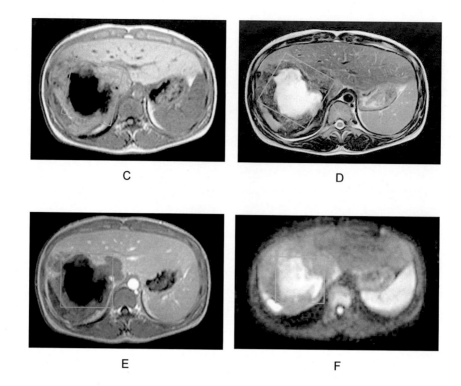

【试题】

问题1 根据以上临床资料与肝脏 CT/MR 表现特点，与该病例无关的征象最可能的是以下列哪一项

A. 多发钙化灶

B. 液化坏死征象

C. 病灶内有轻度强化

D. 增强后病灶边缘可见不规则的强化，病灶内无强化

【答案】C

解析：多房棘球蚴病（泡型棘球蚴病、泡型包虫病）因其病灶周边不断向外浸润正常肝组织，故有恶性肿瘤样生长方式和特性。而陈旧病灶的中央部分因血供不足常发生变性、坏死，加上病灶囊内的胶状物，因此大多数病灶内部能见到低密度影，变性坏死的病灶继发钙化，故大量的颗粒状钙化是其特征性表现。增强后由于泡状棘球蚴组织缺少血供，增强后本身一般无明显强化，因为病灶边缘周围肝脏实质的强化而使病灶境界变得清楚而类似"地图"样征象。

问题2 根据以上临床资料与肝脏 CT/MR 表现特点，该病例最可能的诊断为下列哪一项

A. 肝泡型棘球蚴   B. 肝脏结核

C. 肝血吸虫   D. 肝癌

【答案】A

解析：泡型棘球蚴病肝内浸润生长，形成形状不规则，边界模糊，不均质的海绵状良性占位性病灶俗称"白色癌肿"，表现为界限模糊,密度不均的低密度浸润灶,可呈多结节状,

其内可有小点状钙化及小水囊状低密度区；低密度浸润灶还可形成较大的片状坏死液化区，形成假囊；但因其肝质的强化而显病变境界更清晰，所以增强后周围浸润灶可强化；由于病程的不同，坏死液化和钙化的程度也不同。

【病史】

患者女性，28 岁，汉族，肝区隐痛 1 年，加重 3 天，有犬和羊接触史，为求进一步诊治来院就诊。该患者有上腹部疼痛、皮肤瘙痒、乏力、体重减轻等症状。饮食、二便正常，睡眠尚可。

实验室检查：补体结合试验阳性，酶联免疫吸附试验（ELISA）和斑点免疫结合试验（DIBA）均阳性。

【点评】

1. 疾病概述　棘球蚴病（echinococcosis）又称包虫病（hydatidosis，hydatid disease），是棘球绦虫的幼虫寄生在人体内而引起的人畜共患性寄生虫病。在我国有 2 种类型的棘球蚴病，即细粒棘球蚴引起的囊型棘球蚴病（cyst echinococcosis，CE）和泡状棘球绦虫引起的泡型棘球蚴病（alveolaris echinococcosis，AE）。

2. 诊断要点

（1）肝泡型棘球蚴病在肝内呈浸润生长，微囊泡不断向肝脏生长，形成形状不规则，边界模糊，密度不均的低密度浸润灶，可呈多结节状，其内可有小点状或斑片状钙化及小水囊状低密度区。

（2）低密度浸润灶还可形成较大的片状坏死液化区，形成假囊。

（3）由于泡状棘球蚴组织血供少，增强后本身一般无明显强化，但因其肝实质的强化而显病变境界更清晰，增强后周围浸润灶可强化。

（4）由于病程的不同，坏死液化和钙化的程度也不同。

（5）大量的颗粒状钙化是其 CT 的特征性表现，典型病变呈"地图"状或"花瓣"样改变。

3. 鉴别诊断

（1）肝癌：病变发展速度快，病程相对短。典型的影像学检查显示病灶周边多为"富血供区"。

（2）肝泡型棘球蚴病病灶周边则为"贫血供区"，病变的实变区和液化区并存，而且病灶生长相对缓慢，病程较长。借助甲胎蛋白（AFP）和肿瘤相关生化检测，以及棘球蚴病免疫学检查可有效鉴别。

主要参考文献

[1] 李宏军. 实用传染病影像学 [M]. 北京：人民卫生出版社，2014.

[2] 方丹，陈哲宇. 肝泡状棘球蚴病的诊断和治疗 [J]. 临床肝脏病杂志，2017, 33(5):990-993.

扩展阅读

目前肝泡型棘球蚴病（HAE）的诊治已取得了极大的成效，根治性肝切除术仍作为 HAE 的首选治疗方法，肝移植和姑息性手术也取得了一定的进步，为晚期 HAE 患者带来

☆☆☆☆

了希望。但由于 HAE 生长行为类似恶性肿瘤，手术复杂，术后并发症多，有时需多学科联合诊治。因此应遵循个体化治疗方式，结合患者的自身情况，评估各治疗方式的利弊，选择能为患者带来最大收益的治疗方式。由于目前只有对 HAE 的回顾性报道分析，尚缺乏前瞻性随机研究报道，所以对于该病不同阶段最佳治疗方案还有待进一步探究。不管选择何种手术方式都强调早期诊断，防治结合，改善患者生活质量，延长寿命。对于流行地区可定期对高危人群进行免疫学检测、超声、影像学等筛查。

（王　红）

第三节　脑细粒棘球蚴病

关键词：细粒棘球蚴病，颅脑，磁共振成像

【主诉】

患儿，男，8 岁，持续头疼 1 个月，时有呕吐。

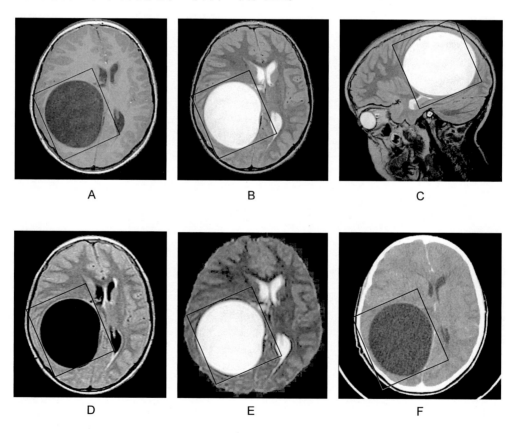

问题 1　该病例的 MRI 平扫图像上，下列哪些征象不包括在内

A. 脑内实性占位　　　　　　　　B. 脑内囊性占位

C. 病变扩散不受限　　　　　　　D. 占位周边无明显水肿

【答案】A

问题 2　本病的影像表现可能是

A. 脑脓肿　　　　　　　　　　B. 脑穿通畸形囊肿

C. 脑细粒棘球蚴病　　　　　　D. 囊变胶质瘤

【答案】C

解析：颅脑 MRI 平扫及 CT 强化图像所示：右侧枕叶侧脑室后脚附近较一巨大囊性长 T1 长 T2 异常信号，CT 呈低密度。病灶内信号及密度均匀，边界清晰，邻近脑组织及脑室受压移位，中线向左移位。DWI 序列呈明显低信号，结合 ADC 图提示病变弥散不受限，强化 CT 显示病变未见明显强化。病变周围未见明显水肿。

【点评】

1. 疾病概述或定义　脑细粒棘球蚴病是人感染棘球绦虫的幼虫（棘球蚴）所致的寄生虫病。

2. 病理

（1）六钩蚴侵入组织后，周围组织单核细胞和嗜酸性粒细胞浸润，少数存活发育成棘球蚴，后变成生发囊。

（2）生发囊脱落发育为子囊，内壁生出原头蚴，经数年后可形成较大的包虫囊。

3. 临床表现

（1）对脑室系统造成压迫和梗阻，以致颅内压增高，出现头痛、呕吐、视盘水肿等。

（2）刺激大脑皮质，引起癫痫发作。

（3）产生局灶性症状如偏瘫、失语、偏身感觉障碍等。

4. 影像诊断要点

（1）CT 平扫呈边界清、类圆形囊性病灶，密度等于或略高于脑脊液，囊壁可有钙化，周围无水肿，有占位效应，可伴有梗阻性脑积水表现。

（2）MRI 平扫呈圆形或类圆形囊性病灶，T1WI 为低信号，T2WI 为高信号，有时可见"大囊内套小囊"为其典型特征，囊周无脑水肿。

（3）增强扫描囊壁一般无强化，当有异物反应性炎症时，囊壁可呈环状强化。

5. 鉴别诊断

（1）脑穿通畸形囊肿：呈脑脊液信号，与脑室或蛛网膜下腔相通。

（2）囊性肿瘤：一般为单发，多发时继发于其他脏器的肿瘤，CT 及 MRI 表现与囊性包虫有一定的相似之处，但增强后肿瘤囊壁可呈明显强化。

（3）脑脓肿：脓腔呈长 T1 长 T2 信号，壁呈等 T1 等或稍短 T2 信号，脓肿周围脑水肿明显，增强后脓肿壁显著强化。

主要参考文献

[1] 唐群科, 张瑛, 乔建. 囊型包虫病的治疗现状与进展 [J]. 寄生虫病与感染性疾病, 2019, 17(4):60-63.

[2] 中国医师协会外科学分会包虫病专业委员会, 中枢神经系统棘球蚴病 (包虫病) 的诊断与外科治疗专家共识 [J]. 中华地方病学杂志, 2016, 35(9):625-628.

[3] 张晓萍, 邢艳, 阿尔泰. 不同部位囊型包虫病的 CT 影像学表现 [J]. 包头医学院学报, 2016(03):81-83.

☆ ☆ ☆ ☆

扩展阅读

包虫病是人感染棘球绦虫的幼虫（棘球蚴）所致的寄生虫病。两种类型的包虫病即囊型和泡型包虫病，是人类感染包虫病的主要类型，呈世界性分布，在我国新疆、西藏、青海等地多发。包虫病常累及肝、肺、脑、骨等组织器官，其中神经系统包虫病占总病例数的 2%～3%。神经系统包虫病主要症状是颅内高压症、头痛、癫痫以及神经功能障碍，虽属良性病范畴，若不能早期正确的诊断和治疗，可有明显的致残性。CT、MRI 等影像学检查在中枢神经包虫病诊断方面有特异性。临床上结合血清免疫学抗体检查可有助于确诊。目前治疗方法主要包括药物和手术治疗。对中枢神经系统包虫病而言，药物治疗效果不理想，而手术治疗是主要治疗方法。

（王　红）

第四节　脑泡型棘球蚴病

关键词：泡型棘球蚴病，磁共振成像，计算机断层扫描，颅脑

【主诉】

患者女性，37 岁，头痛、恶心、呕吐 2 个月，加重 7 天。既往有牧区居住史。

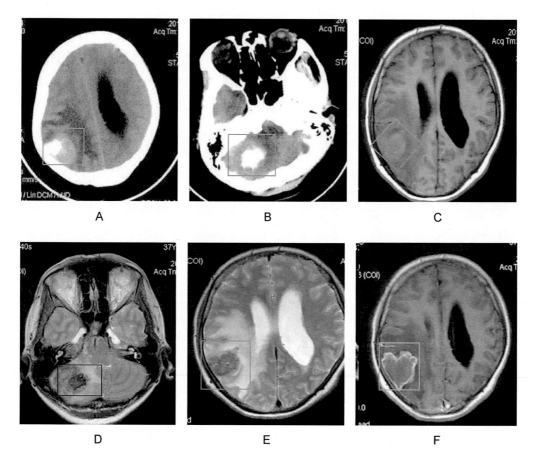

A　　　　　　　　　B　　　　　　　　　C

D　　　　　　　　　E　　　　　　　　　F

☆ ☆ ☆

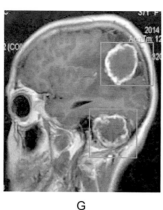
G

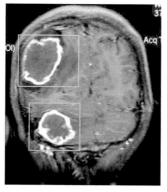
H

图 A 和图 B：CT 平扫
图 C～图 H：MRI 平扫加增强

问题 1 该病例的 CT 平扫上，下列哪些征象不包括在内（单选）
A. 脑内多发实性占位
B. 脑内多发占位，有占位效应
C. 病变内钙化明显
D. 病灶周边明显强化
【答案】B
解析：CT 显示钙化较好。脑泡型包虫呈外殖性生长，形成无数微小的囊泡，在脑实质内浸润性生长，可侵蚀周围的脑组织，严重破坏神经组织使周围脑组织发生肉芽肿改变和水肿，颅内泡型包虫增长较快，形似恶性肿瘤，有学者称之为"白色癌肿"。病灶呈浸润性生长，界限欠清，多有占位效应和灶边水肿。

问题 2 该病例的 MRI 平扫和增强图像上，下列哪些征象不包括在内（单选）
A. 脑内多发实性占位   B. 脑内多发囊性占位
C. 病变内钙化明显   D. 占位周边有明显水肿
【答案】C
解析：MRI 显示钙化能力明显较 CT 差，脑泡型包虫在脑实质内浸润性生长，可侵蚀周围的脑组织，严重破坏神经组织使周围脑组织发生肉芽肿改变和水肿，所以增强后病灶周边明显不规则强化，这是脑泡型棘球蚴的特点。

问题 3 根据该病例在肺 CT、MRI 平扫的表现，最有可能的诊断是
A. 脑泡型棘球幼包虫   B. 脑结核
C. 脑肿瘤   D. 脑出血
【答案】A
解析：患者有明确牧区居住史，脑内病变在 CT 上显示明显团块状钙化灶，MRI 显示在 T2WI 上病灶内可见小囊状边界不清稍高信号影，增强后不规则环状强化。与肿瘤性病变、脑结核和其他合并出血的肿瘤有类似征象，应与其进行鉴别。

【病史】

患者女性，37 岁，头痛、恶心、呕吐 2 个月，加重 7 天。2 个月前患者无明显诱因出

现头痛，呈间断胀痛，偶有头晕、恶心、呕吐，未经系统治疗。1周前上述症状加重，为求进一步诊治来院就诊。该患者发病以来，无肢体肌力减退，无四肢麻木，无进行性消瘦。饮食、二便正常，睡眠尚可。

既往史：1年前发现"肝包虫"，未进行治疗。

实验室检查：

血常规：白细胞：$6.88×10^9$/L，中性粒细胞百分比56.3%，红细胞：$4.80×10^{12}$/L，血红蛋白：132g/L；血生化：谷丙转氨酶：16U/L，谷草转氨酶：24 U/L，尿素氮：2.16mmol/L，肌酐：68μmol/L，葡萄糖：3.92mmol/L，钾：4.26mmol/L，钠：142mmol/L，氯：105.4mmol/L，全程C反应蛋白：2.504mg/dl。

【点评】

1. 疾病概述或定义　脑泡型棘球蚴病（intracerebral alveolar echinococcosis）是多房棘球绦虫的幼虫泡型棘球蚴（泡球蚴）寄生人体脑部所致的疾病。脑泡型棘球蚴病原发病位于肝脏，脑、肺等器官，泡型棘球蚴病通过血供等途径由肝泡型棘球蚴播散而来。

2. 确诊依据

(1) 患者有头痛、恶心、呕吐等临床症状。

(2) 影像学表现为在CT上病变显示明显团块状钙化灶，MRI显示在T2WI上病灶内可见小囊状边界不清稍高信号影，增强后不规则环状强化。

(3) 患者有明确牧区居住史，且确诊为"肝包虫"。

3. 临床表现　无特异性，多以高颅压、脑水肿及癫痫起病。

4. 影像诊断要点

(1) 位置表浅，常分布于幕上大脑中动脉及脑膜中动脉供血区。

(2) 病灶多数形态不规则，病灶内部的坏死和变性可引起继发性钙盐沉积，呈干酪样，与其内信号欠均匀，在T1WI上呈等或稍高信号，在T2WI上呈明显低信号相关。

(3) 囊泡内含胶样物和原头蚴，故囊泡在T2WI呈高信号，以上特征形成泡型棘球蚴病MRI平扫特征性表现，酷似"满天星"。

5. 鉴别诊断

(1) 脑转移瘤：转移瘤多分布于大脑中动脉供血区域，皮质下，T2WI呈高信号，增强扫描多均匀强化，坏死液化区不强化，且无多发小囊泡样改变，结合临床病史可鉴别。黑色素瘤脑转移T2WI虽为低信号，但瘤内常有出血，T1WI呈高信号，很少有钙化是其特征。

(2) 胶质瘤：脑胶质瘤多为单发，T2WI呈高信号，部分病灶内出血，信号混杂，增强扫描多呈花环状强化。

(3) 颅脑结核：多累及脑底部脑膜和蛛网膜下腔，形成交通性脑积水，脑内结核灶则多呈环状强化，形态不规则。

(4) 脑脓肿：脓腔DWI呈明显高信号。脑脓肿壁的T1WI高信号具有一定的特异性，增强后囊壁呈"戒指征"。

主要参考文献

[1] Okur A, Ogul H, Sengul G, et al. Magnetic resonance spectroscopy and magnetic resonance imaging findings of the intracerebral alveolar echinococcosis[J]. J Craniofac Surg, 2014, 25(4): 1352-1353.

[2] 王俭，依巴努·阿不都热合曼，姜春晖，等 . 脑泡型包虫病 MR 质子波谱特征分析 [J]. 中华放射学杂志，2014, 48(2):89-92.

[3] 李宏军，施裕新，陆普选 . 传染病临床影像学诊断指南 [M]. 北京：人民卫生出版社，2016.

[4] 李宏军 . 实用传染病影像学 [M]. 北京：人民卫生出版社，2014.

扩展阅读

　　脑泡型棘球蚴病几乎都继发于肝泡型棘球蚴病的血行转移。由于脑组织柔软且富于血供，脑泡型棘球蚴病的发展较快，临床症状酷似肿瘤。CT 影像表现基于病理上泡型棘球蚴以其生发层不断以外殖芽生的方式产生子囊，向周围浸润，造成周围组织坏死和组织反应，并继发形成肉芽肿。CT 表现：病灶呈软组织密度的结节，内部有钙化，增强扫描结节强化，边缘区域可见小囊泡影。有时增强后因边缘有强化而中心无强化（或有钙化），形成类似结核球的"靶征"；如果为不均匀的强化则类似肿瘤样表现；病灶周围往往伴有明显的水肿和占位效应。需与其他颅内占位相鉴别。病灶呈浸润性生长，界限欠清，多有占位效应和灶边水肿，病灶在 T1WI 上呈等信号，在 T2WI 上以低信号为主，小囊泡或囊泡巢在 T2WI 上信号稍高且界限不清，在 MRI 成像上显示清晰。部分病例可见多个沙粒状的低信号钙化。与其他泡型棘球蚴病不同，增强后有不规则强化，这是脑泡球蚴的特点。应与 T2WI 上低信号的病例如结核球、转移性肿瘤和其他合并出血的肿瘤进行鉴别。

（王　红）

第五节　肺棘球蚴病

关键词：细粒棘球蚴病，肺脏，计算机断层扫描

【主诉】

　　患者男性，32 岁，因"反复咳嗽，咳痰 6 个月，加重伴发热 1 周"为主诉入院。

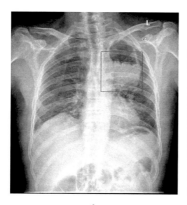

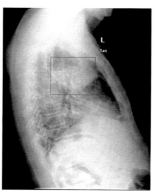

A　　　　　　B

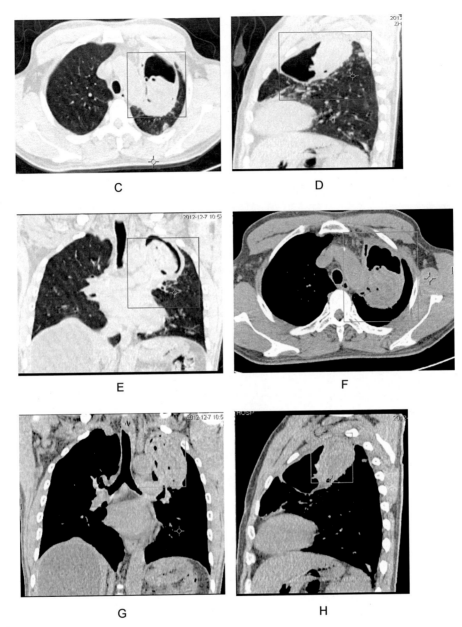

C　　　　　　　　　　　　D

E　　　　　　　　　　　　F

G　　　　　　　　　　　　H

问题 1　试述该病的影像学表现

解析：图 A ～图 B 左肺上野类椭圆形病变，边界尚清，其内密度不均匀，可见气体密度影。图 C ～图 E 左肺上叶团块状高密度影，边界清，其内密度不均匀，可见气体密度影，高密度内可见支气管走行。图 F ～图 H 病变实性成分呈低密度，其内可见多个条形更低密度影。

问题 2　本病最有可能诊断为

A. 肺脓肿 B. 肺结核

C. 曲霉菌病 D. 肺细粒棘球蚴病

【答案】 D

解析：本病表现为左肺上叶类圆形病变，可以看出为囊性，其内可见气液平面凹凸

☆ ☆ ☆

不平，虽然未做增强检查，因表现典型及特殊病史，首先考虑肺包虫。本病发病时间较长，主要与慢性肺脓肿进行鉴别。慢性肺脓肿常表现为纤维后壁空洞和肺组织纤维化，空洞形态多不规则，呈多房或分隔，有时呈蜂窝状。洞内可见气 - 液平面，灶周可有慢性炎症、支气管扩张和新的病灶。邻近胸膜常有明显增厚。肺结核空洞无明显急性炎症症状，空洞壁较薄，或有浅小气液平面，灶周可见卫星灶，常可见引流支气管。曲霉菌病 CT 早期表现为晕轮征，即肺结节影（水肿或出血）周围环绕低密度影（缺血）；后期为新月征，即曲菌球与空洞壁之间常留有一新月形空隙。可根据病史及实验室检查进行鉴别。

【病史】

患者男性，32 岁，因"反复咳嗽，咳痰 6 个月，加重伴发热 1 周"为主诉入院。病程中有不规则发热，最高达 38.5℃，近 1 周咳大量黄色黏性脓痰，有粉皮样物。患者在 2 岁前生活于牧区。实验室检查：（－）。

【点评】

本病表现为左肺上叶囊性占位性病变，且有典型的"水上浮莲征"虽然未做增强检查，因表现典型及特殊病史，首先考虑肺包虫病。诊断过程中应注意患者的牧区生活史和牧区牛羊犬的接触史，有无咳出带咸味的液体或粉皮样物。

1. **疾病概述**　细粒棘球蚴病（echinococcosis granulosa）（又称囊型包虫病），是因棘球蚴寄生在动物和人的体内而引发的一种人畜共患性寄生虫病。

2. **病理**

（1）虫卵在肠内孵化为蚴虫，再穿过肠壁，随血液进入人体各部位，到达肺内形成肺包虫。

（2）包虫囊固有囊壁周围有一层纤维包膜，构成外囊。

（3）包虫囊内含有毛钩和头节。

3. **临床表现**

（1）一般可产生咳嗽、胸痛、咯血、气急等症状。

（2）囊肿穿破入支气管后可咳出大量透明黏液。内囊如被咳出，痰液中可找到头节。囊肿穿破入胸膜腔，则形成液气胸，继而成为脓胸。

（3）并发感染者则症状类似肺脓肿，出现发热、咳脓痰和咯血。有些病例还可出现皮疹、发热、恶心、呕吐、腹痛、支气管痉挛和休克等过敏反应症状，严重者可以致死。

4. **诊断要点**

（1）单发或者多发液性低密度病灶，CT 值接近水密度，圆形或者类圆形；囊壁菲薄，部分囊壁有钙化。

（2）增强扫描时囊型包虫不强化。

（3）如果多囊型，子囊密度低于母囊液而显示其特征性。如果子囊较小、沿着母囊边缘分布，则使整个病灶呈现玫瑰花瓣征；多个较大子囊充满母囊时使整个病灶呈"桑葚状"或"蜂窝状"。

（4）包虫破裂后，可以出现以下征象：

①新月征（镰刀征）：当仅有外囊破裂而内囊壁完整时，少量空气进入内外囊之间，形成光滑的新月形透亮带，且此透亮带可随体位而改变。如气体继续扩展，内外囊完全分离，

★☆☆☆

内囊周围可产生"光环征"。

②双月征：当内外囊均破裂，囊液部分咳出，气体进入内外囊之间，因而在液平面上方有两层透亮的弧形气带影，故称之为"双月征"。

③水上浮莲征：为内外囊破裂，部分囊液咳出，内囊壁塌陷或成碎片漂浮于液面上的特有征象。表现不典型时，可见液面呈波浪样改变。

④飘带征：内囊膜从外囊上剥离下来，在囊液中状如飘带飞舞。

⑤花环征：为内外囊破裂后合并轻度感染，内外囊发生粘连，囊液大部分咳出，但内外囊之囊壁保持完整，无塌陷。空气进入内囊并见囊腔内部粘连的子囊，呈花环状改变。

⑥肺脓肿样改变：包虫破裂后感染而使囊壁增厚，囊内见液平面，囊外有炎性浸润影或者水肿带。

5. 鉴别诊断

（1）肺结核：多有相应临床症状，如咳嗽、低热、盗汗、乏力等，肺内常为多发病灶，病灶成多种形态，结合实验室检查即可确诊。

（2）肺脓肿：临床多有高热寒战病史，影像上可见气液平面，增强后病灶内部无强化，脓肿壁及其分隔有明显强化。

（3）曲霉菌病：肺真菌感染无论 X 线还是 CT 都缺乏特征性表现，影像学表现为斑片状阴影，肺叶、肺段实变影，小结节及肿块影及空洞或不规则低密度影，增强后有明显强化。

主要参考文献

[1] 王瑞，张海平，张铸 . 胸部包虫病的治疗现状及进展 [J]. 热带病与寄生虫学，2016, 14(3):184-186.

[2] 马金山，金澄宇，梁路广，等 . 肺包虫病的诊断及治疗现状 [J]. 中华胸部外科电子杂志，2016, 3(02):117-121.

[3] 王东 . 包虫囊肿手术治疗临床探讨 [J]. 世界最新医学信息文摘，2015, 15(60):85-85.

扩展阅读

自细粒棘球绦虫被 Batsch 发现以来，细粒棘球蚴病已渐渐被人们所认知，细粒棘球蚴病又称囊型包虫病，是因棘球蚴寄生在动物和人的体内而引发的一种人畜共患性寄生虫病，经确诊后其 10 年内的病死率可高达 94%。据世界卫生组织（World Health Organization，WHO）2014 年 3 月报道，在流行区域，人类细粒棘球蚴病的年发病率超过 50/10 万，每一时刻都有 100 余万人受到棘球蚴病的影响，在非洲东部和中部以及中国的部分地区患病率可达 5% ～ 10%。新疆位于我国的西北牧区，是我国包虫病的"重灾区"。包虫病最常侵犯的脏器是肝脏，而胸部包虫病的发病率仅位于第 2 位，临床上常见的胸部包虫病包括肺、肋骨、胸骨、膈肌、心脏包虫病等，但以肺包虫多见，约占全身包虫病的 15%。目前胸部包虫病的治疗主要依靠外科手术治疗，目的是彻底摘除内囊，预防囊液外溢引发头节播散和过敏反应。但因手术要求高、难度较大，一旦术中内囊破裂，可增加包虫病的复发率，故其术后复发率可高达 25%。

（王　红）

第六节　心脏棘球蚴病

关键词：棘球蚴病，心脏，计算机断层扫描，磁共振成像

【主诉】

患者男性，33 岁，无明显诱因发热 2 个月，体温 38.3 ～ 38.6℃，无胸闷、胸痛、咳嗽、咳痰的其他不适。

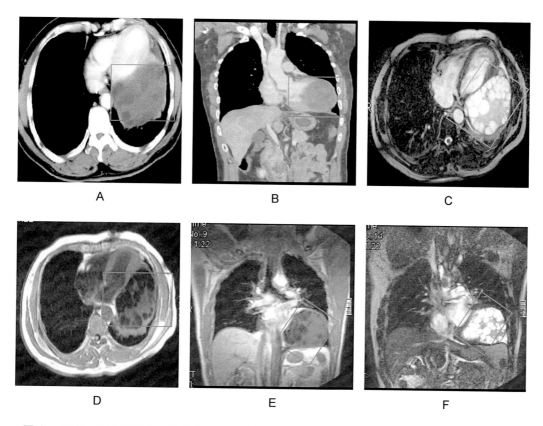

图 A ～图 B　左心室增大，左心室壁囊型肿物内可见更低密度，大小不一的子囊，子囊散在于母囊液内，母囊液密度高于子囊

图 C ～图 F　左心室壁可见多囊性病灶，边界清晰，子囊信号呈水样信号，母囊信号呈等信号

问题 1　该病例的胸部 CT 片上，与该病例无关的征象最可能是

A. 以左心室增大为主

B. 心脏呈主动脉型心脏

C. 左心室壁囊型肿物内可见更低密度，大小不一的子囊

D. 右心室增大为主

【答案】D

解析：左心缘向左侧扩大为主，心脏形态呈主动脉型心脏，侧位显示心后缘主要向后

☆☆☆☆☆

扩大并与脊柱重叠，所表现的征象都是左心室增大征象，所以右心室增大是错误的。

问题2　在该病例的CT图像基础上，再行下列哪项检查和技术更能提供定位、定性诊断信息（单选）

A. 胸部DSA检查　　　　　　　　B. 胸部MRI平扫+增强检查

C. 胸部ECT　　　　　　　　　　D. PET-CT

【答案】B

解析：该病例胸部CT片只显示左心室增大征象，MRI组织分辨率更高，因此行MRI平扫和增强检查对精确定位和提供更多有助于定性的诊断信息为最佳选择。

问题3　根据以上胸部CT表现特点，与该病例无关的征象最可能是

A. 左心室壁囊性占位　　　　　　B. 增强后囊内看见强化征象

C. 可见大小不一的子囊　　　　　D. 子囊密度低于母囊

【答案】B

解析：CT表现为左心室壁CT能够明确囊性病灶。增强扫描后心脏明显强化而囊肿灶不强化。囊性病灶有分隔或者子囊是囊型包虫的特点，囊型肿物内可见更低密度，大小不一的子囊，子囊散在于母囊液内，母囊液密度高于子囊。

【病史】

患者男性，33岁，因"发热2个月"为主诉入院。患者无明显诱因出现发热，体温38.3～38.6℃，无胸闷、胸痛、咳嗽、咳痰的其他不适。既往体检，否认心脏病史。患者来自牧区，有犬羊接触史。实验室检查：血常规Hb 107g/L，WBC 12×10⁹/L，N 0.77，嗜酸性粒细胞比值2.2，血生化检查无异常。

【点评】

1. 疾病概述或定义　包虫病是由棘球属（Genus echinococcus）虫种的幼虫所致的疾病。其中心脏包虫罕见，仅占发病率的0.5%～2%。包虫幼虫主要是通过冠状动脉循环到达心肌，也可经门脉系统或淋巴系统继而经上、下腔静脉进入心肌，随后形成包虫囊肿。

2. 病理

（1）细粒棘球蚴病大体多为白色囊皮样结构，囊多为单房性，囊壁厚约1mm，囊内含无色或淡黄液体，囊内壁常可见小囊泡，镜下细粒棘球蚴仅见红染的相互平行的板层结构。

（2）泡状棘球蚴大体观察多为巨块型或结节型，灰白或淡黄色，质硬，切时有砂砾样感觉，很少出血，切面有时见斑点花纹状，坏死的淡黄色区与灰白发亮的纤维交替，其间镶嵌散在的或成堆的小囊泡。肿块外周无纤维性包膜，与周围组织界限不清。镜下泡状棘球蚴病可见许多大小不等的小囊泡，囊壁为粉红染的角质膜样结构，并见散在的钙化区及大量的坏死。其内可见变性囊泡的轮廓。病变区与正常组织无明显界限，呈浸润性生长。

3. 临床表现

（1）早期可无明显症状，随包虫囊壁增大，部分患者可出现胸痛、心悸等症状。

（2）少数较大囊肿压迫心脏，可导致右心系统回流障碍，同时可伴肝大及双下肢水肿等。

4. 影像诊断要点

（1）X 线胸片表现为心影增大，以左心室向左侧扩大为主。

（2）CT 表现为左心室壁囊型肿物内可见更低密度，大小不一的子囊，子囊散在于母囊液内，母囊液密度高于子囊。

（3）增强扫描后心脏明显强化而包虫病灶不强化。

（4）MRI 表现为左心室壁可见多囊性病灶，边界清晰，子囊信号呈水样信号，母囊信号呈等信号。

5. 鉴别诊断

（1）心包囊肿，单纯囊肿型心脏包虫病影像表现与单纯心脏囊肿相似，但心脏囊肿囊壁菲薄，很少钙化，而心脏包虫囊肿壁较清楚，有时可见钙化，结合临床资料和免疫学试验可与之鉴别。

（2）心脏黏液瘤，多发生于左心房，单发病灶，CT 表现为左心房内肿块样充盈缺损影。

（3）室壁瘤：室壁瘤的数目多为一个，部位以左室心尖部、前壁常见。瘤区心肌变薄，瘤区心肌与正常心肌有明显界限，在超声心动图上正常心肌可出现代偿性室壁增厚、运动增强。室壁局部凸向心脏外方，呈矛盾运动或局部运动消失。此征象是室壁瘤的最基本的表现。

主要参考文献

[1] 陈学军，乔志忠．心室壁包虫囊肿一例报告 [J]. 青海医药杂志，2018, 48(4):7.

[2] 王瑞，张海平，张铸．胸部包虫病的治疗现状及进展 [J]. 热带病与寄生虫学，2016, 14(3):184-186.

[3] 阿布都乃比·麦麦提艾力，祖丽菲亚·木沙，艾斯卡尔·沙比提，木拉提·阿布都热合曼．心脏及心包包虫病的外科治疗 [J]. 新疆医学，2014, 44(2):74-76.

[4] 张晓萍，邢艳，阿尔泰．不同部位囊型包虫病的 CT 影像学表现 [J]. 包头医学院学报，2016, 32(3):75-77.

[5] 庄振燕，孟莉．少见心包包虫病影像学表现（附例报告）并文献复习 [J]. 高原医学杂志，2017, 27(4):53-55.

扩展阅读

原发心肌、心包包虫病临床发病率低，其细粒棘球绦虫虫卵通过粪 - 口途径进入消化道，在胃液作用下，六钩蚴穿过肠壁经门静脉入血，经肝脏、肺脏毛细血管双重过滤后仍有少数进入体循环，0.5% ～ 5.0% 可进入冠状动脉到达心肌，也可经门脉系统或淋巴系统继而经上、下腔静脉入心肌，而后形成包虫囊肿。囊肿在心脏内的分布主要与心肌血液供应相关，常见部位为血液供应最充足的室壁心肌，其次为心房壁，较少累及心腔。

外科手术为心脏包虫囊肿首选治疗措施。心脏包虫囊肿手术方式主要包括全包虫切除术、内囊穿刺摘除术和内囊完整摘除术。位于心室壁表面的小囊肿可行全包虫切除术。但位于室壁多数囊肿较大，囊壁脆薄易破，囊内压力较高，手术游离囊壁时易致囊肿破裂；且外囊与周围心肌粘连紧密，如手术广泛游离可能损伤组织或心脏结构，因此不宜行囊肿剜除术。可先行囊肿穿刺术减轻囊内压力，抽吸囊液后内囊塌陷，再行内囊摘除术，以避免囊肿破裂污染周围组织及发生变态反应。

位于心腔内的包虫临床少见，一般好发于右心房，其次是右心室。手术需要在体外循环下进行，经上、下腔静脉插管建立体外循环。低温体外循环心脏停搏后做右心房切口，

☆☆☆☆

探查包虫囊肿时需动作轻柔，并用质量分数 10% NaCl 溶液纱布条填塞保护三尖瓣口及冠状静脉窦口，防止包虫内囊破裂造成过敏反应及包虫转移。包虫切除后用质量分数 10% NaCl 溶液冲洗右心房后缝合右心房切口。囊肿切除后的组织残腔应充分消毒以杀灭残存的原头蚴。应用体积分数 3% 过氧化氢溶液反复冲洗囊腔杀灭残存的原头蚴，可取得较满意效果。口服抗蠕虫药物阿苯达唑治疗作为手术治疗的辅助手段，可预防囊肿复发。

（王　红）

第七节　胰腺棘球蚴病

关键词：棘球蚴病，胰腺，影像学表现

【主诉】

患者女性，21 岁。1 年前无明显诱因出现左上腹胀痛，加重 2 天。

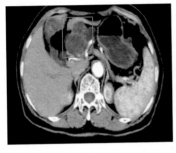 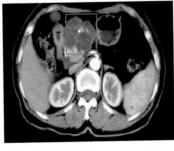 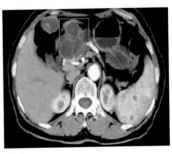

A B C

图 A～图 C　CT 增强扫描

问题 1　根据以上腹部 CT 图像特点，与该病例无关的征象最可能是

A. 胰头囊性病变囊壁明显强化
B. 胰头多房囊性病灶
C. 囊内密度不均匀
D. 囊壁可见钙化

【答案】A

解析：胰腺头部有一突出胰腺表面囊性肿物，囊壁薄而光整，囊内密度不均匀，可见线样分隔并壁钙化，该病灶与胃体分界尚清晰；包虫一般无血供，营养来自包虫囊液。腹、盆腔内多发囊性病灶分布于腹、盆腔脏器间隙或位于盆壁附近间隙，均推压邻近的脏器，囊内密度不均匀，子囊低于母囊密度。

问题 2　根据以上临床资料与肺部 CT 表现特点，该病例最可能的诊断是

A. 胰腺假性囊肿
B. 胰腺包虫
C. 胰腺囊腺瘤
D. 胰腺实性假乳头状瘤

【答案】B

解析：胰腺包虫发病罕见，本例病变诊断存在一定困难，需要与胰腺囊腺瘤和胰腺假性囊肿鉴别诊断，胰腺假性囊肿呈单房或多房肿块样病变，中央呈水样密度影，增强时囊壁显示十分清楚，部分病灶由于内部组织坏死残留或呈不均匀强化，胰腺囊腺瘤呈多个大

小不等的多个囊构成的囊性肿块影，边缘可见分叶，部分壁钙化，增强时病灶间隔及囊壁可见强化。

【病史】

患者女性，21 岁。1 年前无诱因出现左上腹胀痛，加重 2 天。既往有牧区生活史，实验室检查：包虫内液皮内过敏试验弱阳性，间接血凝试验阳性。

【点评】

1. 疾病概述或定义　胰腺原发性包虫囊肿是细粒棘球绦虫的钩蚴，通过肝、肺两道屏障进入体循环到达胰腺所致，约占全身棘球蚴病发病总数的 0.07%。可发生于胰腺头部 (57%)、体部 (24%)、尾部 (19%)，因此症状和体征可不一致。

2. 确诊依据

(1) 有不明原因的上腹部持续性隐痛不适临床特征。

(2) 影像学表现为胰腺囊性占位、壁钙化，增强后无强化的特点。

(3) 来自棘球蚴病流行区并有羊、犬密切接触流行病学史。

(4) 包虫内液皮内过敏试验阳性、间接血凝试验阳性。

3. 临床表现

(1) 表现为不明原因的上腹部隐痛不适，呈持续性，不向其他部位放射，与体位无关。

(2) 可有不典型消化道症状，如腹胀，恶心呕吐，厌油腻食物。

4. 影像诊断要点

(1) 突出于胰腺表面的囊性肿物，囊壁薄而光整，囊内密度均匀。

(2) 囊壁或囊内可有钙化、双层囊壁，囊内含有子囊，且子囊内密度低于母囊，子囊与母囊部分或全部分离时可见"双边征""天幕征""水蛇征"及"飘带征"。

(3) 增强后多无强化。

5. 鉴别诊断

(1) 胰腺假性囊肿：单房或多房肿块样病变，中央呈水样密度影，增强时囊壁显示十分清楚，部分病灶由于内部组织坏死残留或呈不均匀强化。单纯性囊肿常呈单房低密度灶，边界清楚，增强时病变不强化。

(2) 胰腺囊腺瘤：多个大小不等的多个囊构成的囊性肿块影。边缘可见分叶，部分壁钙化。增强时病灶间隔及囊壁可见强化。

主要参考文献

[1] 温浩，徐明谦. 实用包虫病学 [M]. 北京：科学出版社，2008.

[2] 李宏军. 实用传染病影像学 [M]. 北京：人民卫生出版社，2014.

[3] 曲源，陈穸. 胰腺囊性棘球蚴病的影像学特征 [J]. 中国医学影像学杂志，2015, 11(2):126-127.

扩展阅读

胰腺原发性包虫囊肿是细粒棘球绦虫的钩蚴，通过肝、肺两道屏障进入体循环到达胰腺所致，约占全身棘球蚴病发病总数的 0.07%。可发生于胰腺头部 (57%)、体部 (24%)、尾部 (19%)，因此症状和体征可不一致。CT 可显示病变位置、形态、大小、囊壁、囊内

☆☆☆ ✧

情况以及与邻近组织的关系。典型包虫囊肿 CT 表现具有一定特征性，如囊壁或囊内钙化、双层囊壁、囊内含有子囊、塌陷卷缩的内囊膜等，诊断不难。本例为单发单纯型包虫囊肿，CT 扫描不具特征性表现，患者不同增强扫描，诊断有一定困难，但结合流行病学及实验室检查可做出明确诊断。

（王　红）

第八节　多器官棘球蚴病

关键词：棘球蚴病，多器官，影像学表现

【主诉】

患者男性，33 岁。查体腹部多发无痛性包块，偶有腹痛，可忍受。

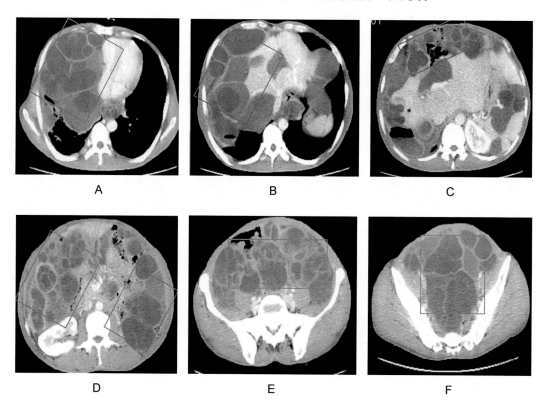

图 A ～图 F　CT 增强扫描

问题 1　根据以上腹部 CT 图像特点，与该病例无关的征象最可能是

A. 多发囊性变　　　　　　　　B. 多发囊实性病灶

C. 囊内密度不均匀　　　　　　D. 增强后病灶内无强化

【答案】 D

解析： 腹、盆腔内多发囊性病灶分布于腹、盆腔脏器间隙或位于盆壁附近间隙，均推压邻近的脏器，囊内密度不均匀，子囊低于母囊密度，包虫一般无血供，营养来自包虫囊液。

问题 2　根据以上临床资料与肺部 CT 表现特点，该病例最可能的诊断是

A. 盆腹腔淋巴管囊肿　　　　B. 肠系膜囊肿

C. 腹膜假性黏液瘤　　　　　D. 盆腹腔包虫

【答案】D

解析：病灶盆腹腔内多发，呈类圆形，边缘光滑锐利，密度尚均匀；增强后无明显强化，提示没有明显血供，故应首先考虑缺乏血供的病变；在囊性肿物内还可见更低密度大小不一的子囊。囊液的 CT 值为 18 ～ 29HU，无强化；囊壁内缘光滑，壁厚薄不甚均匀，分布于腹盆腔脏器间隙中或者位于盆壁附近间隙中，均推压邻近的脏器。

最终诊断为：盆腹腔多发细粒棘球蚴病。

【病史】

患者男性，33 岁。查体腹部多发无痛性包块，偶有腹痛，可忍受。少年时在牧区生活。包虫间接血凝试验阳性，补体结合试验阳性。

【点评】

1. 疾病概述或定义　腹腔包虫囊应包括肠系膜、腹膜、大网膜及盆腔脏器部位的包虫囊，主要沿腹膜腔的间隙分布，位于肝下间隙、右肾旁前间隙、右结肠旁沟及直肠子宫陷凹内。

2. 确诊依据

(1) 腹部多发无痛性包块，偶有腹痛的临床特征。

(2) 影像学表现为盆腹腔多脏器多发囊性灶，母囊套子囊，增强后无强化的特点。

(3) 有牧区生活流行病学史。

(4) 包虫间接血凝试验阳性，补体结合试验阳性。

3. 临床表现

(1) 早期多无明显症状和体征，随着包虫囊肿的不断增大，患者多数出现上腹部不适、消瘦、消化不良等，少数症状较重者可出现黄疸。

(2) 本病首选治疗方法：手术 + 阿苯达唑内科治疗，预后差，易复发。

4. 影像诊断要点

(1) 腹腔或盆腔内单发或多发的圆形或类圆形囊性低密度灶，其内可见更低密度、大小不一的子囊。

(2) 母囊内子囊在母囊内或偏一侧，或散在于母囊液内，或占据母囊内所有的空间。

(3) 囊液的 CT 值为 18 ～ 29HU，无强化。

(4) 囊壁内缘光滑，壁厚薄不均。

(5) 多分布于腹盆腔脏器间隙或盆壁附近间隙，推压邻近脏器。

5. 鉴别诊断

(1) 肠系膜囊肿：腹腔内单发类圆形囊性肿块，直径大小不一，或占据整个腹腔，边界清晰，囊壁薄且均匀，无壁结节，钙化少见。可压迫肠管向两侧移位。

(2) 淋巴管囊肿：腹内囊性肿块，形态不规则或呈分叶状，或呈纵轴走向长袋状。囊肿内见血管穿行征。CT 值与内容物成分有关，沿疏松组织间隙蔓延趋势呈爬行性生长特点，充填间隙呈塑形改变，占位效应轻。

（3）腹膜假性黏液瘤：腹、盆腔内囊实性密度肿块，密度均匀，边缘强化；多囊，囊壁大多厚度一致。胶冻样腹水，大量密度不均匀腹水，脏器表面形成贝壳样压迹，肠管受压向腹腔中心移位。腹膜浸润，大网膜和肠系膜增厚、密度或信号增高、结节状浸润、网格样改变，严重时大网膜呈一大块软组织密度或信号影位于肠管前方，形成较为特征的网膜饼样改变。

主要参考文献

[1] 李林昌. 泡型肝包虫病多脏器侵犯 MRI 表现 [J]. 实用肝脏病杂志, 2019, 22(04):585-588.
[2] 李宏军. 实用传染病影像学 [M]. 北京：人民卫生出版社, 2014.
[3] 马冰. 彩色多普勒超声诊断腹腔多脏器包虫囊肿 1 例 [J]. 世界最新医学信息文摘, 2017(66):101+103.
[4] 褚延魁, 王胜智, 刘清华, 等. 腹腔多脏器包虫病 1 例 [J]. 中国普通外科杂志, 2013, 22(04):535-536.
[5] 侯立朝, 邓勇, 樊海宁. 青海地区泡型肝包虫病多脏器转移的磁共振成像诊断与鉴别 [J]. 现代预防医学, 2012, 39(15):3980-3981.

扩展阅读

腹腔包虫囊应包括肠系膜、腹膜、大网膜及盆腔脏器部位的包虫囊，主要沿腹膜腔的间隙分布，位于肝下间隙、右肾旁前间隙、右结肠旁沟及子宫直肠陷凹内。因为包虫囊往往与周围组织粘连，故难以明确原发部位。腹腔包虫囊可分为原发性腹腔包虫囊，指六钩蚴直接发育而成的包虫囊；继发性包虫囊是指原有包虫囊破裂，原头蚴播散移植或包虫囊破裂后将完整的子囊脱出，游离于腹腔，包虫破裂，大量的头节、囊液等散落在腹膜、肠祥间、网膜等所致。

腹腔内包虫病在形态上可分为单囊型和多子囊型。包虫囊肿有时可较大，甚至充满整个腹腔，这与腹腔内包虫囊周围阻力小，发育过程中能得到足够空间有关。关于继发性腹腔内包虫囊肿的好发部位，笔者同意文献上的观点，即腹腔包虫主要沿着腹膜腔的间隙分布。继发性腹腔包虫其腹内扩散的途径与腹水在解剖上和生理上的通路基本一致，右侧腹腔的包虫以肝肾窝，右结肠旁沟为多见。包虫囊肿还可能沿着外科手术造成的通路或直接扩散到邻近区域。

多子囊型包虫在囊性肿物内还可见更低密度大小不一的子囊。子囊在母囊内或偏一侧，或散在于母囊液内，或占据母囊内所有的空间，使少量的母囊液限制于囊中央或分散于子囊之间，整个病灶中似有厚隔分开，形状如同玫瑰花状或桑葚状。

（王　红）

第4章

血吸虫病

第一节　肝型血吸虫病

关键词：肝型血吸虫病，肝硬化，计算机断层扫描

【主诉】

患者女性，53岁，排便困难2年余。

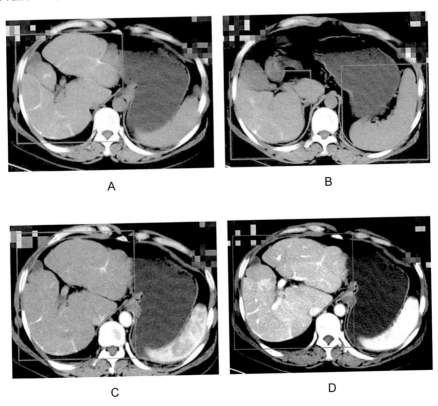

问题1　血吸虫性肝硬化最具特征的影像表现是

A. 肝内地图样钙化　　　　　　　B. 脾大

C. 腹水　　　　　　　　　　　　D. 肝脏形态、大小改变

☆☆☆☆

问题 2　CT 诊断脾大为横断面上脾周肋单元超过几个

A. 3　　　　　B. 4　　　　　C. 5　　　　　D. 7

【病史】

患者女性，53 岁。排便困难 2 年余。既往有精神异常，服用盐酸异丙嗪 50mg/d。直肠指检：直肠距肛门约 6cm 可触及一肿物，质硬，指套无血染。

【答案】

1. A

2. C

解析：地图样钙化灶是血吸虫性肝硬化最具特征的表现。肝硬化导致门静脉回流阻力增高，导致门脉高压，引起脾脏增大。

【点评】

1. *疾病概述或定义*　　肝型血吸虫病（hepatic schistosomiasis）系因血吸虫寄生沉积于肝门静脉系统所引起的肝肉芽肿及纤维化改变的疾病。

2. *病理*

（1）血吸虫虫卵引起的宿主免疫反应而形成肉芽肿。

（2）肝汇管区周围大量纤维组织增生，逐步发展为肝硬化。

3. *临床表现*　　发热，头痛，肝区疼痛等。

4. *诊断要点*

（1）肝叶比例失调，肝左叶明显增大，肝脏边缘凹凸不平。

（2）肝内地图样钙化灶。

（3）脾大。

5. *鉴别诊断*

（1）肝炎性肝硬化：病毒感染引起的肝硬化。晚期常表现为肝右叶萎缩，肝尾叶增大，或表现为全肝萎缩，肝实质密度弥漫性或不均匀减低，肝实质内见粗大不规则大小不等的结节。肝内一般没有钙化。

（2）酒精性肝硬化：患者长期持续过度饮酒导致的肝硬化。肝脏体积常增大，或表现正常，往往不出现肝脏萎缩，肝实质常呈弥漫性小结节样改变。肝内一般没有钙化。

主要参考文献

[1] 李航，鲁植艳. 血吸虫病肝病影像学表现及研究进展 [J]. 中国血吸虫病防治杂志，2017, 29(05):656-659.

[2] 魏丽. 酒精性肝硬化与肝炎肝硬化超声表现的差异分析 [J]. 当代医学，2020, 26(07):169-170.

[3] 刘娴娟，蒋永芳，马静. 肝硬化患者 CT 检测与肝穿刺活检病理诊断的对照分析 [J]. 河北医学，2020, 26(03):455-458.

扩展阅读

肝型血吸虫病是慢性血吸虫病最常见的临床类型。肝型血吸虫病是由血吸虫虫卵引起的宿主免疫反应而形成肉芽肿，进而产生肝纤维化和门静脉高压。血吸虫虫卵随门静脉入肝，沉积于汇管区和门静脉分支，造成肝脏细胞受压萎缩及汇管区病变。急性期表现为肝脏轻度肿大。此时患者最常见的症状为发热,其他常见症状有头痛、肝区疼痛、厌食、腹泻等。慢性期可见慢性虫卵结节和纤维化。晚期,肝汇管区周围大量纤维组织增生,肝脏因纤维化而变硬,逐渐发展至血吸虫性肝硬化。

急性肝型血吸虫病影像学表现无特异性,可表现为肝内炎症、肝脓肿及胆道炎症。慢性肝型血吸虫病可表现为肝实质内地图样、分隔状钙化,肝包膜及门静脉系统钙化。

(鲁植艳 宋 璐)

第二节 血吸虫性肝硬化

关键词:血吸虫病,血吸虫性肝硬化,计算机断层扫描

病例 1

【主诉】

患者女性,79 岁,间断呕血 4 小时。

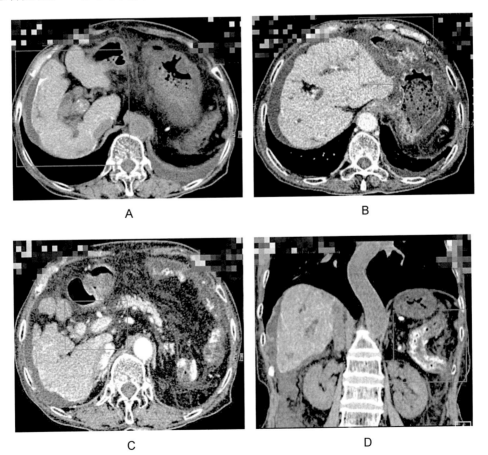

A

B

C

D

☆☆☆☆

问题 1　患者呕血的原因最可能是

问题 2　以下哪项影像学表现符合血吸虫性肝硬化

A. 肝叶比例失调，肝脏表面凹凸不平

B. 肝内线样高密度影

C. 肝内胆管稍扩张

D. 以上所有选项

问题 3　患者结肠壁钙化灶的病因是

【病史】

患者女性，79 岁。间断呕血 4 小时，既往有血吸虫性肝硬化、食管胃底静脉曲张病史，5 年前有黑粪史，10 年前行脾切除术。2010 年因左股骨骨折行换髋术。有输血史。HB 96g/L，DD 913mg/L。

【答案】

1. 食管胃底静脉曲张

2. D

3. 血吸虫肠病

解析：肝硬化的 CT 表现主要为肝叶比例失调，肝脏表面凹凸不平。慢性血吸虫病患者几乎均有肝内钙化，以地图样、线状和包膜样钙化及门脉区钙化为主。肝内胆管可有部分胆管扩张，轻度扩张为主。腹部 CT 可见肠管壁钙化，以结肠为主，钙化呈环状及条状。

【点评】

1. *疾病概述或定义*　血吸虫性肝硬化（schistosomal cirrhosis）见于血吸虫病的晚期，是由虫卵大量沉积引起。

2. *病理*

（1）大量虫卵沉积于汇管区和门静脉分支。

（2）肝汇管区周围大量纤维组织增生，逐步发展为肝硬化。

（3）门静脉血流逆行，将虫卵带入肠管，致肠管壁纤维化、钙化。

3. *临床表现*　门静脉高压症，腹水、上消化道出血。

4. *诊断要点*

（1）肝叶比例失调，肝脏边缘凹凸不平。

（2）肝脏内及肝包膜下多发线状钙化。

（3）肝门静脉主干增粗。

（4）腹水、食管胃底静脉迂曲扩张。

（5）结肠壁条片状钙化。

5. *鉴别诊断*

（1）肝炎性肝硬化：病毒感染引起的肝硬化。晚期常表现为肝右叶萎缩，肝尾叶增大，或表现为全肝萎缩，肝实质密度弥漫性或不均匀减低，肝实质内见粗大不规则大小不等的结节。肝内一般没有钙化。

（2）酒精性肝硬化：患者长期持续过度饮酒导致的肝硬化。肝脏体积常增大，或表现正常，往往不出现肝脏萎缩，肝实质常呈弥漫性小结节样改变。肝内一般没有钙化。

主要参考文献

[1] 李航, 鲁植艳. 血吸虫病肝病影像学表现及研究进展 [J]. 中国血吸虫病防治杂志, 2017, 29(05):656-659.
[2] 魏丽. 酒精性肝硬化与肝炎肝硬化超声表现的差异分析 [J]. 当代医学, 2020, 26(07):169-170.
[3] 刘娟娟, 蒋永芳, 马静. 肝硬化患者 CT 检测与肝穿刺活检病理诊断的对照分析 [J]. 河北医学, 2020, 26(03):455-458.

扩展阅读

血吸虫性肝硬化见于血吸虫病的晚期，肝汇管区周围大量纤维组织增生，镜下可见汇管区聚集大量慢性虫卵结节和丰富的纤维组织。肝脏纤维化时增生的纤维间隔内和肝小叶内钙盐沉积形成营养不良性钙化，镜下表现为肝内小叶间及肝包膜下纤维增生伴数量不等钙化虫卵沉积。门静脉内虫卵大量沉积，肝窦及肝内门静脉细小分支阻塞，造成门静脉血流逆行将虫卵带至脾内及肠管，可致脾脏、肠管壁纤维化、钙化。此时，患者常出现腹水、巨脾、上消化道出血等症状。

病例 2

【主诉】

患者男性，72 岁。腹胀 1 月余，伴食欲下降。

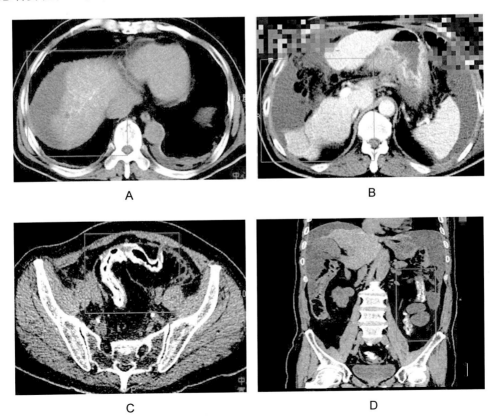

A

B

C

D

☆☆　☆　☆

问题 1　本病的影像表现可能是

A. 肝癌 　　　　　　　　　B. 血吸虫性肝硬化

C. 胆管结石 　　　　　　　D. 大肠癌

问题 2　该患者的影像学表现错误的是

A. 肝内胆管多发线状高密度影

B. 肝周、脾周大量水样密度影

C. 肝脏边缘凹凸不平

D. 结肠壁条片状钙化灶

【病史】

患者男性，72 岁。腹胀 1 月余，伴食欲下降。1 周前于当地医院住院治疗，病情无好转。既往有颈椎病、高血压病，阑尾炎手术史 20 余年。童年时生活在疫水接触区（洪湖）。

【答案】

1. B

2. A

解析：血吸虫性肝硬化多有疫区生活史，分布在长江中下游流域及其以南的 12 个省（直辖市、自治区）。肝硬化患者肝脏表面凹凸不平，肝内可形成地图样钙化灶。腹部 CT 可见肠管壁钙化。

【点评】

1. 诊断要点

（1）疫区生活史。

（2）肝脏缩小，肝叶比例失调，肝脏边缘凹凸不平。

（3）肝内地图样钙化灶。

（4）结肠壁条片状钙化灶。

（5）腹水。

2. 鉴别诊断

（1）肝内胆管结石：钙化灶多分布于较大的肝内胆管分布区，远侧胆管扩张，一般不会引起肝硬化。

（2）非血吸虫性肝硬化：肝炎性肝硬化晚期常表现为肝右叶萎缩，肝尾叶增大，或表现为全肝萎缩，肝实质密度弥漫性或不均匀减低，肝实质内见粗大不规则大小不等的结节。酒精性肝硬化肝脏体积常增大，或表现正常，往往不出现肝脏萎缩，肝实质常呈弥漫性小结节样改变。肝炎性及酒精性肝硬化，肝脾实质及门静脉系统一般没有钙化。

主要参考文献

[1] 李航，鲁植艳. 血吸虫病肝病影像学表现及研究进展 [J]. 中国血吸虫病防治杂志，2017, 29(05):656-659.

[2] 魏丽. 酒精性肝硬化与肝炎肝硬化超声表现的差异分析 [J]. 当代医学，2020, 26(07):169-170.

[3] 刘娟娟，蒋永芳，马静. 肝硬化患者 CT 检测与肝穿刺活检病理诊断的对照分析 [J]. 河北医学，2020, 26(03):455-458.

[4] 蒋甜甜，杨坤. 钉螺扩散规律与监测方法研究进展 [J]. 中国血吸虫病防治杂志，2020, 32(2):208-212.

☆ ☆ ☆

扩展阅读

血吸虫性肝硬化患者多有疫水接触史。影像学表现除肝硬化及门静脉高压的一般征象外，肝实质内地图样、分隔状钙化，肝包膜及门静脉系统钙化，肝内汇管区低密度灶及中心血管影和胆囊窝增大及脂肪沉积等征象具有特异性，有助于本病诊断。钙化是肝型血吸虫病最常见且最具特异的 CT 表现，慢性血吸虫病患者几乎均有肝内钙化。

（鲁植艳　宋　璐）

第三节　肺型血吸虫病

关键词：血吸虫病，肺脏，计算机断层扫描

【主诉】

患儿，女，8 岁。反复发热、咳嗽 2 月余。

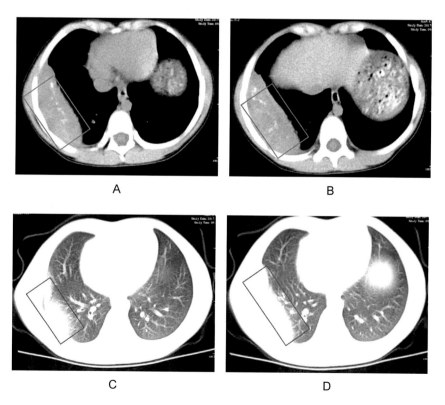

A

B

C

D

问题 1　本病例最有可能是哪项诊断

A. 结核　　　　　B. 脓肿　　　　C. 间皮瘤　　　D. 血吸虫病

问题 2　本病以下说法正确的是

A. 分为急性期、亚急性期、慢性期

B. 急性期影像表现主要是嗜酸性脓肿和假结核结节

C. 慢性期影像表现主要是肺间质性改变

D. 胸腔积液可作为本病的唯一影像征象

【病史】

患儿，女，8岁。反复发热、咳嗽2月余。有喜饮生水史。肺吸虫抗体弱阳性，血吸虫抗体阳性，裂头蚴抗体阳性。胸部B超：右侧胸腔积液，厚约1.0cm，透声欠佳，内见分隔。胸部CT示右侧胸腔包裹性积液伴钙化，右肺中叶及下叶斑片影。

【答案】

1. D

2. ABCD

解析：实验室检查血吸虫抗体阳性，结合临床及影像表现可诊断血吸虫病。肺型血吸虫病分为急性期、亚急性期、慢性期，急性期影像表现主要是嗜酸性脓肿和假结核结节；慢性期影像表现主要是间质性改变；血吸虫随血流沉积于胸膜上，主要表现为胸腔积液。

【点评】

1. **疾病概述或定义**　肺型血吸虫病（pulmonary schistosomiasis）是寄生在人体静脉系统的血吸虫排出的虫卵，随血流沉积于肺组织和胸膜中而形成的肉芽肿疾病。

2. **病理**

（1）寄生在人体静脉系统的血吸虫排出的虫卵随血流沉积于肺组织和胸膜中。

（2）肺组织点状出血、充血及白细胞浸润，血管周围嗜酸性粒细胞炎性浸润改变，肺间质内嗜酸性虫卵结节，伴周围肺泡渗液，可形成嗜酸性肉芽肿和假结核结节。

3. **临床表现**

（1）青壮年多见。

（2）临床表现主要为夜间发热，干咳，喘鸣，气短，肌痛，腹痛，头痛。

（3）25%的患者可合并荨麻疹。

4. **诊断要点**

（1）明确的疫水接触史是本病诊断的必要条件。

（2）感染后1～2周常有低热、少数为弛张高热、咳嗽、血痰、胸痛、荨麻疹等。

（3）急性期可见双肺胸膜下实变影或散在分布的大小不等的病灶，或呈粟粒样，以中下肺野为多。慢性期可呈现典型的结节样改变及间质性改变，多分布于肺内中下叶、胸膜下或者支气管分叉处，结节中心部分密度较高，边缘不清晰，周围可以表现磨玻璃样的渗出影，呈现"晕征"。

（4）实验室检测发现血吸虫卵或幼虫为确诊依据。

5. **鉴别诊断**

（1）结核：儿童、青少年多见，有结核接触史，影像表现常为单侧包裹性胸腔积液，以下胸部多见，胸膜结节常单发。肺内病变多发生在双肺上叶及下叶背段，病灶多形性。

（2）脓肿：青壮年好发，急性期可见高热，慢性期可见消瘦贫血症状。影像多表现为脏壁层胸膜明显增厚、强化，呈胸膜分离征，肋骨下软组织增厚，周围脂肪间隙密度增高。

（3）间皮瘤：男性好发，发病高峰年龄为 60 ～ 70 岁。儿童罕见，多有石棉接触史。影像学表现多为卵圆形软组织肿块，宽基底与胸膜相连，夹角多呈钝角；侵及胸壁时胸膜外脂肪层模糊，偶见肋骨破坏。

（4）胸膜肺母细胞瘤：胸膜肺母细胞瘤（pleuropulmonary blastoma，PPB）是罕见的肺部和胸膜侵袭性胚胎源性肿瘤，最常发生于 5 岁以下儿童，因呼吸道症状而就诊。影像可见胸膜肺交界区较大软组织密度块影，常见钙化。

主要参考文献

[1] 金宇，朱毅，齐栩，等 . 肺血吸虫病 1 例并文献复习 [J]. 南京医科大学学报（自然科学版），2017, 37(12): 1660-1662.

[2] 杜纯忠，强永乾 . 肺血吸虫病的临床与影像学表现 [J]. 实用放射学杂志，2006, 22(11):1410-1412.

[3] Foti Giovanni, Gobbi Federico, Angheben Andrea, et al. Radiographic and HRCT imaging findings of chronic pulmonary schistosomiasis: review of 10 consecutive cases.[J]. BJR case reports, 2019, 5(3):88-96.

扩展阅读

　　血吸虫病是一种与社会、自然环境密切相关的疾病。肺型血吸虫病多见于急性血吸虫病患者，是最主要的异位血吸虫病。肺型血吸虫病的发病机制主要是童虫穿透肺部组织而引起的机械性损伤和虫卵肉芽肿引起的迟发型细胞介导的变态反应。血吸虫的生活史包括成虫、虫卵、毛蚴、胞蚴、尾蚴及童虫 6 个阶段。当人畜与疫水接触时，尾蚴钻入皮肤或黏膜并脱去尾部变为童虫。童虫经小静脉或淋巴管进入血液循环，再经右心到达肺部，部分可穿破肺泡壁毛细血管，游出到肺组织，引起点状出血、充血及白细胞浸润，并可有血管周围嗜酸性粒细胞炎性浸润改变，患者可有短暂的咳嗽和痰中带血。感染后期门脉血液中的虫卵再次进入肺部，造成肺间质内嗜酸性虫卵结节，伴周围肺泡渗液。亦有部分童虫在第一次进入肺部时即停留在肺部小静脉发育成熟为成虫产卵。成熟虫卵分泌可溶性卵抗原被宿主的巨噬细胞吞噬后，将抗原信息和白细胞介素 -1 传递给 T 辅助细胞，致敏 T 淋巴细胞。当与再次进入的抗原接触时即发生迟发变态反应。因此，在虫卵周围可见大量的抗原抗体复合物沉淀，大量嗜酸性粒细胞和少量中性粒细胞、淋巴细胞浸润，形成嗜酸性肉芽肿。患者可表现发热、荨麻疹等。最终虫卵破裂或钙化，周围包绕类上皮细胞、异物巨细胞和淋巴细胞，形态上似结核结节，故称"假结核"结节。最后"假结核"结节逐渐吸收、纤维化引起肺纤维化、肺动脉高压、肺源性心脏病。

　　肺型血吸虫病的临床表现十分复杂，加之综合性医院少见此病，极易误诊。这就要求临床医师高度重视流行病学资料，切忌仅凭影像学草率诊断。早期诊断，尽早行驱虫治疗可极大改善患者预后，是本病诊疗的关键。

（鲁　宏　陈海霞　劳　群）

第四节　脑型血吸虫病

关键词：脑型血吸虫病，血吸虫病，计算机断层扫描

【主诉】

患者男性，22岁，头痛半个月。

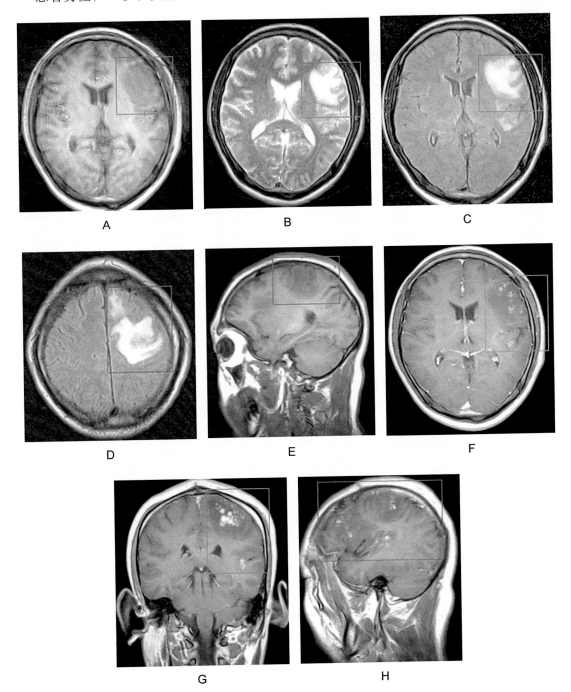

A　　　　　　　B　　　　　　　C

D　　　　　　　E　　　　　　　F

G　　　　　　　H

问题 1 本病的影像表现可能是

A. 脑膜瘤　　　　　　　　　　B. 脑脓肿

C. 脑转移瘤　　　　　　　　　D. 脑型血吸虫病

问题 2 以下疾病的影像学表现错误的是

A. 脑型血吸虫病 T1WI 呈稍低信号，T2WI、FLAIR 均呈高信号

B. 脑型血吸虫病与脑转移瘤相似，均呈小病灶、大水肿

C. 脑型血吸虫病 DWI 呈明显弥散受限

D. 脑型血吸虫病病灶明显强化，周围水肿不强化

【病史】

患者男性，22 岁，头痛半个月，继往健康。

【答案】

1. D

2. C

解析：脑型血吸虫病灶多位于皮质下或灰白交界处，以额顶颞叶多见。T1WI 信号与脑灰质接近，呈稍长信号，T2WI 呈高信号，FLAIR 呈稍高信号。病灶周围有水肿，有的可呈指状水肿。增强后病灶中央可见点状、结节状强化灶。DWI 弥散受限不明显。

【点评】

1. **疾病概述或定义** 脑型血吸虫病（cerebral schistosomiasis）是寄生在门静脉系统的血吸虫排出的虫卵，随血流沉积于脑组织和脑膜中而形成的肉芽肿疾病。

2. **病理**

（1）寄生在门脉系统的血吸虫排出的虫卵随血流沉积于脑组织和脑膜中。

（2）脑组织炎症细胞浸润组织水肿变性，血管炎伴有胶质增生、形成单个或多个黄色或灰白色小肉芽肿。

3. **临床表现**

（1）临床表现多种多样，无明显特异性，可表现为癫痫、高热、头痛、呕吐等。

（2）部分患者因为虫卵栓塞，起病急，突然昏迷、偏瘫乃至死亡。

4. **诊断要点**

（1）结节型脑血吸虫病常规 MRI 多呈稍长 T1 稍长 T2 信号。

（2）FLAIR 呈稍高信号，与病变呈"佛手征"或"握球征"。

（3）病灶增强扫描明显结节状强化，表现为水肿明显而占位效应较轻，部分可见"握拳征"或"脐凹征"。

（4）DWI 病变弥散不受限，ADC 值可以升高。

5. **鉴别诊断**

（1）胶质瘤：发病部位多位于大脑皮质下或深部的白质区，呈长 T1 稍长或等 T2 混杂信号，常合并出血坏死，DWI 肿瘤实质弥散受限，增强扫描呈环状或花环状强化，病变周边水肿明显。

（2）脑转移瘤：脑转移 MRI 表现为单发及多发结节或肿块，小结节大水肿，水肿呈

☆☆☆☆

指压状，占位效应明显，增强扫描呈单发、多发结节状或环形强化，MRI 表现与脑型血吸虫有相似之处，后者水肿大占位效应不明显，病变区在 DWI 弥散不受限，均可与脑转移瘤鉴别。

（3）淋巴瘤：原发性淋巴瘤以中老年人多见，病灶单发或多发，MRI 信号均匀，坏死少见；继发性淋巴瘤常合并有免疫低下，肿瘤易坏死。原发性淋巴瘤 MRI 表现等或稍长 T1，等或稍长 T2 信号，信号均匀，增强呈握拳状明显强化的特点，与脑型血吸虫强化相似；除少数继发于免疫低下的年轻人群外，淋巴瘤发病年龄均偏大，病变好发于幕上深部脑白质，尤以额颞叶深部白质、基底节、胼胝体、丘脑、深部脑室周围等幕上近中线部位脑白质多见。

（4）其他脑内寄生虫病：包括脑囊虫病、脑裂头蚴病、脑包虫病等，这些疾病常与饮食习惯相关，有地域性。脑囊虫病 MRI 表现为特征性小囊及囊内偏心性的点状头节——"小靶征"；脑裂头蚴病具有游走性，可见"隧道征"；脑包虫病特征表现为大囊套小囊。

（5）脑结核瘤与脑脓肿：MRI 增强扫描均可以表现环形强化，但脑结核瘤的"靶样征"及脑脓肿中心坏死 DWI 扩散受限均有特征性。

主要参考文献

[1] 李航，鲁植艳 . 血吸虫病肝病影像学表现及研究进展 [J]. 中国血吸虫病防治杂志，2017, 29(5):656-659.

[2] 郑超，刘军，夏黎明 . 脑型血吸虫病 MRI 表现临床分析 [J]. 医学影像学杂志，2018, 28(11):1779-1781.

[3] 周招斌 . 脑血吸虫的 MRI 表现及鉴别诊断 [J]. 中国医药指南，2012, 10(19):7-8.

[4] 黄劲柏，徐海波，孔祥泉，等 . 脑型血吸虫病的扩散加权成像表现 [J]. 放射学实践，2010, 25(04):381-384.

[5] 董江宁，施增儒，吴寒梅，等 . 脑血吸虫性肉芽肿 CT 和 MRI 表现与分型探讨 [J]. 中华放射学杂志，2004, 38(2):144-148.

[6] Bill P. Schistosomiasis and the nervous syst em[J] .Practical Neurology, 2003, 3(12):12-21.

扩展阅读

脑型血吸虫病是寄生在门静脉系统的血吸虫排出的虫卵，随血流沉积于脑组织和脑膜中而形成的肉芽肿疾病。脑型血吸虫病可分为在感染后数周出现的急性症状和在感染后 3～6 个月或数年出现的慢性症状，慢性多见。目前提示性诊断主要结合临床症状，疫水接触史及头部影像检查，以 MRI 为首选检查，脑型血吸虫病根据以下临床特征诊断：①来自血吸虫疫区；②农村青壮年多见；③癫痫或运动症状发生率高，多数以癫痫为首发症状；④ MRI 具有特征性改变，有别于脑部其他肿瘤性病变。脑血吸虫在 MRI 上的表现，额顶颞叶皮质下或灰白交界处单发或多发稍长 T1 长 T2 信号，周围水肿明显，部分呈"指套状"改变，增强后病灶中央部见多个大小不等的密实小结节呈现簇状聚集分布。

（鲁植艳 宋 璐）

第 5 章
肺 结 核

第一节 原发性肺结核

关键词：原发性肺结核，原发综合征，胸内淋巴结结核，计算机断层扫描

病例 1

【主诉】

患者女性，17 岁，低热、消瘦、咳嗽、咳痰 1 月余。

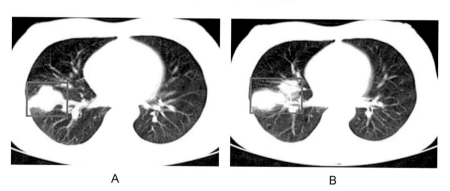

A   B

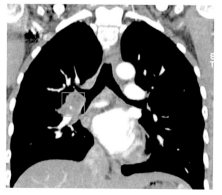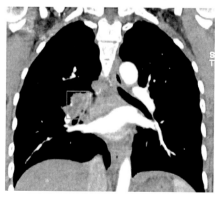

C   D

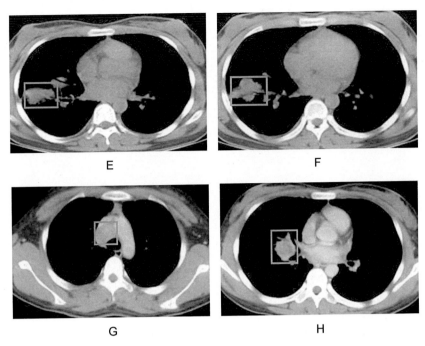

E   F

G   H

胸部CT肺窗（图A、B横断位；图C冠状位）及纵隔窗（图D冠状位；图E～图H横断位）

病例 2

【主诉】

患者女性，46岁，反复咳嗽，发热20余天。

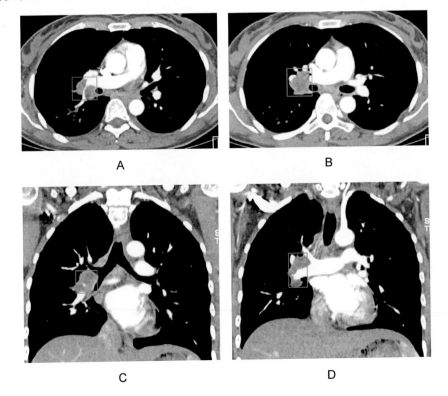

A   B

C   D

☆ ☆ ☆

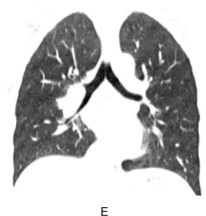
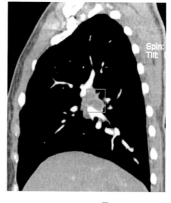

E   F

肺窗（图 F 冠状位）及纵隔窗（图 A、B 横断位；图 C ～图 E 冠状位）

问题 1　病例 1 的诊断可能是

A. 大叶性肺炎   B. 淋巴瘤

C. 肺癌合并淋巴结转移   D. 原发性肺结核

问题 2　有关病例 1 的影像学表现错误的是

A. 典型征象表现为"哑铃状"

B. 肿大淋巴结压迫支气管引起肺叶或肺段的不张

C. 有时仅表现为纵隔和（或）肺门淋巴结肿大

D. 肺内无病灶可排除诊断

问题 3　有关病例 2 最先累及的淋巴结是

A. 气管旁淋巴结   B. 隆突下淋巴结

C. 气管 - 支气管淋巴结   D. 支气管 - 肺门淋巴结

E. 上腔静脉后淋巴结

【病史】

病例 1　患者女性，17 岁。低热、消瘦，咳嗽、咳痰 1 月余。患者 40 天前无明显诱因出现低热，体温最高达 37.8℃，咳嗽、咳痰，无咯血、胸痛、胸闷，无盗汗，遂至我院就诊。既往体健，个人史（-），家族史（-）。实验室检查抗酸染色（+），痰涂片（+）结核菌素皮肤试验强阳性。无结核病史及肺结核患者接触史。

病例 2　患者女性，46 岁。反复咳嗽、发热 20 余天。患者于 20 余天前淋雨后出现咳嗽，无咳痰，伴发热，体温最高达 37.5℃，无咯血、胸痛、胸闷，无盗汗，当地医院治疗后无明显改善。2 天前至我院就诊，给予左氧氟沙星抗感染、痰热清清热解毒、肺力咳止咳等治疗。既往体健，个人史（-），家族史（-）。患者自起病以来精神、睡眠一般，食欲差，大小便正常，近 20 天体重减轻 2kg。无结核病史及肺结核患者接触史。

【答案】

1. D

解析：患者为青少年，有低热、消瘦的临床表现，且有"哑铃征"的典型影像表现。

2. D

解析：当肺内原发病灶完全吸收时，胸内淋巴结结核则成为原发性肺结核的主要表现。

3. D

解析：肺门淋巴结最先受累，病例 1 为原发综合征；病例 2 为胸内淋巴结结核。

【点评】

1. 疾病概述或定义　原发性肺结核（primary pulmonary tuberculosis）（Ⅰ型）：机体初次感染结核菌所引起的肺结核病。多见于儿童，也可以发生在成人免疫力低下者，肺内炎症浸润合并肺门、纵隔淋巴结增大是原发性肺结核的基本特征，包括原发综合征（primary complex）和胸内淋巴结结核（tuberculosis of intrathoracic lymph node）两型。肺部原发灶、局部淋巴管炎和所属淋巴结炎三者合称为原发综合征。当原发病灶完全吸收时，纵隔和（或）肺门淋巴结肿大则成为原发性肺结核的重要表现，称此为胸内淋巴结结核。

2. 病理

（1）原发病灶：结核菌侵入肺部后在细支气管和肺泡内产生渗出性炎症可在任何肺段中出现，多见于上叶后段及下叶背段肺的边缘部。

（2）淋巴管炎：结核杆菌在原发病灶内易通过淋巴管向肺门方向蔓延，并在途经区导致淋巴管炎。

（3）肺门及纵隔淋巴结增大：结核菌经淋巴管到达肺门及纵隔淋巴结内，即引起肺门及纵隔淋巴结炎。

（4）胸内淋巴结结核：原发性肺结核大多数有自愈趋向，或通过治疗好转、吸收、最后痊愈。原发性肺结核的原发病灶、淋巴管炎和肺门纵隔淋巴结的演变过程大多数是不一致的，因为原发病灶大多数较小，其病灶中的结核菌又沿着淋巴回流至肺门及纵隔淋巴结内，多不留下任何痕迹，少部分留下局部少许纤维索条或钙化点。然而，肺门及纵隔淋巴结结核的愈合速度相对慢，甚至有相当部分的淋巴结病变发生干酪性变，而不见吸收缩小，反而表现阶段性增大。

3. 临床表现

（1）症状主要表现为发热、咳嗽、气急、盗汗、消瘦及乏力，容易与一般感染混淆。

（2）通常临床症状和体征均缺乏特征性（胸部叩诊和听诊多与胸部影像学表现不符），有些病例可无症状，因体检或外伤后检查偶然发现。

4. 诊断要点

（1）原发病灶：多见于上叶后段及下叶背段肺的边缘部，原发病灶多为单发斑点状、结节状、斑片状影。也可表现为肺段或肺叶范围的片状及大片状密度增高影，边缘模糊呈浸润状。

（2）淋巴管炎：由原发病灶内侧向肺门方向引流形成的粗索条状或条带状阴影，边缘不甚清晰。

（3）肺门及纵隔淋巴结增大：肺内原发病灶、淋巴管炎和肺门及纵隔淋巴结增大同时存在，即组成典型的"哑铃状"阴影称为原发综合征。

（4）胸内淋巴结结核：仅肺门及纵隔淋巴结结核继续存在，或者由原发结核病变直接感染淋巴结而形成肺门及纵隔淋巴结核。肺门及纵隔淋巴结增大的肺结核病称为胸内淋巴结结核。

5. 鉴别诊断

（1）结节病：常表现为两肺门对称分布的淋巴结肿大，典型者呈"土豆样"改变；部分患者也可见纵隔淋巴结肿大，边界较清楚，无融合趋势；增强扫描呈轻度强化；90%以上的患者具有肺部表现，并可累及几乎全身各个器官，约50%的患者会出现淋巴结钙化表现；肺内表现为沿肺门旁支气管血管周围间质分布，也可为小叶中心弥漫性分布或胸膜下分布。

（2）纵隔、肺门淋巴结转移：纵隔、肺门淋巴结转移常表现为多发淋巴结肿大，边界不清，相互融合，增强扫描呈均匀或不均匀强化（伴坏死）；常有肺内或全身其他部位原发肿瘤灶。

（3）大叶性肺炎：大叶性肺炎多以肺叶及肺段分布；病变中可见空气支气管征；病变边缘被胸膜所局限且平直；病灶密度中央较高、周围逐渐减低；病变多于两周内逐渐被吸收。

主要参考文献

[1] 中华医学会放射学分会传染病放射学专业委员会. 肺结核影像学及分级诊断专家共识 [J]. 新发传染病电子杂志, 2018, 3(2):118-127.

[2] 孙慧男，韩志海. 肺结节病的影像学表现 [J]. 中国临床医生杂志, 2017, 45(10): 6-7.

[3] 白人驹，张雪林. 医学影像诊断学 [M]. 3版. 北京：人民卫生出版社，2010.

[4] 宋梅芳. 大叶性肺炎各期影像学表现与组织病理学变化 [J]. 临床合理用药杂志, 2015, 8(26):129.

扩展阅读

《肺结核诊断标准》中指出，肺结核是指感染结核杆菌后发生在肺组织、气管、支气管和胸膜的结核病变。飞沫传播（经呼吸道）是最主要的传播途径，经消化道和皮肤等其他途径传播少见。肺结核可分为五型：Ⅰ型：原发性肺结核；Ⅱ型：血行播散性肺结核；Ⅲ型：继发性肺结核；Ⅳ型：气管、支气管结核；Ⅴ型：结核性胸膜炎。

原发性肺结核多见于儿童，也可以发生在成人免疫力低下者，肺内炎症浸润合并肺门、纵隔淋巴结增大是原发性肺结核的基本特征，包括原发综合征和胸内淋巴结结核两型。近年来，青少年及成年人的发病率也呈增高趋势。

肺结核的诊断是以病原学（包括细菌学、分子生物学）检查为金标准，由于胸部影像学检查结果具有特异性表现，可作为诊断的重要证据，此外，需结合流行病史、临床表现、相关的辅助检查及鉴别诊断等，进行综合分析做出诊断。以病原学、病理学结果作为确诊依据。此外，儿童肺结核的诊断，除痰液病原学检查外，还要重视胃液病原学检查。

（何玉麟）

第二节　继发性肺结核

一、结核球

关键词：结核球，继发性，计算机扫描

【主诉】

患者女性，51岁，发现右上肺阴影1周。

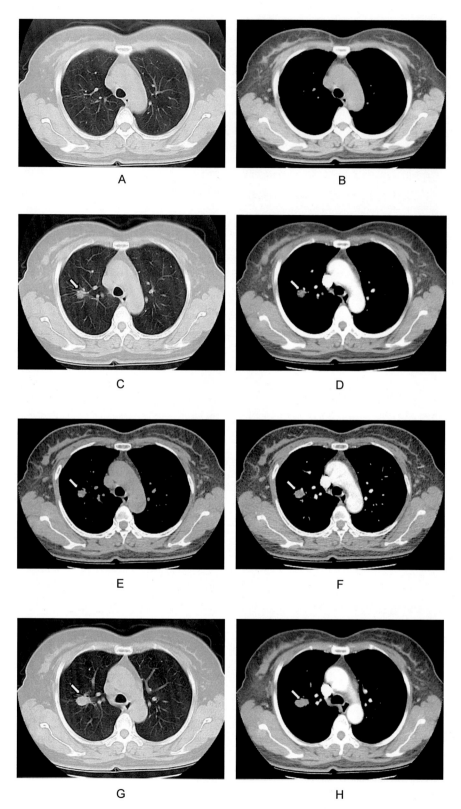

A

B

C

D

E

F

G

H

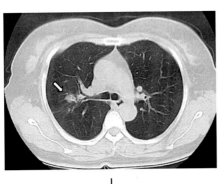
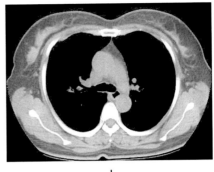

I　　　　　　　　　　　　　　　　J

问题 1　本病例的影像表现有

A. 右肺上叶尖、后段见一类圆形结节，内见点状钙化，增强扫描无强化，周围见卫星灶

B. 右侧胸膜局限增厚、粘连

C. 右肺上叶支气管管壁增厚，管腔狭窄

D. 右侧胸腔积液

问题 2　本病的影像诊断可能是

A. 右肺上叶错构瘤　　　　　　　B. 右肺上叶结核球

C. 右肺上叶周围性肺癌　　　　　D. 右肺上叶类癌

【病史】

患者女性，51 岁。1 周前体检发现右上肺阴影。约 1.3cm×2.2cm，平扫 CT 值 17HU，增强扫描 21HU，无发热、盗汗等不适，查痰抗酸染色 4+，结核分枝杆菌快速培养阳性。支气管镜：左侧气管末端及左主支气管入口处周围黏膜明显增厚形成肉芽组织，气管镜不能通过。流行病史：否认结核病接触史。

【答案】

1. A

2. B

【点评】

1. **疾病概述**　继发性肺结核：是指发生于原发性肺结核后任何时期的肺结核病，故又称为初染后结核病。发病机制主要有内源性复燃和外源性再感染。包括浸润性肺结核、干酪性肺炎、结核球以及慢性纤维空洞性肺结核。可以出现增殖、浸润、干酪病变或坏死和空洞等多种病理改变，但以某种类型为主。

2. **病理**　渗出、增生、干酪样坏死是肺结核的基本病理改变，肺结核好转的病理改变可以是吸收、纤维化、钙化，恶化进展的病理改变是液化、空洞形成、血行或支气管播散。

3. **临床表现**　可多种多样，常与病变大小、病变性质、病变活动程度和机体的反应性等因素有关。在疾病的早期可没有症状，部分患者症状轻微。在中期和晚期，随着病变进展，症状明显，主要表现为发热、盗汗、周身乏力、消瘦等结核的全身中毒症状和咳嗽、咳痰、咯血、胸痛、胸闷和憋气等呼吸系统症状。

☆☆☆☆

4. 诊断要点　结核球好发于上叶尖后段和下叶背段，右肺多于左肺；2 ～ 4cm 者多见，圆形或椭圆形，边缘光滑，少数有浅分叶，也可见毛刺，但多粗长；中等密度，密度不均，可有点状、星状、环状或分层状钙化，部分结核球液化后形成空洞，多为偏心性向心性即靠近引流支气管侧；周围见卫星灶，散在的结节和点片和索条影；周围胸膜可以增厚、粘连。

5. 鉴别诊断　结核球需与肺内良性病变（错构瘤、肺硬化性肺泡细胞瘤等）、恶性病变（肺癌、转移瘤等）相鉴别，增强扫描有助于鉴别，结核球一般不强化或呈边缘环状强化。

主要参考文献

[1] 中华人民共和国国家卫生和计划生育委员会.肺结核诊断标准(WS 288—2017)[J].新发传染病电子杂志，2018, 3(1):65-67.

[2] 中华医学会放射分会传染病放射学专业委员会.肺结核分级诊断影像学诊断专家共识 [J]. 新发传染病电子杂志 , 2018, 3(2):118-127.

[3] Prasad Thotton Veedu, Ashu Seith Bhalla, Sreenivas Vishnubhatla, et al. Pediatric vs adult pulmonary tuber-culosis: A retrospective computed tomography study[J].World J Clin Pediatr, 2013 , 2(4): 70–76.

扩展阅读

结核球属继发性肺结核之一，以增殖病理改变为主，但随着机体免疫力和结核杆菌毒力的彼此变化，结核球可以向吸收、纤维化、钙化等好转方向发展，也可发生坏死并形成空洞，增加传染性。

（侯代伦　宁锋钢）

二、干酪样肺炎

关键词：干酪样肺炎，继发性，计算机扫描

【主诉】

患者男性，19 岁。间断咳嗽、乏力、盗汗 1 年。

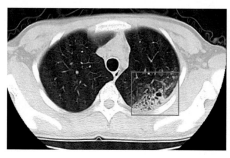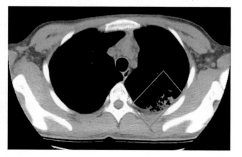

A　　　　　　　　　　　　　B

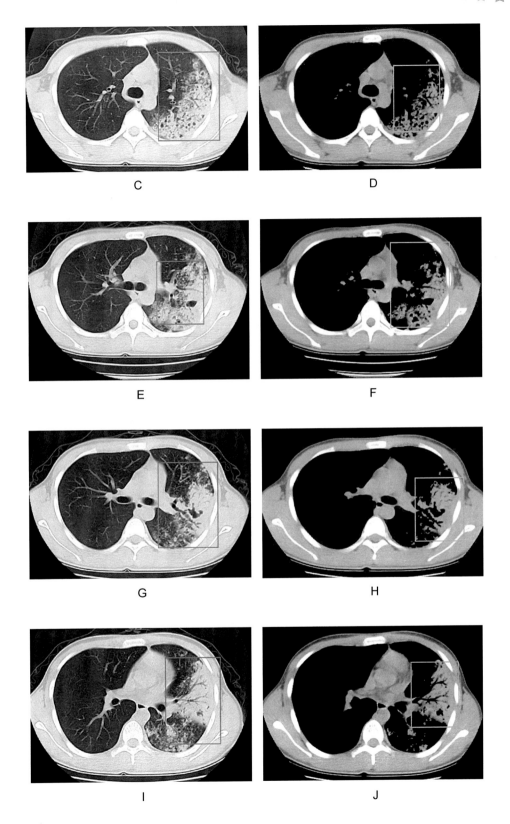

C

D

E

F

G

H

I

J

☆☆☆☆

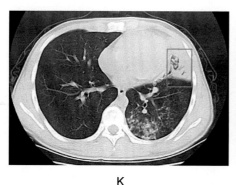 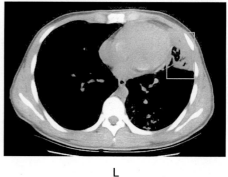

K   L

问题1 本病例的影像表现有

A. 左肺上叶尖后段、舌段见扇形实变影，内见支气管气像、扩张的支气管和多发溶解空洞影，左肺散在腺泡结节、树芽征影

B. 左侧胸膜增厚、粘连，左侧胸腔积液

C. 左肺上叶支气管狭窄

D. 纵隔多发淋巴结肿大

问题2 本病的影像诊断可能是

A. 左肺大叶性肺炎

B. 左肺继发性肺结核，左肺上叶干酪性肺炎

C. 左肺中心型肺癌并阻塞性肺炎

D. 以上都不是

【病史】

患者男性，19岁。1年前因受凉后出现咳嗽、乏力、盗汗，以夜间为著。无发热、胸闷、胸痛和喘憋，未重视。11个月前因高考体检发现左肺斑片状模糊影伴空洞，就诊于当地结核病防治所，考虑肺结核，抗结核治疗9个月。2个月前，患者军训劳累后出现寒战、高热，体温最高40℃，偶有咳嗽、咳痰，就诊于××省结核病医院，完善检查，痰抗酸涂片（+++），药物耐药检测示多重耐药，为进一步治疗就诊我院。流行病史：否认结核病接触史。

【答案】

1. A

2. B

【点评】

1. **疾病概述** 继发性肺结核：是指发生于原发性肺结核后任何时期的肺结核病，故又称为初染后结核病。发病机制主要有内源性复燃和外源性再感染。包括浸润性肺结核、干酪性肺炎、结核球以及慢性纤维空洞性肺结核。可以出现增殖、浸润、干酪病变或坏死和空洞等多种病理改变，但以某种类型为主。

2. **病理** 渗出、增生、干酪样坏死是肺结核的基本病理改变，肺结核好转的病理改变可以是吸收、纤维化、钙化，恶化进展的病理改变是液化、空洞形成、血行或支气管播散。

3. 临床表现　可多种多样,常与病变大小、病变性质、病变活动程度和机体的反应性等因素有关。在疾病的早期可没有症状,部分患者症状轻微。在中期和晚期,随着病变进展,症状明显,主要表现为发热、盗汗、周身乏力、消瘦等结核的全身中毒症状和咳嗽、咳痰、咯血、胸痛、胸闷和憋气等呼吸系统症状。

4. 诊断要点　大叶性干酪性肺炎的胸片表现与大叶性肺炎相似,一个肺段以至一叶肺甚至一侧全肺显示大片致密的实变影,轮廓较为模糊,密度较大叶肺炎为高且不均匀,在大片的阴影中常隐约可见密度更高的干酪性病灶。由于干酪样病变很快发生溶解而形成无壁洞(虫蚀样空),表现为大片的致密而较模糊的阴影中可见有不规则和不甚清楚的密度减低的半透光区域。可为多发或呈多房样,在其他肺野常可见到支气管播散病灶。小叶性干酪性肺炎常可见在两肺上中部多数散在的小叶性炎性病灶,有时可融合成片状阴影,可出现干酪溶解区。在 CT 片上呈密度较高且均匀的大片阴影,其中可见多个溶解区或钙化点,并可见典型的支气管充气征,CT 还可清楚地显示空洞周围情况、空洞内容物以及与引流支气管的关系。

5. 鉴别诊断　干酪性肺炎需与大叶性肺炎、急性肺脓肿相鉴别,临床上均可以急性起病,出现畏寒,高热,剧烈咳嗽,大量脓痰,也可有咯血、胸痛、呼吸困难等;影像鉴别困难时常需要结合实验室检查来确诊。

主要参考文献

[1] 中华人民共和国国家卫生和计划生育委员会 . 肺结核诊断标准 (WS 288—2017)[J]. 新发传染病电子杂志 , 2018, 3(1): 65-67.

[2] 中华医学会放射分会传染病放射学专业委员会 . 肺结核分级诊断影像学诊断专家共识 [J]. 新发传染病电子杂志 , 2018, 3(2):118-127.

[3] Prasad Thotton Veedu, Ashu Seith Bhalla, Sreenivas Vishnubhatla, et al. Pediatric vs adult pulmonary tuberculosis: A retrospective computed tomography study.World J Clin Pediatr, 2013, 2(4): 70-76.

扩展阅读

干酪性肺炎是继发性肺结核中最为急重的一种类型,常见于机体抵抗力低下、对结核分枝杆菌抗原超敏感的患者,由于大量结核分枝杆菌通过支气管侵入肺组织而迅速引起的大叶或小叶性干酪样坏死性肺炎。干酪样物质可来源于肺门、纵隔的淋巴结结核破溃入气管、支气管,也可由空洞排出。部分干酪性肺炎是肺内渗出性病变迅速干酪样坏死,病灶互相融合而成。少数浸润性肺结核在继发感染或并发糖尿病、硅沉着病、艾滋病等病变时,其肺部的浸润性结核病变也可迅速呈现大量干酪样坏死而演变成干酪性肺炎。当机体处于超敏状态时,血行播散性病变也会迅速发生干酪样坏死而致干酪样肺炎。

(侯代伦　宁锋钢)

三、慢性纤维空洞性肺结核

关键词：空洞,继发性,计算机扫描

【主诉】

患者男性,48 岁。间断低热 5 年,咯血 1 月余。

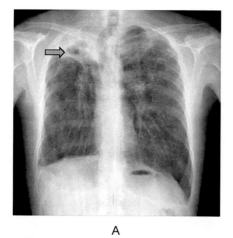

A

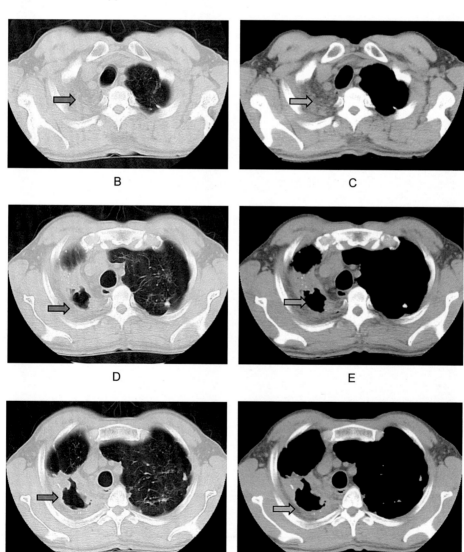

B   C

D   E

F   G

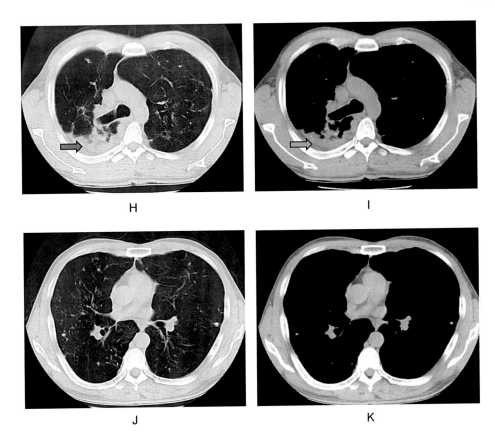

H   I

J   K

问题 1 本病例的影像表现有

A. 双肺散在结节、索条状影，部分病变内见钙化；双侧肺气肿

B. 双侧胸膜增厚、粘连，右上后肋胸膜为著

C. 右肺上叶实变内见不规则溶解空洞

D. 以上均正确

问题 2 本病的影像诊断可能是

A. 双肺继发性肺结核，右肺上叶慢性纤维性空洞形成

B. 双侧肺气肿

C. A 和 B 均正确

D. 右肺上叶肺癌

【病史】

患者男性，48 岁。间断低热 5 年，咯血 1 月余。患者 5 年前无明显诱因出现低热，体温最高达 38℃，午后为著，无明显咳嗽、咳痰、盗汗等不适，当地医院诊断肺结核，抗结核治疗 9 个月后自行停药，1 月余前，突然咯血，当地医院抗感染、止血对症治疗。10 年前患结核性胸膜炎。流行病史：否认结核病接触史。入院查痰抗酸杆菌涂片（++++）。

【答案】

1. D

2. C

☆☆☆☆

【点评】

1. **疾病概述**　继发性肺结核：是指发生于原发性肺结核后任何时期的肺结核病，故又称为初染后结核病。发病机制主要有内源性复燃和外源性再感染。包括浸润性肺结核、干酪性肺炎、结核球以及慢性纤维空洞性肺结核，可以出现增殖、浸润、干酪病变或坏死和空洞等多种病理改变，但以某种类型为主。

2. **病理**　渗出、增生、干酪样坏死是肺结核的基本病理改变，肺结核好转的病理改变可以是吸收、纤维化、钙化，恶化进展的病理改变是液化、空洞形成、血行或支气管播散。

3. **临床表现**　可多种多样，常与病变大小、病变性质、病变活动程度和机体的反应性等因素有关。在疾病的早期可没有症状，部分患者症状轻微。在中期和晚期，随着病变进展，症状明显，主要表现为发热、盗汗、周身乏力、消瘦等结核的全身中毒症状和咳嗽、咳痰、咯血、胸痛、胸闷和憋气等呼吸系统症状。

4. **诊断要点**　慢性纤维空洞性肺结核影像表现复杂多样，空洞多在一侧或两侧上、中肺野，可单发或多发，空洞壁主要有较厚的纤维组织构成，空洞周围病变多伴有进行性增多的支气管播散病变和纤维修复病变；患侧肋间隙变窄，纵隔、气管影向患侧移位；对侧肺代偿性肺气肿，膈肌下降，胸膜增厚粘连，膈肌可呈幕状。

毁损肺是由于肺内病变反复恶化，空洞长期不闭合及大量排菌，肺组织反复遭到破坏，大量纤维组织增生，影像可见患侧肺内空洞、支气管扩张及肺不张，患侧肺体积缩小，纵隔向患侧移位。

5. **鉴别诊断**　肺结核的空洞应与脓肿空洞和肺癌空洞鉴别，脓肿空洞外缘模糊，壁较厚，内壁较光整，内常有气液平面，肺结核空洞壁厚、薄不均，或呈无壁的溶解空洞或虫蚀样空洞，内缘较光整，无气液平，周围可见播散灶，肺癌空洞外缘呈分叶状，可见毛刺，空洞壁多为厚壁或呈偏心空洞，内缘可见壁结节，多无卫星灶。

主要参考文献

[1] 中华人民共和国国家卫生和计划生育委员会. 肺结核诊断标准 (WS 288—2017)[J]. 新发传染病电子杂志, 2018, 3(1): 65-67.

[2] 中华医学会放射分会传染病放射学专业委员会. 肺结核分级诊断影像学诊断专家共识 [J]. 新发传染病电子杂志, 2018, 3(2):118-127.

[3] Prasad Thotton Veedu, Ashu Seith Bhalla, Sreenivas Vishnubhatla, et al. Pediatric vs adult pulmonary tuberculosis: A retrospective computed tomography study[J].World J Clin Pediatr, 2013, 2(4): 70-76.

扩展阅读

慢性纤维空洞性肺结核多由其他类型肺结核，主要是浸润性肺结核演变而来。慢性纤维空洞性肺结核的空洞与支气管相通，成为结核病的传染源，故此型又有开放性肺结核之称。空洞长期不能闭合及大量排菌，肺部反复发生支气管播散，肺组织反复遭到破坏，大量纤维组织增生，并出现肺气肿、肺大疱、肺不张等，严重影响到患者的肺功能。广泛纤维增生使支气管发生扭曲或扩张；代偿性肺气肿可引起自发性气胸；如空洞壁的干酪样坏死侵蚀较大血管，可引起大咯血，患者可因吸入大量血液而窒息死亡。空洞突破胸膜可引起气胸或脓气胸。

经常排出含菌痰液可引起喉结核。咽下含菌痰液可引起肠结核。长期消耗与慢性缺氧等可引起肺动脉高压，发生慢性肺源性心脏病；纤维组织广泛增生，可发展成为肺硬变，甚至毁损肺。毁损肺是由于肺内病变反复恶化，空洞长期不闭合及大量排菌，肺组织反复遭到破坏，大量纤维组织增生，影像可见患侧肺内空洞、支气管扩张及肺不张，患侧肺体积缩小，纵隔向患侧移位。

（侯代伦 宁锋钢）

四、浸润性肺结核

关键词：浸润性肺结核，继发性，计算机断层扫描

【主诉】

患者男性，32 岁。间断咯血 2 月余，发热、咳嗽、咳痰 1 月余，加重 3 天。

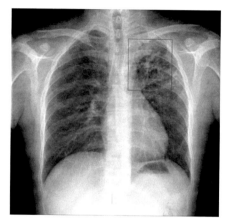

A

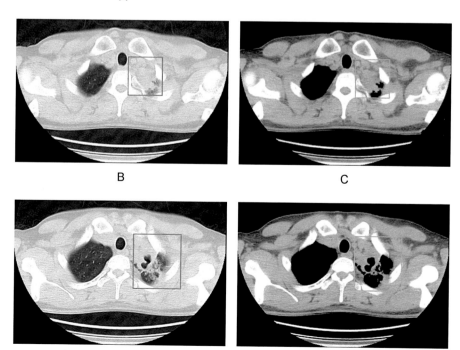

B   C

D   E

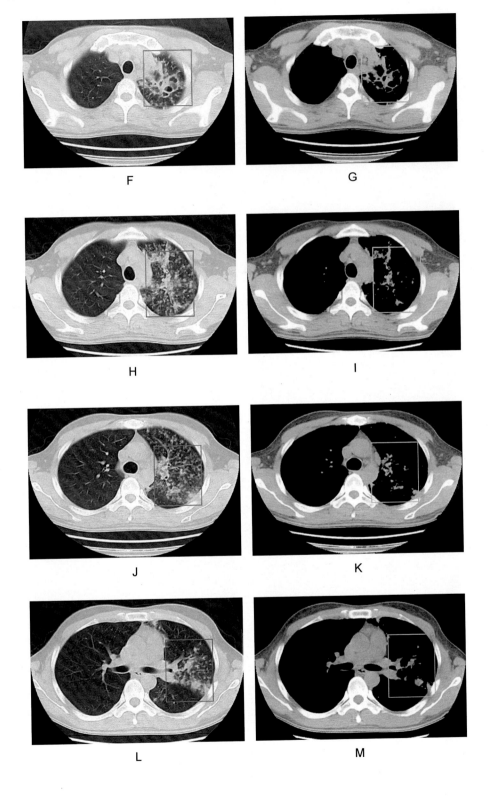

F

G

H

I

J

K

L

M

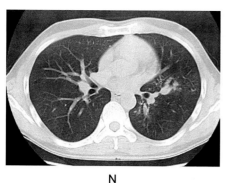 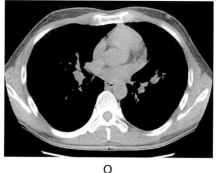

N   O

问题 1 本病例的影像表现有

A. 左肺上叶见斑片状实变影、结节影、树芽征影,下叶背段散在结节、索条状影

B. 左肺上叶实变内见不规则溶解空洞影,壁厚薄不均,内壁光滑

C. 左侧胸膜局限增厚、粘连

D. 以上均正确

问题 2 本病的影像诊断可能是

A. 左肺肺脓肿

B. 左肺继发性肺结核,以浸润性病变为主

C. 左肺癌并阻塞性炎症

D. 左肺真菌感染

【病史】

患者男性,32 岁。间断咯血 2 月余,发热、咳嗽、咳痰 1 月余,加重 3 天。

实验室检查 血 WBC 8.58×10^9/L;痰涂片抗酸(++);痰结核分枝杆菌荧光 PCR 阳性。

流行病史:否认结核病接触史。

【答案】

1. D

2. B

【点评】

1. **疾病概述** 继发性肺结核:是指发生于原发性肺结核后任何时期的肺结核病,故又称为初染后结核病。发病机制主要有内源性复燃和外源性再感染。包括浸润性肺结核、干酪性肺炎、结核球以及慢性纤维空洞性肺结核,可以出现增殖、浸润、干酪病变或坏死和空洞等多种病理改变,但以某种类型为主。

2. **病理** 渗出、增生、干酪样坏死是肺结核的基本病理改变,肺结核好转的病理改变可以是吸收、纤维化、钙化,恶化进展的病理改变是液化、空洞形成、血行或支气管播散。

3. **临床表现** 可多种多样,常与病变大小、病变性质、病变活动程度和机体的反应性等因素有关。在疾病的早期可没有症状,部分患者症状轻微。在中期和晚期,随着病变进展,症状明显,主要表现为发热、盗汗、周身乏力、消瘦等结核的全身中毒症状和咳嗽、咳痰、咯血、胸痛、胸闷和憋气等呼吸系统症状。

☆☆☆☆

4. 诊断要点　浸润性肺结核好发于上叶尖后段和下叶背段，病变可以局限也可以多叶、段分布，往往多种形态同时存在，密度不均匀，边缘模糊或部分模糊，CT肺窗见云絮状、片状、斑点状阴影，常可伴纤维化和钙化，也可有空洞，其形状和大小不一。部分病变伴有支气管播散灶，胸膜增厚、粘连和胸腔积液。病变进展和吸收较为缓慢。

5. 鉴别诊断　肺结核的空洞应与脓肿空洞和肺癌空洞相鉴别，脓肿空洞外缘模糊，壁较厚，内壁较光整，内常有气液平面，肺结核空洞壁厚、薄不均，或呈无壁的溶解空洞或虫蚀样空洞，内缘较光整，无气液平，周围可见播散灶，肺癌空洞外缘呈分叶状，可见毛刺，空洞壁多为厚壁或呈偏心空洞，内缘可见壁结节，多无卫星灶。

主要参考文献

[1] 中华人民共和国国家卫生和计划生育委员会. 肺结核诊断标准 (WS 288—2017)[J]. 新发传染病电子杂志, 2018, 3(1): 65-67.

[2] 中华医学会放射分会传染病放射学专业委员会. 肺结核分级诊断影像学诊断专家共识 [J]. 新发传染病电子杂志, 2018, 3(2):118-127.

[3] Prasad Thotton Veedu, Ashu Seith Bhalla, Sreenivas Vishnubhatla, et al. Pediatric vs adult pulmonary tuberculosis: A retrospective computed tomography study[J]. World J Clin Pediatr, 2013, 2(4): 70-76.

扩展阅读

浸润性肺结核是临床上最常见的活动性继发性肺结核。多由局灶型肺结核发展而来。

浸润性肺结核发病机制：

1. 内源性复发是浸润性肺结核的主要发病原因。儿童时期原发综合征多为良性经过，一般可自愈，但部分患者可有残留病灶，或经血行淋巴播散和支气管播散形成潜伏病灶。这些静止的残留病灶和潜伏病灶内仍有活的结核分枝杆菌存在，潜伏的结核分枝杆菌可以停止繁殖，处于"休眠状态"，多数细菌可以长期潜伏甚至长达数十年。但当机体抵抗力减低时，这些病灶内的结核分枝杆菌可再度活跃，繁殖生长，导致原来静止的病灶重新活动、恶化，发生渗出炎症反应。这种由机体内部病灶复燃引起的称为内源性复发。内源性复发病灶多发生在原发灶的同侧肺野上部，这是由于人在直立体位时，肺尖供血量较少，淋巴血流缓慢，局部免疫力低下，有利于细菌重新繁殖；同时，由于肺尖组织内血流和氧供应不足，也不利于淋巴细胞和巨噬细胞的功能发挥。

2. 外源性再感染有两种情况，一是受过结核分枝杆菌感染者，再与排菌的肺结核患者接触，吸入结核分枝杆菌，在肺内引起病灶；二是在初染时或初染后所形成的病灶内的结核分枝杆菌已完全死亡，病灶完全静止，机体对结核分枝杆菌的过敏反应也完全消失，结核分枝杆菌素反应呈阴性，以后如结核分枝杆菌再次进入人体，机体再次出现超敏反应，出现活动性结核病灶。

（侯代伦　宁锋钢）

第三节 血行播散性肺结核

关键词：血行播散性肺结核，急性，亚急性，慢性，计算机扫描

病例 1

【主诉】

患者女性，32 岁，发热半个月。

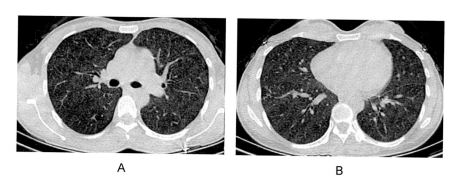

A   B

病例 2

【主诉】

患者男性，17 岁，咳嗽、咳痰伴发热 10 天。

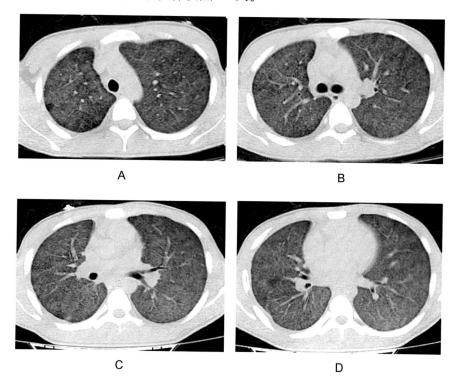

A   B

C   D

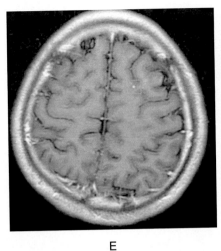 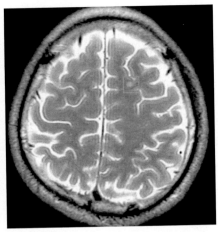

E F

病例 3

【主诉】

患者男性，20 岁，腰痛 10 个月。

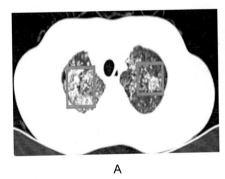 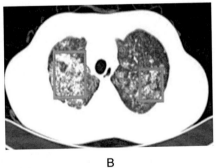

A B

问题 1 病例 1 的诊断可能是

A. 尘肺

B. 两肺多发转移瘤

C. 病毒性肺炎

D. 急性血行播散性肺结核

问题 2 病例 1 所示疾病的临床特点是

A. 高热起病

B. 进行性呼吸困难

C. 多有咳嗽、咳大量白色泡沫痰

D. 早期（＜2 周）X 线肺野透光度下降未见明确病灶

E. PPD 皮试均是强阳性

问题 3 病例 2 最易合并

A. 淋巴结结核

B. 支气管内膜结核

C. 肝、脾结核

D. 结核性脑膜炎

E. 结核性胸膜炎

问题 4　病例 3 该疾病多数

A. 无明显中毒症状　　　　　B. X 线胸片表现为哑铃型阴影

C. 多发生干酪样坏死　　　　D. 有明显中毒症状

E. 结核菌素试验阳性

问题 5　针对以上 3 个病例，以下影像学表现错误的是

A. 发病初期，X 线仅见肺纹理增多，约在 2 周才出现典型粟粒样结节

B. 病程早期其病灶分布均匀、大小均匀和密度均匀

C. 病程进展后可出现钙化灶，少数病灶融合、坏死、形成空洞和支气管播散

D. MRI 检查为首选检查

【病史】

病例 1　患者女性，32 岁，发热半个月。患者 15 天前劳累后出现发热，体温最高达 40℃，头痛，无咯血、胸痛、胸闷，无盗汗，外院胸部 CT 示两肺弥漫性粟粒状阴影，实验室检查血常规正常，遂至我院就诊。既往体健，个人史（－），家族史（－）。实验室检查抗酸染色（＋），痰涂片（＋）结核菌素皮肤试验强阳性。无结核病史及肺结核患者接触史。

急性血行播散性肺结核

病例 2　患者男性，17 岁，咳嗽、咳痰伴发热 10 天。患者缘于 10 天前因着凉出现咳嗽、咳痰、发热，最高 39.0℃，无畏寒、寒战。于当地医院治疗，给予哌拉西林钠他唑巴坦钠、更昔洛韦抗感染后症状未见好转。

实验室检查：

血常规 WBC：6.32×10^9/L，N：69.3%，WBC：3.78×10^9/L，N：79.2%。

风湿四项：抗链球菌溶血素 O 170.00U/L；C 反应蛋白 34.60mg/L；抗中性粒细胞抗体阴性；类风湿因子 ＜ 20.00U/ml。

血浆中真菌 1, 3-B-D 葡聚糖含 ＜ 5.0000pg/ml；T-SPOT 阳性。

既往体健，个人史（－），家族史（－）。无结核病史及肺结核患者接触史。给予吸氧、心电监护，莫西沙星抗感染，对症支持治疗，症状仍有所加重，行胸部 CT 检查发现两肺弥漫性病变较入院时外院 CT 片有所加重，颅脑 MRI 可见颅内病灶。与患者家属沟通后行 CT 引导下肺穿刺活检。

病理诊断：肉芽肿性炎，首先考虑结核。特殊染色示：抗酸（＋），PAS（－），六胺银（－）。后转至江西省专科医院进一步诊治，治疗后复查胸部 CT 结果。

急性血行播散性肺结核并脑实质结核

病例 3　患者男性，20 岁，腰痛 10 个月。患者 10 个月前出现腰痛，夜间痛明显，伴翻身困难，晨起僵硬感，近 20 天感胸闷、咳嗽、无痰，低热 1 天，体温不详，全身乏力，无其他不适。慢性血行播散性肺结核并 L2 椎体结核。

【答案】

1. D

2. AD

3. D

4. D

☆☆☆☆

5. A

解析：血行播散性肺结核分为急性、亚急性或慢性血行播散性肺结核，表现有所不同。

【点评】

1. 疾病概述或定义　血行播散性肺结核（hematogenous disseminated pulmonary tuberculosis）：为结核分枝杆菌进入血液循环所致。急性血行播散性肺结核表现为两肺均匀分布的大小、密度一致的粟粒阴影；亚急性或慢性血行播散性肺结核的弥漫病灶，多分布于两肺的上中部，大小不一，密度不等，可有融合。儿童急性血行播散性肺结核有时仅表现为磨玻璃样影，婴幼儿粟粒病灶周围渗出明显，边缘模糊，易于融合。流行病学史：有肺结核患者接触史。

2. 病理

（1）典型的结核病变由融合的上皮样细胞结节组成，中心为干酪样坏死，周边可见郎罕多核巨细胞，外层为淋巴细胞浸润和增生的纤维结缔组织。

（2）渗出性病变：主要表现为浆液性或浆液纤维素性炎。病变早期局部有中性粒细胞浸润，但很快被巨噬细胞所取代，在渗出液和巨噬细胞中可查见结核杆菌。

（3）增生性病变：形成具有诊断价值的结核结节，由上皮样细胞、郎罕多核巨细胞以及外周聚集的淋巴细胞和少量增生的纤维母细胞构成，典型者结节中央有干酪样坏。

（4）变质性病变：上述以渗出为主或以增生为主的病变均可继发干酪样坏死，结核坏死灶由于含脂质较多呈淡黄色、均质细腻，质地较实，状似奶酪，故称干酪样坏死。

3. 临床表现

（1）咳嗽、咳痰、痰中带血或咯血等，部分患者可有反复发作的上呼吸道感染症状。

（2）全身症状，如盗汗、疲乏、间断或持续午后低热、食欲不振、体重减轻等，女性患者可伴有月经失调或闭经。少数患者起病急骤，有中、高度发热，部分伴有不同程度的呼吸困难。

（3）可伴肝脾大、眼底脉络膜结节，儿童患者可伴皮肤粟粒疹。

4. 诊断要点

急性血行播散性肺结核

（1）发病早期时仅示两侧肺野透亮度减低，肺纹理增强及显影模糊，在 HRCT 图像中隐约可见呈细沙状改变，小叶间隔轻微增厚。

（2）典型表现（起病 2 周左右）：从肺尖至肺底均匀分布、大小及密度基本相同的粟粒状阴影，直径约 2mm，边缘清晰。常表现为粟粒状阴影大小均匀、分布均匀、密度均匀（三均匀）。当病灶周围有渗出时，其边缘较模糊。绝大多数病变为两肺对称。

（3）密集的粟粒状小点状阴影常可遮盖肺纹理，在 X 线胸片上表现为肺纹理稀少。

（4）急性血行播散性肺结核早期诊断和治疗不及时，后期粟粒状阴影可增大、融合，病灶密度明显增高，边缘模糊。

（5）急性血行播散性肺结核 HRCT 表现：

①肺间质粟粒状结节：表现为两肺弥漫分布于肺间质的粟粒结节影，直径为 1 ~ 3mm，结节的密度、大小一致，分布均匀，大部分结节边缘清楚，少部分边缘模糊。未及时治疗时部分病灶可增大至 5mm 左右，结节形态可不规则，可以融合成局灶性肺小叶实变影。

②磨玻璃阴影：表现为粟粒结节合并局限性磨玻璃阴影，密度较淡边缘模糊。

③小叶间隔增厚及小叶内网状影：是由急性期肺泡间隔充血水肿形成的影像，多并磨玻璃阴影，多数患者治疗后可消失，少数患者治疗后形成不可逆的网状纤维化改变。

④簇集性分布的薄壁囊腔影：少数患者可在病变进展期出现，为可逆性改变。

⑤小叶中心分支影及"树芽征"：急性血行播散性肺结核未及时治疗或治疗不当时病变进展，结核病灶形成的干酪性物质累及肺泡腔并经支气管血管束播散时，可以见到两肺随机分布的微结节间伴局限分布的小叶中心分支影及"树芽征"，边缘清楚或模糊。

亚急性及慢性血行播散性肺结核

（1）病灶多位于一侧或两侧肺野上部及中部。

（2）上部肺野病灶可见渗出性、增殖性、甚至干酪性病变并存，表现为：斑点状、小结节状、斑片状、斑块状多形态影像，而中肺野以小结节状及粟粒状影像为多，表现出肺上野病程较长、肺中野病变较新的特征。

（3）病灶之间或患肺下部可表现为代偿性肺气肿。

5. 鉴别诊断

（1）血行肺转移瘤：血行肺转移瘤结节随机分布，大小不一，肺门及纵隔淋巴结可肿大，增强扫描明显强化；患者肺部或全身其他部位往往有原发灶。

（2）尘肺：尘肺常呈上中肺野分布优势，其所形成的结节较致密，边界清晰，晚期可融合形成大阴影，分布于两上肺，形成"八字征"；肺门及纵隔淋巴结肿大并可见钙化；呈典型蛋壳样钙化。

（3）病毒性肺炎：早期病灶多呈磨玻璃密度影，多位于肺外周和胸膜下，以中下肺背段或外侧段多见，多为胸膜下小叶性、尖端指向肺门方向的楔形或扇形病灶，也可表现为斑片状或类圆形，呈铺路石征。进展期病灶融合成带状或大片状密度增高影，支气管血管束增粗，可见局部树芽征，亦可见网格状影，且病灶与肺实质交界面不清晰。重症期表现多为双肺弥漫性病变，少数呈"白肺"表现；病变多以实变为主，合并GGO，可见充气支气管征及多发条索影。

主要参考文献

[1] 中华人民共和国国家卫生和计划生育委员会. 肺结核诊断标准 (WS 288—2017)[J]. 新发传染病电子杂志, 2018, 3(1): 65-67.

[2] 金征宇, 李宏军, 陆普选, 等. 肺结核影像学及分级诊断专家共识 [J]. 新发传染病电子杂志, 2018, 3(2): 118-127.

[3] 戚晓晖. 尘肺患者的CT影像学表现及鉴别诊断 [J]. 影像研究与医学应用, 2019, 3(015): 66-67.

[4] 中国研究型医院学会感染与炎症放射学专业委员会, 影像工作委员会中国性病艾滋病防治协会感染传染病, 中华医学会放射学分会传染病学组, 等. 新型冠状病毒肺炎影像学辅助诊断指南 [J]. 中国医学影像技术, 2020, 3(36): 321-331.

扩展阅读

肺结核诊断标准（WS 288—2017）中指出，肺结核是指感染结核杆菌后发生在肺组织、气管、支气管和胸膜的结核病变。飞沫传播（经呼吸道）是最主要的传播途径，经消化道和皮肤等其他途径传播少见。肺结核可分为五型：Ⅰ型 原发性肺结核；Ⅱ型 血行播散性

☆☆☆☆

肺结核；Ⅲ型 继发性肺结核；Ⅳ型 气管、支气管结核；Ⅴ型 结核性胸膜炎。

血行播散性肺结核又称粟粒性肺结核，属肺结核危重类型，占结核患者的8%左右，通常发生于年龄较小的人群（因其免疫功能不成熟）。结核杆菌在短时间内一次或反复多次侵入肺静脉分支，经体循环播散到全身各脏器，以肺最常见。可分为急性粟粒性肺结核和亚急性或慢性血行播散性肺结核。急性血行播散性肺结核表现为两肺弥漫分布、均匀大小、密度相仿的粟粒样非钙化小结节，即所谓三均匀，结节直径为 1 ～ 3mm，部分病灶周围可见斑片状渗出，在发病早期，25% ～ 40% 的病例的胸部 X 线片表现正常，CT 较 X 线片具有更高的敏感性，此外，儿童急性血行播散性肺结核有时仅表现为磨玻璃样影，婴幼儿粟粒病灶周围渗出明显，边缘模糊，易于融合；随着病情的迁延，亚急性或慢性血行播散性肺结核粟粒结节分布可不均匀，以中、上肺野为著，且粟粒结节大小也可不同，密度不等，可有融合，部分病灶直径可达 10mm。血行播散性肺结核还可累及肺间质，影像学表现为小叶间隔增厚呈网格状改变。研究表明，儿童肺结核累及间质较少见（为15% ～ 20%），通常在原发性感染 46 个月后发现。融合的血行播散性病灶需与支气管播散灶相鉴别，融合影越大，提示后者的可能性越大。有文献指出，支气管播散灶的直径为 0.2 ～ 5cm，边界可不清楚、部分融合，分布无明显肺叶偏向性，部分病灶边界锐利，与成人浸润性结核结节相仿。在 FDG-PET/CT 检查中，血行播散性肺结核表现为双肺弥漫性高摄取。

肺结核的诊断是以病原学（包括细菌学、分子生物学）检查为金标准，由于胸部影像学检查结果具有特异性表现，可作为诊断的重要证据，此外，需结合流行病史、临床表现、相关的辅助检查及鉴别诊断等，进行综合分析做出诊断。以病原学、病理学结果作为确诊依据。

（何玉麟）

第四节　气管、支气管结核

关键词：结核，支气管，计算机扫描

【主诉】

患者女性，49 岁。咳嗽 3 月余，伴胸闷、喘憋。

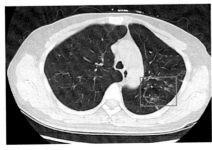
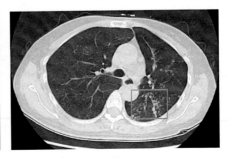

A　　　　　　　　　　　　B

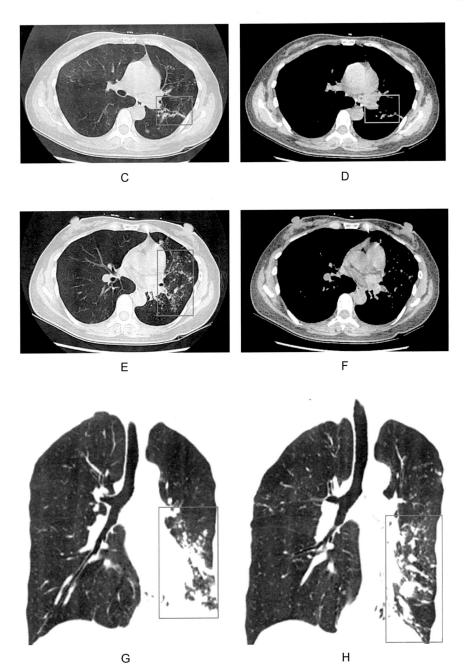

C   D

E   F

G   H

问题 1   对本病例的影像表现描述错误的是

A. 双肺多发结节、树芽征和斑片状影，左肺为著

B. 左侧胸膜增厚、粘连

C. 左主支气管、左肺下叶支气管管壁增厚，管腔狭窄

D. 双侧胸腔积液

问题 2   本病的影像诊断可能是

A. 双肺感染性病变

B. 左主支气管、下叶支气管异物并阻塞性炎症

C. 左主支气管、下叶支气管结核，双肺继发性肺结核

D. 左肺中心型肺癌并阻塞性炎症，双肺散在感染病变

【病史】

患者女性，49 岁。咳嗽 3 月余，伴胸闷、喘憋。无发热、盗汗等不适，查痰抗酸染色 4+，结核分枝杆菌快速培养阳性，支气管镜：左侧气管末端及左主支气管入口处周围黏膜明显增厚形成肉芽组织，气管镜不能通过。流行病史：否认结核病接触史。

【答案】

1. D

2. C

【点评】

1. 疾病概述　气管、支气管结核：是指发生在气管、支气管的黏膜、黏膜下层、平滑肌、软骨及外膜的结核病。

2. 分型　根据气管镜下表现及病理学将气管结核分型为 I～VI 型，依据《2012 气管支气管结核诊断和治疗指南试行》，I 型为炎症浸润型、II 型为溃疡坏死型、III 型为肉芽增殖型、IV 型为瘢痕狭窄型、V 型为管壁软化型、VI 型为淋巴结瘘型。其中 I 型炎症浸润型和 II 型溃疡坏死型最为常见。

3. 临床表现　起病缓慢，症状多样、缺乏特异性：可有咳嗽，咳痰，咯血，喘息，声嘶，局限性喘鸣音，呼吸困难，胸痛等局部症状和体征，也可伴发热，盗汗，乏力，体重减轻等全身结核中毒症状，少部分患者没有症状或症状轻微。

4. 诊断要点　气管、支气管结核 CT 表现：

（1）两肺上叶、右肺中叶支气管是好发部位；

（2）受累支气管病变广泛，常多支受累；

（3）有支气管管壁增厚、管腔狭窄、梗阻；

（4）常合并有肺结核，有肺门淋巴结肿大；

（5）多数支气管引流的肺叶、段近端肺门层面无肿大及局部外突；

（6）增强扫描显示有淋巴结环状强化或实变不张的肺组织中无肺门肿块，更支持本病的诊断。

5. 鉴别诊断　需与支气管肺癌、肺真菌病、肺细菌感染、结节病和卡波肉瘤等病相鉴别。气管、支气管结核诊断依赖于结核病接触史、病史、临床表现、影像学（X 线胸片、胸部螺旋 CT）、实验室检查，经纤支镜支气管内采样做组织、细胞学检查是最重要的手段，对细菌学检查阴性的气管、支气管结核诊断价值更大。

主要参考文献

[1] 中华人民共和国国家卫生和计划生育委员会 . 肺结核诊断标准 (WS 288—2017)[J]. 新发传染病电子杂志 , 2018, v.3(1): 65-67.

[2] 金征宇、李宏军、陆普选，等 . 肺结核影像学及分级诊断专家共识 [J]. 新发传染病电子杂志 , 2018, 3(2): 118-127.

[3] Wen Ting Siow, Pyng Lee .Tracheobronchial tuberculosis: a clinical review.J Thorac Dis. 2017; 9(1): E71-E77.

[4] Vikas Pathak, Ray W. Shepherd, Samira Shojaee; Tracheobronchial tuberculosis. J Thorac Dis. 2016；8(12): 3818-3825.

扩展阅读

气管、支气管结核（endobronchial tuberculosis，EBTB）是气管、支气管的黏膜、黏膜下层和外层（软骨和纤维组织）的结核病变，曾称支气管内膜结核。常并发肺结核或支气管旁淋巴结结核，多发生于中青年人，但老年发病有增加趋势，女性发病是男性的 2 ～ 3 倍。好发部位为主支气管、两肺上叶支气管、右肺中叶支气管，常可导致远端肺段或叶不张，严重者全肺不张。临床上，由于受检查手段的限制，仅部分 EBTB 都能得到诊断。有些病变轻微的 EBTB 患者，虽未被诊断 EBTB,但随着全身抗结核药物治疗的应用而获痊愈，在患病早期如处理不当或反复出现感染，将遗留下严重的气道狭窄，易引起通气障碍，甚至肺不张、窒息等，严重危害患者的健康，因此 EBTB 的早期诊断十分重要。

（侯代伦 宁锋钢）

第五节 结核性胸膜炎

关键词：结核，胸膜，计算机扫描

【主诉】

患者男性，32 岁。胸闷、气短、乏力、盗汗 3 个月，加重 2 个月。

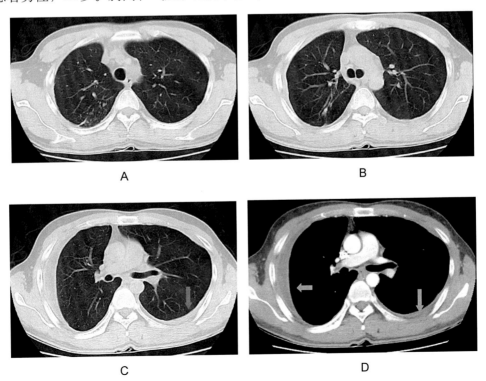

A

B

C

D

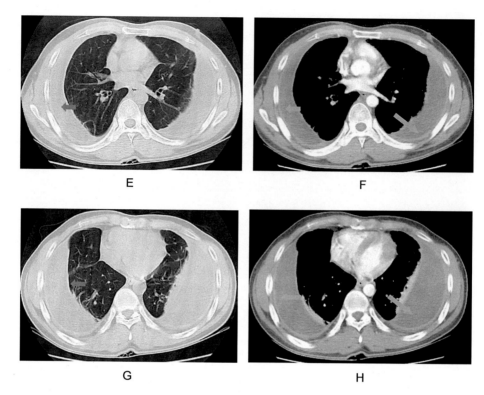

E   F

G   H

问题 1   本病例的影像表现有

A. 双肺上叶散在结节、索条状影，右肺为著

B. 双侧胸膜增厚、粘连

C. 双侧胸腔积液，部分肺组织受压膨胀不全

D. 以上均正确

问题 2   本病的影像诊断可能是

A. 双肺继发性肺结核

B. 双侧结核性胸膜炎

C. A 和 B 均正确

D. 双侧恶性胸腔积液

【病史】

患者男性，32 岁。胸闷、气短、乏力、盗汗 3 个月，加重 2 个月。偶有咳嗽，少量白痰，无发热、胸痛，就诊于北京 ×× 医院，行双侧胸腔穿刺术，抽出黄色胸腔积液，化验为渗出液，以单核细胞为主，ADA 偏高。PPD 皮试（+++）。流行病史：否认结核病接触史。

【答案】

1. D

2. C

【点评】

1. **疾病概述**　结核性胸膜炎：是结核杆菌及其自溶产物、代谢产物进入超敏感机体的胸膜腔而引起的胸膜炎症。

2. **病理**　包括干性、渗出性胸膜炎和结核性脓胸。

3. **临床表现**　大多数结核性胸膜炎为急性起病，症状主要表现为发热、盗汗、周身乏力、消瘦等结核的全身中毒症状和胸腔积液所致的局部症状，局部症状有胸痛、干咳和呼吸困难。

4. **诊断要点**

（1）结核性胸膜炎可见于任何年龄，以儿童与青少年多见。

（2）结核性干性胸膜炎以发热及胸部剧烈疼痛为主要症状，深呼吸及咳嗽时胸痛加重，听诊可闻胸膜摩擦音。

（3）结核性渗出性胸膜炎引起胸腔积液，初染结核尤易产生，多为单侧。一般为浆液性，偶为血性。可引起包裹性胸腔积液，有时包裹性胸腔积液的胸膜可钙化，病变治愈时可残留胸膜增厚粘连或钙化。

（4）胸膜活检是诊断结核性胸膜炎的重要手段。活检的胸膜组织除了可行病理检查外，还可行结核菌的培养。

5. **鉴别诊断**　恶性胸腔积液中由恶性肿瘤胸膜转移所致者占 95% 以上，原发于胸膜的恶性肿瘤少见。临床上恶性胸腔积液的诊断需要在确定胸腔积液存在的同时还应在胸腔积液或胸膜上找到病理依据，病理依据主要通过细胞学及胸膜活检明确。

主要参考文献

[1] 中华人民共和国国家卫生和计划生育委员会 . 肺结核诊断标准 (WS 288—2017)[J]. 新发传染病电子杂志 , 2018, 3(1): 65-67.

[2] 金征宇 , 李宏军 , 陆普选 , 等 . 肺结核影像学及分级诊断专家共识 [J]. 新发传染病电子杂志 , 2018, 3(2): 118-127.

[3] Leah A. Cohen, Richard W. Light.Tuberculous Pleural Effusion[J]. Turk Thorac J, 2015, 16(1):1-9.

[4] 马玙 . 提高我国结核性胸膜炎的诊治水平 [J]. 中国防痨杂志 , 2009, 30(1):1-2.

扩展阅读

结核性胸膜炎是由于结核分枝杆菌直接感染和（或）胸膜对结核分枝杆菌感染产生高度变态反应而发生的胸膜炎症，为最常见的一种胸膜炎症性疾病。结核性胸膜炎可发生于任何年龄。临床上常分为干性胸膜炎、渗出性胸膜炎、结核性脓胸三种类型。干性胸膜炎是结核性胸膜炎的早期表现，患者受累胸膜局限，炎性反应轻，病变胸膜充血、水肿、少量纤维蛋白渗出；如患者免疫力强，迟发性超敏反应低，炎症可局限并逐渐吸收痊愈。如患者免疫力低，超敏反应过高，炎性反应重，胸膜广泛充血、水肿，产生大量炎性渗出物、出现渗出性胸腔积液；如果渗出性结核性胸膜炎治疗不当或胸膜下结核病灶向胸腔破溃或大量结核分枝杆菌侵犯脏壁层胸膜，可形成结核性脓胸。

（侯代伦　宁锋钢）

第六节　老年人肺结核

关键词：肺结核，老年，计算机扫描

【主诉】

患者男性，80岁。间断咳嗽4个月，发热2周。

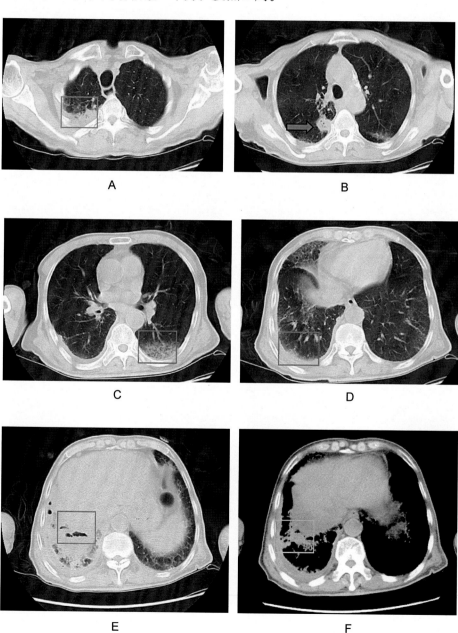

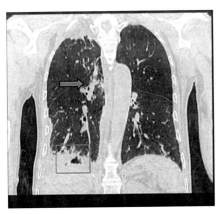
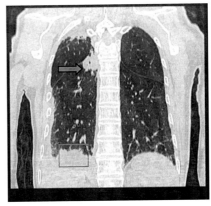

G　　　　　　　　　　　　H

问题 1 对本病例的影像表现描述错误的是

A. 双肺多发斑片、空洞影和索条状影，右肺为著

B. 双侧胸膜下见网状影和磨玻璃影

C. 右肺下叶肿块影

D. 右侧胸膜增厚、粘连，右侧胸腔积液

问题 2 老年性肺结核病的影像特点有

A. 病变部位多不典型，双肺各叶、段均可受累

B. 多种形态病变共存　既有渗出性斑片实变、磨玻璃影和干酪坏死的空洞影，又有增殖的肉芽肿结节和纤维化的索条影病灶，同时可伴有钙化灶

C. 主要以继发性肺结核为主，也可以表现为血行播散性肺结核

D. 常合并其他肺部基础疾病的影像，如肺气肿、间质性病变、尘肺等

E. 以上都是

【病史】

患者男性，80 岁。间断咳嗽 4 个月，发热 2 周。发热最高 38.6℃，右侧胸腔积液引流黄色胸水 1 次，共 800ml，化验为 ADA 41U/L，渗出液；查痰抗酸染色 2+，结核分枝杆菌快速培养阳性。既往史：糖尿病 20 年，血糖长期控制欠佳。流行病史：否认结核病接触史。

【答案】

1. C

2. E

【点评】

1. *疾病概述*　老年性肺结核病：是指年龄≥ 60 岁人群罹患的肺结核病。由于患病率较高且临床和影像表现不典型，常合并其他肺部基础疾病，使其影像更加复杂化，常引起误诊和漏诊，故在结核病的诊治工作中也是值得关注的。

2. *临床表现*

(1) 临床无症状或症状不典型：往往被认为是其他慢性肺疾病，故漏诊率、误诊率较高。

(2) 发病部位和形态不典型：老年人免疫力低下，感染结核后病变不易局限，发病部位不典型，无明显的好发部位，双肺各叶、段均可受累，以浸润型为主的新发病灶和以纤维硬结型为主的陈旧病灶同时存在，并且坏死组织经支气管引流后形成空洞，结核菌大量入血也易引起肺内的血行播散。

（3）老年人由于体内各脏器功能逐渐衰退、免疫力下降等多种原因易造成体内陈旧结核病灶复燃。

（4）老年人基础疾病较多，如糖尿病、心脑血管疾病、慢性支气管炎、肺气肿、真菌感染等，这些病常合并肺结核病，导致了某种程度上的治疗不彻底，容易反复发病。

（5）老年性肺结核男性患者多于女性。

3. 影像诊断要点　老年性肺结核CT表现：

（1）主要以继发性肺结核为主，也可以表现为血行播散性肺结核；

（2）病变部位多不典型，双肺各叶、段均可受累；

（3）多种形态病变共存，既有渗出性斑片实变、磨玻璃影和干酪坏死的空洞影，又有增殖的肉芽肿结节和纤维化的索条影病灶，同时可伴有钙化灶；

（4）常合并其他肺部基础疾病的影像，如肺气肿、间质性病变、尘肺等。

4. 鉴别诊断　需与空洞性疾病（癌性空洞、肺脓肿空洞、真菌性空洞）、肿块（周围型肺癌、转移瘤、在肺结核病基础上发生的瘢痕癌）和实变性疾病（炎性病变、肺腺癌、淋巴瘤、肺不张）相鉴别，粟粒性肺结核主要与矽肺病相鉴别。

主要参考文献

[1] 中华人民共和国国家卫生和计划生育委员会. 肺结核诊断标准 (WS 288—2017)[J]. 新发传染病电子杂志, 2018, v.3(1): 65-67.

[2] 唐神结, 高文. 临床结核病学 [M].2 版. 北京：人民卫生出版社, 2019: 774-786.

[3] 周永铮, 杜金梁. 老年性肺结核 X 线、CT 影像学特点分析 [J]. 医学综述, 2014, 20(15)：2796-2798.

[4] 郝阳生, 郝兴梅, 郝雪梅, 等. 老年肺结核的 X 线、CT 征象 (附 260 例分析)[J]. 实用医学影像杂志, 2009, 10(6): 358-360.

[5] 孟淑萍, 张正平, 王霈, 等. 老年性肺结核 CT、MRI 诊断价值分析 [J]. 宁夏医学杂志, 2015, 37(2):146-147.

扩展阅读

老年性肺结核主要特点：临床表现、影像特点和病理变化均不典型。

（1）临床无症状或症状不典型：老年人由于肺组织老化、肺泡上皮细胞以及弹力纤维退化、肺泡表面活性物质分泌减少、顺应性降低而形成老年性肺气肿，又由于支气管和肺部慢性炎症以及糖尿病等基础性疾病及免疫功能下降发生全身性结核病而结核中毒症状不明显的无反应性结核病，导致老年肺结核往往被认为是其他慢性肺疾病，故漏诊率、误诊率较高。

（2）发病部位和形态不典型：老年人免疫力低下，感染结核后病变不易局限，发病部位不典型，无明显的好发部位，双肺各叶、段均可受累，以浸润型为主的新发病灶和以纤维硬结型为主的陈旧病灶同时存在，并且坏死组织经支气管引流后形成空洞，结核菌大量入血也易引起肺内的血行播散。

（3）老年性肺结核的发病方式具有内源性复燃和外源性再感染两种可能，又由于一些老年肺结核是经过药物治疗而获好转但又迁延不愈的病例，因此，老年患者的病理改变更显复杂，既可能有与年轻人无差异的继发性肺结核的表现，又可能有肺门、纵隔淋巴结肿大并血行播散或支气管播散的表现。

（侯代伦　宁锋钢）

第七节　耐药性肺结核

关键词：耐药性，肺结核，计算机扫描

【主诉】

患者男性，24 岁。间断咳嗽、发热、气短 6 年余，加重 1 月余。

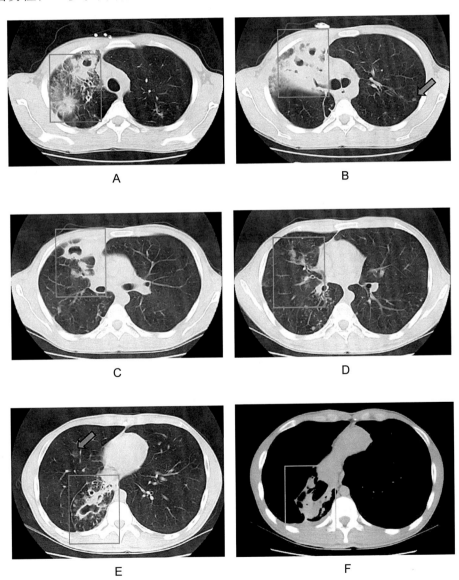

问题 1　对本病例的影像表现描述错误的是

A. 双肺多发空洞和斑片状影，散在结节影，右肺为著

☆☆☆☆

B. 右侧胸膜增厚、粘连，右侧胸腔积液

C. 右上叶支气管管壁增厚，管腔狭窄

D. 纵隔多发肿大淋巴结

问题 2　患者 6 年前诊断肺结核，抗结核治疗 4 个月症状消失后自行停药，2 年前再次出现症状，痰培养出人结核分枝杆菌，对异烟肼、利福平、乙胺丁醇、链霉素、卡那霉素、左氧氟沙星耐药，本病的诊断为

A. 单耐药肺结核　　　　　　　B. 多耐药肺结核

C. 耐多药肺结核　　　　　　　D. 广泛耐药肺结核

【病史】

患者男性，24 岁。间断咳嗽、发热、气短 6 年余，加重 1 月余。6 年前诊断肺结核，抗结核治疗 4 个月症状消失后自行停药，2 年前再次出现症状，痰培养出人结核分枝杆菌，对异烟肼、利福平、乙胺丁醇、链霉素、卡那霉素、左氧氟沙星耐药，对氨基水杨酸、卷曲霉素、丙硫异烟胺敏感，调整抗结核方案入院治疗。流行病史：家庭结核病接触史。

【答案】

1. D

2. D

【点评】

1. **疾病概述**　耐药结核病（drug resistance-tuberculosis，DR-TB）是指由耐药结核分枝杆菌所引起的结核病。耐药肺结核的诊断主要通过实验室检查找到耐药结核分枝杆菌，并进行药敏试验证实。实验室检查主要包括痰涂片染色、结核分枝杆菌分离培养、痰样本结核菌核酸检测（TB-PCR）、分枝杆菌菌种鉴定、分枝杆菌药物敏感试验、分枝杆菌耐药突变基因检测及分枝杆菌免疫学检测等。

2. **临床表现**　起病缓慢，症状多样、缺乏特异性：可有咳嗽，咳痰，咯血，喘息，声嘶，局限性喘鸣音，呼吸困难，胸痛等局部症状和体征，也可伴发热，盗汗，乏力，体重减轻等全身结核中毒症状，少部分患者没有症状或症状轻微。

3. **影像诊断要点**　耐药肺结核 CT 表现特点：①肺内病灶多涉及 3 个以上肺野；②多发空洞和厚壁空洞常见；③多发实变、结节，可见肺毁损形成；④常合并纵隔淋巴结肿大；⑤部分伴有胸腔积液。

4. **鉴别诊断**　需与肺真菌病、肺细菌感染或其他少见肺内感染病变相鉴别。耐药肺结核诊断依赖于结核病接触史、病史、临床表现、影像学（X 线胸片、胸部螺旋 CT）、实验室检查。实验室检查主要包括痰涂片染色、结核分枝杆菌分离培养、痰样本结核菌核酸检测（TB-PCR）、分枝杆菌菌种鉴定、分枝杆菌药物敏感试验、分枝杆菌耐药突变基因检测及分枝杆菌免疫学检测等。影像学检查，尤其是 CT 扫描对耐药肺结核的临床影像诊断、鉴别诊断、疗效评价及预后评估等具有重要意义。

主要参考文献

[1] 中华人民共和国国家卫生和计划生育委员会. 肺结核诊断标准 (WS 288—2017)[J]. 新发传染病电子杂

志 , 2018, 3(1): 65-67.

[2] 唐神结 , 许绍发 , 李亮 . 耐药结核病学 [M]. 北京 : 人民卫生出版社 , 2014:18-26.

[3] WHO/IUATLD. Global Project on Anti-tuberculosis Drug Resistance Surveillance. Anti-tuberculosis drug resistance in the world. Third report[R].Geneva:WHO, 2004:343.

[4] Piubello A, Aït-Khaled N, Caminero J A, et al.Field Guide for the Management of Drug – Resistant Tuberculosis[J]. Pearson Schweiz Ag, 2018, 63(3):307-319.

[5] 陈根铭 , 成官迅 , 朱少乾 , 等 . 初治单耐药肺结核的 CT 影像学研究 [J]. 新发传染病电子杂志 , 2018, 3(2):111-114.

[6] 余卫业 , 谭卫国 , 陆普选 . 耐药肺结核的分类、分型及影像学表现 [J]. 新发传染病电子杂志 , 2019, 4(1):42-47.

[7] 李成海 , 周新华 , 吕岩 , 等 . 不同耐药类型及药物敏感肺结核患者的 CT 征象分析 [J]. 中国防痨杂志 , 2018, 40(7):707-712.

扩展阅读

世界卫生组织 / 国际抗结核及肺部疾病联合会（WHO/IUATLD）实施的全球抗结核药物耐药性监测项目报告（第 3 版），根据耐药结核患者是否接受过抗结核药物治疗将其分为新发耐药结核和复治耐药结核两类。

中国一般将耐药肺结核分为 5 型，即单耐药肺结核、多耐药肺结核、耐多药肺结核、广泛耐药肺结核和利福平耐药肺结核。

单耐药结核病（mono-resistant tuberculosis，MR-TB）结核病患者感染的 Mtb 经体外证实对 1 种抗结核药物耐药。

多耐药结核病（poly-resistant tuberculosis，PDR-TB）结核病患者感染的 Mtb 经体外证实对 1 种以上的抗结核药物耐药，但不同时包括异烟肼（INH）、利福平（RFP）。

耐多药结核病（multidrug-resistant tuberculosis，MDR-TB）结核病患者感染的 Mtb 经体外证实至少同时对 INH、RFP 耐药。

广泛耐药结核病（extensively drug-resistant tuberculosis，XDR-TB）结核病患者感染的 Mtb 经体外证实除至少同时对 INH、RFP 耐药外，还对任何氟喹诺酮类药物产生耐药，以及 3 种二线抗结核注射药物 [卷曲霉素（Cm）、卡那霉素（Km）和阿米卡星（Am）] 中的至少一种耐药。

利福平耐药结核病（Rifampicin-resistant tuberculosis，RR-TB）利福平耐药结核病是指结核病患者感染的结核分枝杆菌体外药物敏感性实验（DST）证实对利福平耐药的结核病。包括任何耐利福平的结核病，即利福平单耐药结核病（RMD-TB），利福平多耐药结核病（RPR-TB）以及 MDR-TB 和 XDRTB。

（侯代伦　宁锋钢）

第6章

艾 滋 病

第一节　艾滋病相关弓形虫脑炎

关键词：HIV，艾滋病，弓形虫，脑炎，磁共振

【主诉】

患者女性，21岁，因"头痛伴呕吐进行性加重1个月，发现HIV抗体阳性2天"入院。

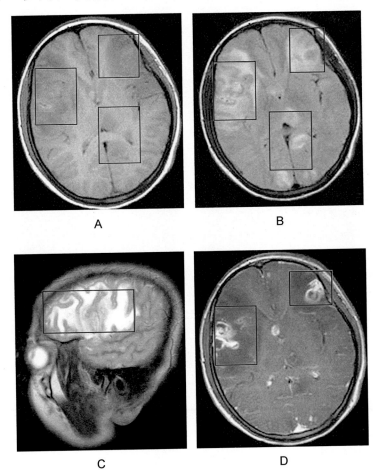

A

B

C

D

问题 1　本病的影像表现可能是

A. 转移瘤　　　　　B. 淋巴瘤　　　　　C. 弓形虫脑炎　　　　　D. 结核性脑膜脑炎

问题 2　以下疾病的影像学表现错误的是

A. 弓形虫脑炎病灶常呈结节状、斑片状，平扫 T1WI 为等低信号，T2WI 呈不均匀高信号，周围绕以水肿带

B. 结核性脑膜炎以累及脑底部为主，常表现为基底池脑脊液信号模糊或消失，增强后基底池脑膜明显强化

C. 弓形虫脑炎不累及脑膜

D. 结核瘤中央部如为钙化灶 T2WI 呈低信号，如为干酪样物质 T2WI 呈较低信号，脓性液性物质则 T2WI 呈高信号，周围包膜呈低信号

【病史】

患者女性，21 岁，因"头痛伴呕吐进行性加重 1 个月，发现 HIV 抗体阳性 2 天"入院。查体：口腔黏膜白斑，颈稍抵抗，神经系统检查（-）。实验室检查：血常规、生化正常；脑脊液蛋白定量 1061mg/L。查血清弓形虫抗体 IgG（+）。

【答案】

1. C

2. C

解析：弓形虫脑炎可表现为多发或者单发病灶，多位于大脑半球皮髓质交界处、基底节区、小脑、脑干、脑室、脑膜均可累及。

【点评】

1. 疾病概述　弓形虫脑炎是一种人畜共患的传染病，由刚地弓形体原虫引起的一种脑部寄生虫病，是弓形体病致死的主要原因。

2. 病理　弓形虫体反复引起脑细胞变性肿胀、破坏，进而造成脑细胞损害、血管炎性栓塞、坏死灶和肉芽肿及周围炎症反应。

3. 临床表现

（1）经胃肠道黏膜、输血和器官移植等途径而感染，在患者免疫功能健全时一般不引起明显症状，或有轻度自限性，病原体可在体内长期潜伏，潜伏期 3 天至 2 年，多见于免疫功能低下者和有猫、犬等密切接触史者。

（2）因为脑部病灶分布不一，临床表现各异，可有弥散性脑病、颅内占位、脑膜炎、癫痫发作或精神异常等表现。

4. 诊断要点

（1）颅内多发或单发病灶，多位于大脑半球皮髓质交界处、基底节区、小脑、脑干、侧脑室及脑膜可受累。

（2）病灶可呈结节状、片状，T1WI 为等、低信号，T2WI 呈不均匀高信号，周围绕以水肿带；增强后可呈明显结节状、环状或分层样强化，累及脑膜者可有脑膜强化，可有占位效应及伴有脑积水。

（3）有的病变内见 T1WI 斑点状高信号，T2WI 呈低信号灶，为病变侵犯血管引起内膜炎，

局部脑组织发生凝固性出血性坏死。

（4）弓形虫脑炎 CT 特征为大脑半球皮质髓质交界及脑室周围白质有多发结节状肉芽肿及片状水肿带，可有以脑室周围为主的钙化影及脑积水等表现。

5. 鉴别诊断

（1）转移瘤：常发生于幕上皮髓质交界区多发结节灶，周围有水肿，典型 MRI 表现为 T1WI 呈低信号，T2WI 呈高信号，瘤灶较小而周围水肿广泛，占位效应显著，有明显的异常强化，有时候出现"靶症"，多数病例有原发癌灶诊断不难。

（2）结核性脑膜脑炎：近年有上升趋势，常从其他部位如肺、骨关节的结核通过血行播散而来，结核瘤 MRI 表现呈大小不等的圆形异常信号，T2WI 图像可分中央部及外周部，中央部如为钙化呈低信号，如为干酪样物质呈较低信号，如为脓性液性物质则呈高信号，周围包膜呈低信号。病灶周围可有或无水肿，T1WI 图像常显示不清楚，T2WI 呈片状高信号。累及脑膜时常表现为基底池脑脊液信号模糊或消失，增强后基底池脑膜明显强化。单发结核瘤有时无特征性，结合临床资料和脑脊液检查多数能做出诊断。

（3）单纯疱疹性脑炎：是脑部常见的病毒感染，进展快，首发在颞叶，早期表现脑回肿胀，T2WI 颞叶高信号，岛叶及扣带回可受累，早期强化不明显；2 周后颞叶信号更明显，增强可见脑回样明显异常强化，邻近脑膜也可强化，T1WI 可见出血所致的高信号。

（4）淋巴瘤：常位于幕上脑白质，累及胼胝体及脑室周围，占位效应常较轻，平扫 CT 呈等或稍高密度，MR 扫描 T1WI 呈等或稍低信号、T2WI 呈等低或稍高信号，增强呈单个或多发块状强化，轮廓清楚，边缘可见脐样切迹，周围见轻度水肿。弓形虫脑炎与脑淋巴瘤鉴别诊断一直是研究的热点，同时也是一个难点，单靠常规 MRI 诊断较难，联合应用 MRS、DWI、PWI 及超小超顺磁性氧化铁特殊造影剂等检查，结合临床病史、血清学检查及脑脊液聚合酶链反应（PCR）检查对两者的鉴别有意义。

主要参考文献

[1] 李宏军，齐石. 艾滋病神经系统感染临床与影像学表现 [J]. 磁共振成像，2010, 1(5):380-388.

[2] 周粟，施裕新，张志勇，等. 获得性弓形体脑病的影像学表现 [J]. 中国临床医学，2013, 20(2):202-205.

[3] Batra A, Tripathi RP, Gorthi SP. Magnetic resonance evaluation of cerebral toxoplasmosis in patients with the acquired immunodeficiency syndrome[J]. Acta Radiol, 2004, 45(2): 212-221.

[4] 闫铄，李晶晶，谢汝明. 艾滋病合并弓形虫脑病 MRI 表现及其预后预测价值 [J]. 新发传染病电子杂志，2016, 1(1):27-30.

[5] Camacho DL, Smith JK, Castillo M. Differentiation of toxoplasmosis and lymphoma in AIDS patients by using apparent diffusion coefficients[J]. AJNR Am J Neuroradiol, 2003, 24(4): 633-637.

[6] 袁虹. 艾滋病合并脑内寄生虫感染的临床及影像表现 [J]. 新发传染病电子杂志，2018, 3(3): 239-243.

扩展阅读

根据感染途径分为先天性和后天获得性弓形虫脑炎。

1. 先天性弓形虫脑炎　母体在孕期被感染后，30% ～ 46% 可通过胎盘将虫体传给胎儿。孕期前 3 个月内胎儿感染率较低，但感染后可导致严重的先天性弓形虫炎，孕期后 3 个月的感染常无临床症状，但胎儿感染率高，可达 65%。

2. 获得性弓形虫脑炎　在患者免疫功能健全时一般不引起明显症状，或有轻度自限性，病原体可在体内长期潜伏，潜伏期 3 天至 2 年，多见于免疫功能低下者和有猫、犬等密切接触史者。

弓形虫脑炎患者脑脊液检查压力常增高，蛋白增高，以淋巴细胞为主的白细胞增高伴有嗜酸性粒细胞增高，糖降低，氯正常或降低；血清弓形虫抗体可呈阳性，合并弓形虫感染的艾滋病患者血清滴度的检测约有 10% 可无抗体反应。弓形虫病分子诊断方法具有特异性高、定性或定量等优点，但敏感性不佳、操作方法烦琐，限制了其在临床中的应用；脑脊液、淋巴结、脑组织活检中查到弓形虫滋养体即可确诊，但这些方法可能会引起并发症、影响生活质量且存在取样误差，故未能得到广泛应用；由于弓形虫病原学检查较困难，所以血清学试验仍是目前广泛应用的诊断方法之一。因为早期诊断并及时药物治疗弓形虫脑炎可获得较好的效果，不断探索包括影像学在内的无创性检查方法十分重要。

（施裕新　周　粟）

第二节　艾滋病相关进行性多灶性白质脑病

关键词：艾滋病，白质脑病，计算机断层扫描，磁共振

【主诉】

患者男性，47 岁，HIV 阳性 2 月余，懒言少语，乏力、食欲缺乏 1 月余。

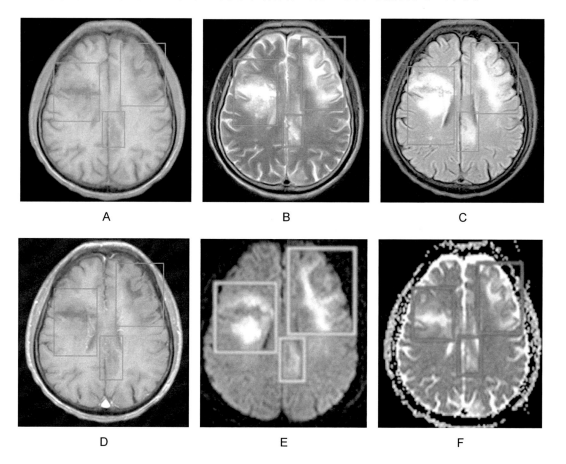

A B C

D E F

☆ ☆ ☆ ☆

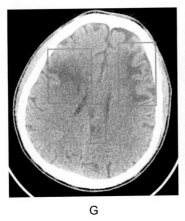

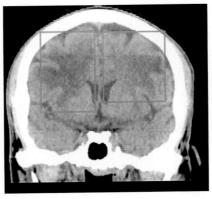

G　　　　　　　　　　　H

问题 1　本病的影像表现可能是
A. 皮质下动脉硬化性脑病　　　　B. 多发性硬化
C. 脑血管病　　　　　　　　　　D. PML

问题 2　以下疾病的影像学表现错误的是
A. PML 的脱髓鞘病变 CT 表现为低密度，无强化
B. PML 的脱髓鞘病变呈不对称分布、多灶性，多位于皮质下
C. PML 晚期可表现为脑萎缩
D. 在 T2WI 上，HIV 脑炎和 PML 均表为低信号

【病史】

患者男性，47 岁，HIV 阳性 2 月余，1 月余前开始出现懒言，少语，记忆力下降，反应迟钝，对答尚可部分切题，伴头痛，明显乏力、食欲缺乏，现患者无法言语，无遵嘱动作，反应迟钝，不能对答，无四肢抽搐，无恶心呕吐，无大小便失禁等不适，两侧瞳孔对光反射灵敏，颈无抵抗，余神经查体未能配合。既往有不洁性生活史。CD4$^+$T 淋巴细胞 25/μl。实验室检查除外结核、真菌、细菌感染。

【答案】

1. D
2. D

解析：在 T2WI 上，HIV 脑炎和 PML 均表为高信号。

【点评】

1. **疾病概述或定义**　进行性多灶性白质脑病（progressive multifocal leukoencephalopathy，PML）是由 JC 病毒引起的中枢神经系统脱髓鞘性病变。

2. **病理**
(1) 非对称性、多阶段性脱髓鞘病变。
(2) 以少突胶质细胞的破坏和神经纤维脱髓鞘为主要病理特点。

3. **临床表现**
(1) 慢性进行性精神异常、视力减退、失语、共济失调及局灶性运动感觉障碍。
(2) 预后不佳，死亡率高。

4. 影像诊断要点

（1）皮质下多发不对称脱髓鞘病变，多无占位效应，但有逐步增大融合趋势。

（2）病灶强化少见，或仅有病灶周边的轻度强化。

（3）皮质下病灶常位于灰白质交界处，由于侵犯皮质下 U 形纤维而呈扇形改变。

（4）DWI 序列扩散受限呈高信号。

5. 鉴别诊断

（1）HIV 脑炎：多累及白质中央部，病灶无强化。PML 最先累及皮质下，逐渐向深部脑白质扩展，最后融合成大片，病灶强化少见，或仅有病灶周边的轻度强化。

（2）多发性硬化（MS）：病因不明，病程为反复恶化与缓解，进行性加重。MS 脑内病灶多位于侧脑室周围，半卵圆中心、脑干及小脑等部位。典型 MS 病灶与侧脑室壁常呈垂直排列，病灶多呈斑片状低密度或在 T1WI 为低或稍低信号，T2WI 多为高信号。病灶常为新旧不一，急性脱髓鞘病灶可见斑点状或斑片状强化。

主要参考文献

[1] 刘玉丽，温丽娟，王道庆. 艾滋病进行性多灶性白质脑病的临床和 MRI 特点分析 [J]. 中国 CT 和 MRI 杂志，2019, 17(07):12-15, 25.

[2] 黄华，陆普选. 艾滋病合并进行性多灶性脑白质病的影像学表现及鉴别诊断 [J]. 中国医学影像技术，2009, 25(7):1316-1318.

[3] 高传平，蒋钢，段峰，等. 艾滋病进行性多灶性白质脑病 MRI 表现分析 [J]. 中华放射学杂志，2016, 50(02):138-139.

[4] 石秀东，黄诗雯，施裕新. 磁共振诊断 HIV 相关进行性多灶性脑白质病的研究进展 [J]. 中国临床医学，2017, 24(01):141-144.

[5] 官丽倩，张仁芳. JC 病毒所致 HIV 感染者进行性多灶性白质脑病的研究现状 [J]. 中国艾滋病性病，2015, 21(07):648-651.

[6] 中华医学会感染病学分会艾滋病丙型肝炎学组，中国疾病预防控制中心. 中国艾滋病诊疗指南 (2018 版) [J]. 新发传染病电子杂志，2019, 4(2):65-84.

扩展阅读

PML 则是由 JC 病毒感染少突胶质细胞为主要特征的中枢神经系统脱髓鞘性疾病，是艾滋病患者中枢神经系统常见的机会性感染之一，约 80% 的 PML 与艾滋病有关。

病理表现为少突神经细胞受到 JC 病毒的选择性破坏，引起脱髓鞘。皮质下脑白质内有多灶性损害，形成脱髓鞘融合区，以大脑半球为主，皮质下灰白质交界处最易于受累，小脑及脑干可累及，轴突保持相对完整。脑白质有颗粒状黄色软化灶，弥漫而不对称，融合的病灶可达数厘米。组织病理学所见在多灶性脱髓鞘区周围有深染的少突胶质细胞，其核肿胀，内含嗜酸性无定型的病毒包涵体，有大量泡沫状巨噬细胞，以及组织坏死。

临床表现为起病亚急性或慢性，症状及体征则根据病灶累及的部位而不同。临床表现早期常无明显症状，少有发热及头痛，进展期常表现为多灶性症候，不对称，提示大脑半球多灶、不对称损害。常见视觉缺陷、感觉障碍、记忆减退、智力低下及偏瘫，晚期出现语言障碍，吞咽困难，最终痴呆。病程发展迅速，80% 的患者在起病后 9 个月左右即可死亡。

（卢亦波）

第三节 HIV 脑 炎

关键词：HIV，艾滋病，脑炎，磁共振

【主诉】

患者男性，26 岁，发热 2 周，HIV 抗体阳性确认 6 天。

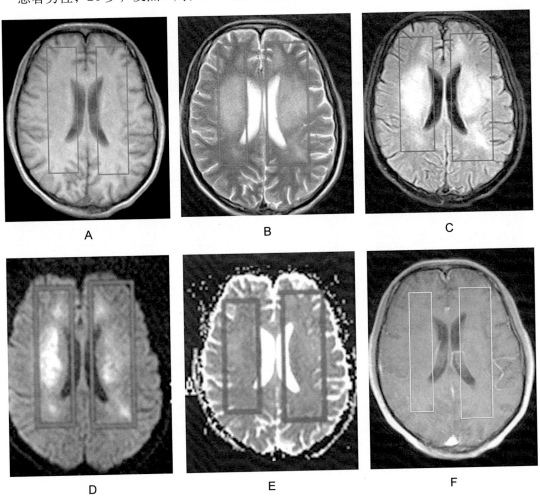

问题1 本病的影像表现可能是

A. 皮质下动脉硬化性脑病

B. 多发性硬化

C. HIV 脑炎

D. PML

问题2 以下疾病的影像学表现错误的是

A. HIV 脑炎的脱髓鞘病变弥散、对称、多位于脑室旁

B. HIV 脑炎的脱髓鞘病变呈不对称分布、多灶性、多位于皮质下

C. HIV 脑炎可表现为广泛或局限性脑萎缩

D. HIV 脑炎在 T1WI 上为低信号，T2WI 上为高信号，一般无占位效应

【病史】

患者男性，26 岁，自述 2 周前在无明显诱因下出现发热，多为午后发热，最高体温可测得 39℃，予以退热处理后体温可逐渐下降至正常，但易反复，咳嗽少，无规律，咳中量白色黏液痰，易咳出，无头晕、头痛，无视物旋转。查体：T37.9℃，P120 次 / 分，R20 次 / 分，BP92/62mmHg，神清，消瘦，精神可，口腔咽后壁可见少许红色疱疹，舌苔白、厚。脑脊液检查：腺苷脱氨酶 3U/L，氯 130mmol/L，葡萄糖 2.56mmol/L，蛋白 689mg/L。脑脊液新型隐球菌、抗酸杆菌均阴性。HIV 抗体阳性。$CD4^+T$ 淋巴细胞 35/μl。

【答案】

1. C

2. B

解析：HIV 脑炎的脱髓鞘病变弥散、对称、多位于脑室旁。

【点评】

1. *疾病概述或定义*　HIV 脑炎又称 AIDS 脑病或 AIDS 痴呆症，是 HIV 病毒直接侵害大脑引起的。

2. *病理*

（1）血管周围多核巨细胞浸润，并有炎症细胞和局灶性坏死。

（2）神经胶质增生结节，局灶性脱髓鞘，大片状白质疏松。

3. *临床表现*

（1）早期主要表现为注意力及记忆力下降等认知障碍及情绪改变。

（2）随着病情的发展可表现为智力低下及行为异常。

4. *诊断要点*

（1）脑白质对称或不对称片状 CT 低密度（MRI 表现为 T1WI 低信号，T2WI 高信号），多发生在侧脑室角周围，多无占位效应。

（2）病灶无强化。

（3）位于皮质及髓质交界处，中晚期皮质及基底节区灰质质量减少，表现为脑萎缩改变。

（4）DWI 序列扩散未见明显受限或轻度高信号。

5. *鉴别诊断*

（1）HIV 相关进行性多灶性白质脑病（PML）：PML 最先累及皮质下，逐渐向深部脑白质扩展，最后融合成大片，非对称性，DWI 序列弥散受限呈明显高信号。HIV 脑炎病灶多位于侧脑室周围脑白质、皮髓质交界处对称性斑片状病灶，DWI 序列扩散未见明显受限或轻度高信号。

（2）多发性硬化（MS）：MS 脑内病灶多位于侧脑室周围，半卵圆中心、脑干及小脑等部位。典型 MS 病灶与侧脑室壁常呈垂直排列，病灶多呈斑片状低密度或在 T1WI 为低或稍低信号，T2WI 多为高信号。病灶常为新旧不一，急性脱髓鞘病灶可见斑点状或斑片状强化。

☆ ☆ ☆ ☆

主要参考文献

[1] 林昭旺, 林征宇. AIDS 相关性脑炎的 CT 及 MR 影像对照分析 [J]. 医学影像学杂志, 2016, 26(10):1771-1774.

[2] 史恒瑞.HIV 脑炎的影像表现 (附 21 例报告)[J]. 中国临床医学影像杂志, 2013, 24(06):423-425.

[3] 张倩倩, 陆普选. HIV 相关神经认知疾病的功能磁共振成像研究进展 [J]. 新发传染病电子杂志, 2016, 1(1):56-59.

[4] 江铭, 聂鹏.HIV 脑炎的影像学表现及鉴别诊断 [J]. 临床放射学杂志, 2010, 29(9):1265-1267.

[5] 马景旭, 杨豫新, 刘莹, 等. 磁共振 DTI 成像技术在艾滋病合并脑内结核和弓形虫感染中的应用价值 [J]. 新发传染病电子杂志, 2019, 4(1):15-19.

扩展阅读

　　HIV 脑炎系 HIV 病毒感染中枢神经系统而引起的, 是艾滋病最常见且最严重的神经系统并发症之一。HIV 病毒具有嗜神经性的特点, HIV 可随单核细胞和巨噬细胞越过血脑屏障直接感染脑实质, 尤其是胶质细胞、星形细胞, 从而引起脑炎。其病理学特点是血管周围可见多核巨细胞浸润, 并有炎症细胞和局灶性坏死, 脑内弥散性脑白质变灰, 伴有星状细胞增生性反应, 同时可见神经胶质增生结节, 局灶性脱髓鞘, 大片状白质疏松及脑萎缩。主要临床表现为注意力集中困难, 记忆力下降, 智力减退, 性格改变, 缺乏动力及主动性, 阅读困难, 以及精细运动功能减退等。

（卢亦波）

第四节　艾滋病相关隐球菌脑膜脑炎

关键词：隐球菌脑炎 / 脑膜炎, 磁共振成像, 影像特征, 诊断与鉴别诊断

病例 1

【主诉】

　　患者男性, 26 岁。头痛、头晕, HIV 抗体阳性。

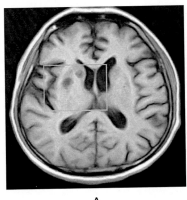 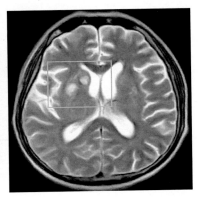

A　　　　　　　　　　B

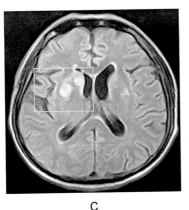 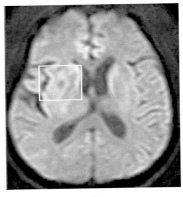

C   D

问题1 本病的影像表现可能是

A. 脑结核

B. 脑梅毒

C. 隐球菌脑炎

D. PML

问题2 以下疾病的影像学表现错误的是

A. 隐球菌脑炎的最常见发病部位是基底节区

B. 隐球菌脑膜炎时平扫有时脑内无异常改变

C. 胶样假囊形成是隐球菌脑炎相对典型的影像改变

D. 血管周围间隙扩大是隐球菌脑炎的常见征象

E. 脑内肉芽肿病变是隐球菌脑炎的最常见征象

【病史】

患者男性，26 岁。头痛、头晕，HIV 抗体阳性。同性恋倾向。CD4$^+$ T 淋巴细胞 50/μl。实验室检查除外真菌、细菌感染。

【答案】

1. C

2. E

解析：隐球菌脑炎的最常见发病部位是基底节区，病灶多沿基底节区血管间隙进入脑内，早期常表现为血管周围间隙扩大，此为是隐球菌脑炎的常见征象，血管间隙扩大到 3mm 以上，可形成胶样假囊，这是隐球菌脑炎相对典型的影像改变。有些隐球菌脑膜炎症状较轻的患者，MR 平扫脑内有时未见异常改变，因此增强检查是必要的。

病例 2

【主诉】

患者男性，45 岁。头痛 3 月余，加重半月，抽搐 4 次。半个月前头痛加重，为顶部、枕部持续性疼痛，抽搐无明显诱因下突发左侧肢体无力，左侧肢体抽搐，抽搐时有短暂意识模糊、呼吸困难，持续数分钟后缓解。HIV 抗体阳性。

☆☆☆☆

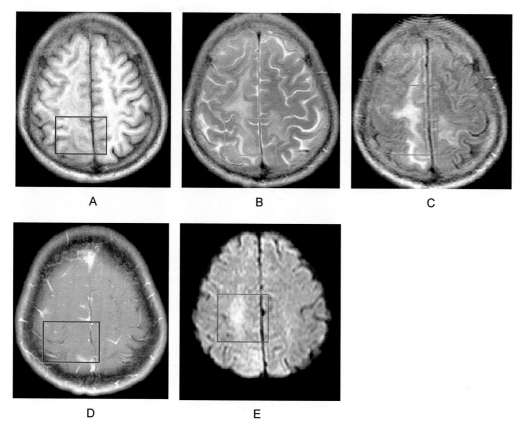

问题1　本病的影像表现可能是

A. 结核性脑膜炎　　　　　　　B. 病毒性脑炎

C. 隐球菌脑膜炎　　　　　　　D. 化脓性脑膜炎

问题2　以下疾病的影像学表现错误的是

A. 隐球菌脑膜炎影像上与结核脑膜炎很难鉴别

B. 隐球菌脑膜炎增强后可见脑膜强化

C. 炎症反应较轻或者早期的隐球菌脑膜炎影像上有时会无异常表现

D. 隐球菌脑膜炎有时会伴随明显的颅内高压，部分患者会表现为脑室的扩大

E. 隐球菌脑膜炎增强后脑膜的厚度与强化程度一般高于结核脑膜炎

【病史】

患者男性，45岁，自由职业。因"头痛3月余，加重半月，抽搐4次"入院。患者3月余前无明显诱因下出现头痛，间断隐痛，抽搐3次，至当地医院就诊后好转，具体检查及用药不详。半个月前头痛加重，为顶、枕部持续性疼痛，10天前无明显诱因下突发左侧肢体无力，左侧肢体抽搐，抽搐时有短暂意识模糊、呼吸困难，持续数分钟后缓解，病程中患者近半月间断发热，CD4+T淋巴细胞200/μl。有梅毒病史3年，无症状，已驱梅。体格检查：T37.5℃，P116次/分，R20次/分，BP121/89mmHg。

【答案】

1. C

2. D

解析：隐球菌脑膜炎只是发生在脑膜时，与结核性脑膜炎鉴别有一定困难，有时需要依靠脑脊液检查。增强后脑膜都有强化，结核性脑膜炎常增厚的更加明显，并且脑膜凹凸不平。如果患者的脑膜增厚较为均匀，并且合并基底节区也有异常信号时，要高度怀疑隐球菌感染的可能性。另外隐球菌脑膜炎常常病史较长。体温相对化脓性脑膜炎来说，热峰略低，并且脑膜刺激征相对较轻。

【点评】

1. *疾病概述*　隐球菌脑膜炎 / 脑炎（cryptococcal meningitis/encephalitis，CM）是由隐球菌感染引起的中枢神经系统病变。艾滋病患者由于免疫力下降更容易患此病。

2. *病理*

（1）肉眼所见：脑性膜血管充血，脑回增宽、脑沟变浅，软脑膜混浊不清，尤以脑底部为重。脑沟、脑池内可见小颗粒状结节或囊状物，内有胶样渗出物。

（2）镜下所见：胶样黏液中可见大量隐球菌，部分被多核巨细胞吞噬。脑实质、脑膜及蛛网膜下隙内有大量以淋巴细胞、单核细胞、多核巨细胞为主的炎性细胞浸润，发病缓慢者可见由大量成纤维细胞和毛细血管组成的肉芽肿及小脓肿。发现小动脉周围有炎性细胞浸润，并有脑实质内出血及多处软化坏死灶。

3. *临床表现*

（1）多呈亚急性或慢性起病，少数急性起病。各年龄段均可发病，青壮年最常见。

（2）早期症状常为间歇性头痛、恶心及呕吐，伴低热、周身不适、精神不振等。后期头痛渐加重转为持续性、躁动、精神异常，甚至意识障碍。

（3）约 50% 以上伴脑神经受损，以视神经（Ⅱ）最常见，其次为第Ⅷ、Ⅲ、Ⅶ、Ⅵ对脑神经。部分脑实质受侵犯的患者会出现偏瘫、抽搐、失语等表现。

（4）早期脑膜刺激征为最常见的阳性体征，晚期可出现眼底水肿、锥体束征等。

4. *诊断要点*

（1）多发生在两侧基底节区，最早表现为血管周围间隙的扩大，血管间隙扩大到 3mm，形成胶样假囊。

（2）隐球菌脑膜炎患者可见局部软脑膜增厚强化。

（3）有些患者虽然脑脊液中找到隐球菌，但是影像学检查未见明显异常改变。

（4）部分胶样假囊弥散受限，DWI 呈高信号。

5. *鉴别诊断*

（1）结核性脑膜脑炎：好发于颅底部，多伴有明显的脑膜增厚强化，脑内形成结核结节或结核瘤时多明显强化，多伴有中心坏死，坏死区不强化。临床上结核中毒症状多较明显，多会有前期的肺结核的病史。

（2）脑内弓形虫：MR 表现多为多发的不规则肿块，中心也容易坏死，"偏心靶征"为其相对特征的影像表现。脑实质的侵犯多见，一般侵犯脑膜，病灶周围多合并明显无强化水肿带。

（3）进行性多灶性白质脑病：多为白质区多发片状长 T1 长 T2 信号，T2FLAIR 呈高信号，DWI 呈等信号，增强后多无强化，邻近的脑皮质萎缩。

☆☆☆☆☆

（4）还要与病毒性脑炎进行鉴别，病毒性脑炎多发生在颞叶，对称分布，多发片状长T1长T2信号，T2FLAIR呈高信号，DWI呈等信号，增强后多无强化。

主要参考文献

[1] 许传军, 胡志亮, 魏洪霞, 等. 艾滋病患者中枢神经系统隐球菌感染的磁共振成像特征 [J]. 中南大学学报 (医学版), 2017, 42(10): 1184-1190.

[2] 李超, 杜超, 许传军. 艾滋病相关性颅内隐球菌感染的 MRI 表现分析 [J]. 医学影像学杂志, 2017, 27(10):1858-1862.

[3] Xia S, Li X, Shi Y, et al. A retrospective cohort study of lesion distribution of HIV-1 infection patients with cryptococcal meningoencephalitis on MRI: correlation with immunity and immune reconstitution[J]. Medicine, 2016, 95(6): e2654.

[4] Billah NM, Amil T, Chaouir S. Intracranial cryptococcal infection in HIV positive patient[J]. Open J Clin Diagnos, 2014, 4(1): 1-4.

[5] Kumari R, Raval M, Dhun A. Cryptococcal choroid plexitis: rare imaging findings of central nervous system cryptococcal infection in an immunocompetent individual[J]. Brit J Radiol, 2010, 83(985):e14-e17.

[6] 袁虹, 胡志亮, 许传军. 艾滋病合并隐球菌性脑膜炎的临床与影像学特征 [J]. 新发传染病电子杂志, 2020, 5(1):56-59.

[7] 胡志亮, 许传军. HIV 相关隐球菌免疫重建炎症综合征研究进展 [J]. 新发传染病电子杂志, 2020, 5(2):126-130.

扩展阅读

隐球菌最早在 1894 年从一位女性的胫骨中分离出来，从而确定其为人类致病菌。隐球菌属于单细胞芽生酵母型真菌，真菌孢子无子囊，位于细胞内或者细胞间质中，在组织中呈圆形或卵圆形，菌细胞常有出芽，但不生成假菌丝，由于其宽厚的荚膜包裹着菌体，在染色过程中不易着色再加上折光性强，不易发现，所以称为"隐球菌"。自然界中的隐球菌无处不在，除常存在鸟粪、空气、土壤中，也可以从健康的皮肤、黏膜和粪便中分离出来。隐球菌病的高危因素是长期居住潮湿环境或接触鸽子及其排泄物。但很多肺隐球菌病患者中，并未发现鸽子接触史。感染的主要途径为吸入了隐球菌气溶胶。也可通过创伤性皮肤直接接触到隐球菌或者通过消化道进入人体，但鲜有人传染人的报道。自然界中隐球菌种类多达 70 多种，90% 以上隐球菌病患者是由新型隐球菌（*Cryptococcus neoformans*）和格特隐球菌（*Cryptococcus gattii*）两种病原菌致病，其中新型隐球菌占 80%，格特隐球菌占 20%。格特隐球菌多感染免疫正常的人。国内外研究结果显示，隐球菌临床分离株主要是新种隐球菌格鲁比变种，在获得性免疫缺陷患者中，新型隐球菌格鲁比变种分离率达 99%。其他绝大多数类型隐球菌，很难在人类中致病。

隐球菌病全球泛发，发病率虽低，但有一定的病死率，尤其免疫力低下的如艾滋病患者，病死率极高，如不治疗，死亡率可达 100%。近年来随着艾滋病患者的增多，隐球菌感染发生率呈明显上升趋势。据统计艾滋病患者中隐球菌的感染率为 5% ～ 10%。主要侵犯患者的呼吸系统与中枢系统，由于肺隐球菌病的临床表现轻微，临床上有时会忽略隐球菌肺部感染，最终导致隐球菌体内的播散，引起中枢系统隐球菌感染，引起严重的隐球菌脑膜炎和（或）隐球菌脑炎（cryptococcal meningitis /meningoencephalitis, CME）。

全世界每年约有 100 万的艾滋病（AIDS）相关隐球菌脑膜炎（cryptococcal meningitis，CM）新发病例，导致超过 50 万人死亡。现有的指南认为两性霉素 B 联合氟胞嘧啶仍是艾滋病合并 CM 患者的主要和关键治疗措施，其疗程因患者是否存在脑实质损害而有所不同。

艾滋病患者由于细胞介导的免疫抑制致使 CM 发病率增高，艾滋病人群 CM 发病率为 8% ～ 10%，明显高于非艾滋病人群。由于艾滋病免疫力下降的程度，也会出现不同的影像学表现，影像学的表现形式及分布情况也会不同。

（许传军　蒋学美）

第五节　艾滋病相关性颅内淋巴瘤

关键词：艾滋病，淋巴瘤，中枢神经系统，磁共振

【主诉】

患者女性，45 岁。发热咳嗽 3 个月，发现颅内占位 1 个月，HIV 阳性 1 个月。

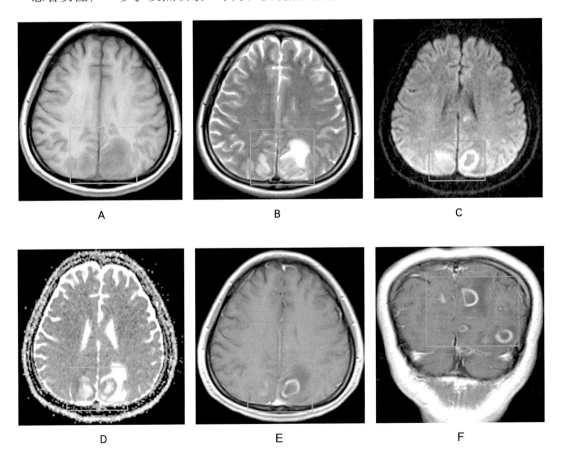

☆☆☆☆

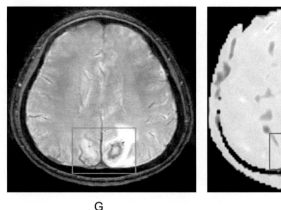

G   H

问题 1   本病的影像表现可能是

A. 弓形虫脑炎

B. 脑结核

C. 淋巴瘤

D. 转移瘤

问题 2   以下疾病的影像学表现错误的是

A. HIV 相关脑淋巴瘤以多发病变为主

B. HIV 相关脑淋巴瘤多位于皮质下或脑室旁

C. HIV 相关脑淋巴瘤多呈环形强化

D. HIV 相关脑淋巴瘤 ASL 脑灌注 CBF 呈高灌注

【病史】

患者女性，45 岁。发热咳嗽 3 个月，发现颅内占位 1 个月，HIV 阳性 1 个月。神经系统病理征阴性。既往有不洁性生活史。CD4$^+$T 淋巴细胞 16/μl。脑脊液生化:蛋白 642mg/L，糖 26mmol/L，氯化物 1290mmol/L。实验室检查除外真菌、细菌感染，弓形虫 IgG 阴性。

【答案】

1. C

2. D

解析：HIV 相关脑淋巴瘤 ASL 脑灌注 CBF 多呈低灌注。

【点评】

1. 疾病概述或定义　HIV 相关淋巴瘤（HIV-related lymphoma）发病率高，颅内淋巴瘤可以是原发，也可继发。病因及发病机制未明，多认为与 EB 病毒感染有关。

2. 病理

（1）几乎都是非霍奇金淋巴瘤。

（2）高级别 / 高侵袭性。

3. 临床表现

（1）无特异性，与肿瘤位置有关，病情进展较快。

（2）预后不佳，死亡率高。

4. 诊断要点

（1）皮质下 / 脑室旁多发或单发结节、肿块，病变容易出血坏死，其实性部分在 T1WI 呈等稍低信号，在 T2WI 呈等稍高信号，占位效应及水肿较轻（图 A、B）。

（2）增强扫描呈环形强化，可见尖角征或"握拳征"（图 E、F）。

（3）DWI/ADC 序列肿瘤实性部分扩散受限（图 C、D）。

（4）病变坏死出血常见，SWI 病变内多发低信号（图 G）。

（5）ASL 序列脑灌注肿瘤多呈低灌注（图 H）。

5. 鉴别诊断

（1）弓形虫脑炎：多累及灰白质交界区，基底节多见，病变周围水肿明显。病灶内发生凝固坏死，T2WI 多呈低信号，偶可见靶征。DWI/ADC 病变实性部分扩散不受限。增强扫描病灶明显强化，典型呈靶征。弓形体 IgG 阳性或阴性均可。

（2）脑结核：CD4$^+$T 淋巴细胞 < 100/μl 时以脑实质结核为主，灰白质交界区多发点状及小环形强化灶，部分病灶可呈簇集样表现。CD4$^+$T 淋巴细胞升高，脑实质结核多伴发脑膜结核，可见基底池周围脑膜增厚强化。大部分患者合并肺结核或淋巴结核。

（3）转移瘤：灰白质交界区多发环形或结节状强化灶，多有恶性肿瘤病史。HIV 患者中青年多见，感染性病变发病率高于转移瘤。

主要参考文献

[1] Vivithanaporn P, Heo G, Gamble J, et al. Neurologic disease burden in treated HIV/AIDS predicts survival: a population-based study[J]. Neurology, 2010, 75(13):1150-1158.

[2] Bilgrami M, O'Keefe P. Neurologic diseases in HIV-infected patients[J]. Handb Clin Neurol, 2014, 121:1321-1344.

[3] 薛明，李晶晶，闫铄，等 . 艾滋病相关颅内淋巴瘤的 MRI 影像特征及鉴别诊断 [J]. 医学影像学杂志，2019, 29(03):359-362.

[4] 李晶晶，闫铄，薛明，等 . 获得性免疫缺陷综合征并发颅内结核的 MRI 特征及与 CD4$^+$ T 淋巴细胞计数的关系 [J]. 中国防痨杂志, 2018, 7(40):689-695.

[5] 陈七一，许东海，魏连贵，等 . 颅内环形强化病变在艾滋病机会感染中的鉴别诊断 [J]. 医学影像学杂志，2019, 29(06):898-901.

[6] 陈力，刘敏，何小庆，等 .29 例艾滋病相关淋巴瘤临床特点及预后因素分析 [J]. 新发传染病电子杂志，2018, 3(3):154-156.

[7] 刘德纯，李宏军 . 艾滋病与艾滋病毒感染者 48 例临床影像与病理分析 [J]. 新发传染病电子杂志，2019, 4(3):152-155, 159.

扩展阅读

艾滋病（acquired immunodeficiency syndrome）是由人类免疫缺陷病毒（HIV）感染引起的免疫缺陷综合征。艾滋病患者常发生各种致命的机会感染和肿瘤，且恶性肿瘤的发病率明显增加，如淋巴瘤等。艾滋病相关中枢神经淋巴瘤及感染性病变均以多发病变为主，常规 MR 多呈环形强化，临床症状及实验室检查缺乏特异性，诊断困难。

艾滋病相关中枢神经系统淋巴瘤多起源于血管周围间隙，呈多中心性向周边浸润性生长。常规 MR 特点，以多发为主，幕上略多于幕下，病变多位于脑室周围或中线旁，也可

☆☆☆☆

位于皮质下及脑室旁，如累及胼胝体，更提示诊断，易侵及室管膜、软脑膜或硬脑膜，并可沿之播散。肿瘤占位效应较轻，瘤周水肿可轻可重。DWI：淋巴瘤没有坏死的部分在DWI上呈高信号，ADC值减低，扩散受限。病变容易发生出血坏死，在T1WI上常见不均匀稍高信号，在SWI上表现为多发点状/线样及片状低信号。脑淋巴瘤尽管会出现肿瘤侵犯血管内皮细胞甚至血管壁的现象，但是没有明显的新生血管形成，ASL（CBF）表现为低灌注。

（李晶晶　谢汝明　陈步东）

第六节　艾滋病相关耶氏肺孢子菌肺炎

关键词：艾滋病，肺孢子菌肺炎，体层摄影术

【主诉】

患者男性，55岁，无明显诱因反复发热2周，胸闷憋气，活动后加剧5天，发现HIV抗体阳性1天。

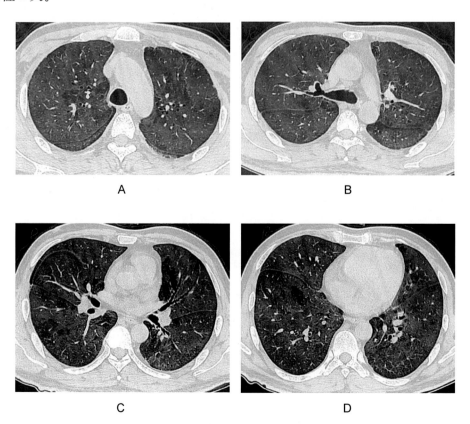

A

B

C

D

☆　☆　☆

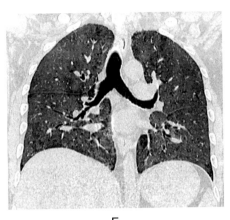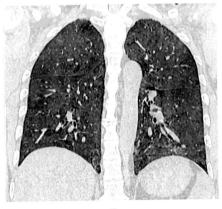

E　　　　　　　　　　　　　　F

问题 1　本病的影像表现可能是

A. 巨细胞病毒肺炎　　　　　　B. 肺孢子菌肺炎

C. 细菌性肺炎　　　　　　　　D. 肺气肿

问题 2　以下疾病的影像学表现错误的是

A. 肺孢子菌肺炎以双肺中内带对称性分布磨玻璃影及网格影

B. 巨细胞病毒肺炎为双肺下叶为主斑片状磨玻璃影、小结节影、网影及小叶间隔增厚

C. 淋巴管肌瘤病表现为弥漫分布薄壁囊腔及轻度的小叶间隔增厚

D. 肺水肿表现为片状实变影及蜂窝影

【病史】

患者男性，55 岁。发现 HIV 抗体阳性 1 天，2 周前无明显诱因反复发热，峰值 37.5℃，5 天前出现胸闷憋气，活动后加剧。CD4$^+$T 淋巴细胞 14/μl。

【答案】

1. B

2. D

解析：肺水肿表现为小叶间隔增厚，斑片状磨玻璃影及实变影、铺路石征。

【点评】

1. *疾病概述*　肺孢子菌肺炎是由耶氏肺孢子菌引起的机会性感染，发生于免疫功能低下的患者。

2. *病理*

(1) 典型表现为肺泡内有泡沫样渗出液。

(2) 不典型表现可以导致空洞形成、血管受侵、血管炎，甚至非干酪性钙化性肉芽肿。

3. *临床表现*

(1) 艾滋病相关肺孢子菌肺炎亚急性、进行性呼吸困难，干咳或少痰，伴有低热。

(2) 非艾滋病相关肺孢子菌肺炎突发高热、干咳，伴严重的呼吸困难。

4. *诊断要点*

(1) 两侧斑片状或弥漫性磨玻璃影。

（2）中央部、肺门周围或上叶为著。

（3）多发薄壁囊肿。

（4）网影和小叶间隔增厚。

5. 鉴别诊断

（1）巨细胞病毒肺炎：双肺斑片状磨玻璃影及实变影，多发微结节灶，小叶间隔增厚及网格影，多为并存，以双肺下叶为著。

（2）肺水肿：斑片状或小叶性磨玻璃影，光滑的小叶间隔增厚，支气管血管周围间质增厚，胸膜下间质或叶间裂增厚，铺路石征，下垂部、肺门周围及肺底部为著。

（3）淋巴管肌瘤病：薄壁肺囊腔，轻度小叶间隔增厚或磨玻璃影，淋巴结增大，弥漫性分布，累及肋膈角。

（4）小叶中心型肺气肿：多发小的、点状或小叶中心型无壁透亮区，透亮区围绕小叶中心动脉，可伴有间隔旁肺气肿或肺大疱。

主要参考文献

[1] 李宏军. 实用传染病影像学 [M]. 北京：人民卫生出版社，2014.

[2] 丘金铭，吴仁华. 肺孢子菌肺炎的影像学表现 [J]. 新发传染病电子杂志，2019, 4(4):235-239.

[3] 何云. 临床医生应该如何理解《中国艾滋病诊疗指南 (2018 版)》[J]. 新发传染病电子杂志，2019, 4(2):125-128.

[4] 谢浩锋，黄翔，郑晓林，等. 艾滋病合并肺孢子菌肺炎渗出性病变 CT 定量评分与血清乳酸脱氢酶的相关性分析 [J]. 新发传染病电子杂志，2018, 3(1):15-20.

[5] W. Richard Webb, Nestor L. Müller, David P. Naidich. 高分辨率肺部 CT[M]. 潘纪戍，胡荣剑，译. 北京：中国科学技术出版社，2017.

扩展阅读

耶氏肺孢子菌是一种普遍存在的机会性真菌，可在免疫功能低下病例中引起潜在的致命性肺炎。好发于艾滋病患者及非艾滋病的免疫功能低下患者。影像学诊断也是一种重要的诊断方法。肺孢子菌肺炎的胸片特征性表现是细网或结节致密影，或边缘模糊的磨玻璃密度影或实变。不典型表现包括不对称致密影、结节状致密影或两者共存，小叶性肺炎、空洞性结节，粟粒结节，淋巴结病，结节钙化和积液。CT 表现为两侧对称性磨玻璃密度影。有 20% ～ 30% 合并肺孢子菌肺炎的艾滋病可出现囊状改变。囊肿呈厚壁或薄壁，可形成多分隔囊性肿块。另一个常见的 CT 表现为在磨玻璃密度影叠加小叶间隔增厚及小叶内线影，形成的"铺路石征"。少见的表现为小叶中心性结节、结节、空洞形成、支气管扩张、细支气管炎、气胸、胸腔积液及淋巴结增大。肺孢子菌肺炎可弥漫性分布，主要累及肺门周围区或上叶。

在诊断肺孢子菌肺炎时，实验室镜检查到病原菌仍然是诊断金标准。传统检测方法是化学染色法，如瑞氏 - 姬姆萨染色法及六甲基四胺银染色。目前实验室使用最为普遍的检测试剂是荧光偶联单克隆抗体。但是影像学检查方便、快捷，当有典型的影像表现时，可以为临床准确提供帮助。

（关春爽　谢汝明　陈步东）

☆ ☆ ☆

第七节　艾滋病相关肺隐球菌肺炎

关键词：隐球菌肺炎，CT，影像特征，诊断与鉴别诊断

病例 1

【主诉】

患者男性，25 岁。阵发性干咳，间断性发热 2 周，HIV（+）。

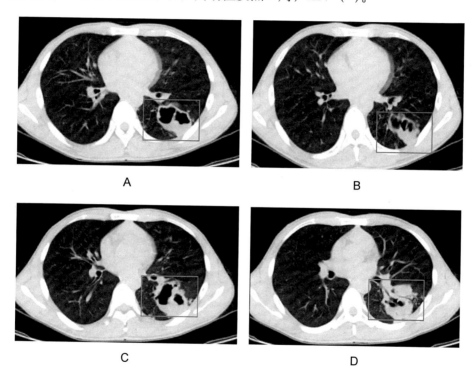

问题 1　根据患者影像学表现，可能的诊断是

A. 肺结核　　　　　　　　B. 肺癌

C. 肺隐球菌肺炎　　　　　D. 肺曲霉菌肺炎

问题 2　上述胸部 CT 表现错误的是

A. 左肺上叶空洞

B. 左肺下叶空洞

C. 空洞内可见浅小液平面

D. 病灶可见充气支气管征

【病史】

患者男性，25 岁。阵发性干咳，间断性发热 2 周。三次查痰未见抗酸杆菌，PPD（－），T-SPOT（－）。HIV（+）。CD4+T 淋巴细胞 11/μl，红细胞沉降率 24mm/h。

☆ ☆ ☆ ◇

【答案】

1. C

2. A

解析：AIDS 患者肺部出现病变，感染应该首先考虑。感染性疾病中容易形成空洞的常见于肺结核、真菌感染、细菌性肺脓肿。该患者临床症状轻，三次查痰未见抗酸杆菌，PPD（－），T-SPOT（－），基本可以排除结核诊断。另外，细菌性肺脓肿一般临床症状重，高热，脓臭痰，肺部多出现厚壁空洞。所以本例患者应该向真菌性肺炎方向考虑。真菌性肺炎中容易形成空洞的，有曲霉菌、毛霉菌、隐球菌肺炎。典型的曲霉菌"空洞""晕征""空气半月征"，本例患者没有。毛霉菌以厚壁空洞常见。本例患者空洞壁较薄，内壁形态不规则，凹凸不平。应符合肺隐球菌肺炎的 CT 表现。

病例 2

【主诉】

患者男性，49 岁，头痛，发热待查。HIV（＋）。

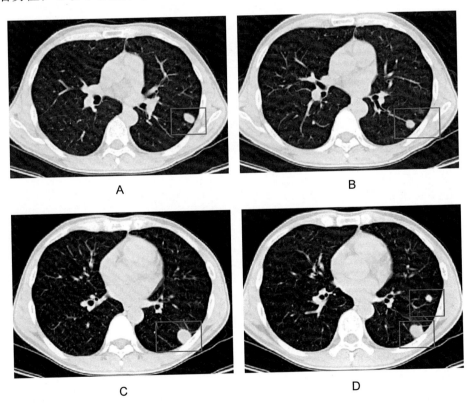

A

B

C

D

问题 1　根据患者影像学表现，可能的诊断是

A. 肺结核　　　　　　　　　　B. 肺隐球菌肺炎

C. 肺癌　　　　　　　　　　　D. 肺卡波西肉瘤

问题 2　上述胸部 CT 表现错误的是

A. 两肺多发结节　　　　　　　B. 多位于胸膜下

☆ ☆ ☆

C. 结节周围有分叶　　　　　D. 结节周围似有长毛刺

【病史】

患者男性，49 岁。头痛，发热原因待查。HIV（+）。CD4+T 淋巴细胞 120/μl。

【答案】

1. B
2. C

解析：本病例胸部 CT 特点是多发结节，结节小于 2cm，位于胸膜下，边缘光滑，无分叶，结节周围似可见细长毛刺，结节密度均匀，无钙化。年轻患者 HIV（+），免疫功能低下患者，应首先考虑机会性感染。结节边缘光滑，考虑缓慢病程感染并肉芽肿形成可能，选项中肺结核与肺隐球菌的感染可能性最大，但是肺结核结节多有钙化，并且有卫星灶的存在。所以应先考虑肺隐球菌肺炎。肺癌的结节多有分叶，靠近胸膜的结节会出现胸膜牵拉征。卡波西肉瘤肺部改变多表现为沿血管分布的边缘不整齐的呈"火焰山样"的结节。

【点评】

1. **疾病概述**　肺隐球菌病(pulmonary cryptococcosis, PC)由 Sheppe 于 1924 年首先报道，国内首例于 1981 年报道。在肺部真菌感染中，国外一项 140 例肺部真菌感染的统计中其发病率仅次于曲霉菌约占 21%。2006 年北京协和医院回顾性分析了 5 年的肺部真菌感染患者的资料显示，肺隐球菌感染占肺部真菌感染总数的 34.2%。

2. **病理**　国内外文献对肺隐球菌病在病理学上分型有差异，分为三种类型：①孤立性肉芽肿型；②粟粒性肉芽肿型；③肺炎型。大体标本上沿支气管可见分布，形状、大小不一结节，结节一般 1～2cm。境界清，质韧。病灶活动时直径可达 1.5～7cm。呈胶冻或肉芽肿改变。

Zinck 等通过显微镜下的表现将肺隐球菌病分为：①黏液胶样型；②炎性肉芽肿型；③含隐球菌的纤维结缔组织结节型。一般无钙化。

根据尸检报告，Jm 将肺隐球菌病分为：①外周肉芽肿型；②肉芽肿肺炎型；③毛细血管或间质感染及肺组织实变型。

但光镜下基本的病理改变是，原有的肺组织结构消失，肺内的 II 型肺泡上皮细胞与间质内类上皮细胞弥漫增生，间有多核巨细胞散在其中，另外可见多发淋巴细胞及中性粒细胞等炎细胞浸润，在肺泡腔内、组织细胞、多核巨细胞胞质散在或成群的透亮隐球菌孢子。肺隐球菌病急性发病期均为炎性渗出、凝固性坏死和脓肿形成为主；慢性期表现为纤维结缔组织增生和肉芽肿形成，上述肉芽肿分布在气管周围。

3. **临床表现**　隐球菌感染中青壮年多见，男性居多，是女性的 4 倍。临床表现轻重不一，可以无症状自限，也可以出现呼吸窘迫而迅速死亡。肺作为隐球菌进入的重要门户，但肺隐球菌病少于 15%。远远少于隐球菌颅内感染。多数患者症状较轻，常有低热，倦怠，消瘦等慢性消耗性表现，呼吸道症状以咳嗽、黏痰、胸痛为常见症状，咯血少见。

4. **诊断要点**

(1) 多发生在两下肺，以肺外带多见。

(2) 单发或多发结节为常见影像改变。

（3）结节中心可以出现空洞，艾滋病患者中肺部出现小结节伴中心空洞时应高度怀疑隐球菌感染。

（4）病变较大时，中心可以出现空洞，空洞内壁多不规则，凹凸不平，液平面少见。很少伴有钙化。

5. 鉴别诊断　肺部隐球菌病 MSCT 表现中，结节与肿块型的主要与肿瘤进行鉴别，而空洞与斑片影为主要表现的，须与肺结核或其他的真菌感染进行鉴别。

肺隐球菌病与肺癌的 MSCT 鉴别诊断：

（1）形态：肺癌结节或肿块，更接近一个球形，故各径线比例差别较小，肺隐球菌病相对差别大点。

（2）边缘：肺隐球菌病周围晕征虽然敏感性不高，但是特异性高。过去关于晕征的文献报道，认为是病灶周围的出血或者出血性梗死。而有些文献报道是肉芽肿周围炎症造成的。肺癌分叶、毛刺、棘状突起、膜凹陷征常见，小结节一般空洞形成的机会小。

（3）周围情况：肺癌肿块周围肺血管聚束征、血管切迹征，相邻支气管截断征，与肺隐球菌病明显不同。

（4）增强扫描，肺癌增强幅度高于肺隐球菌病，肺癌的肿块常侵犯周围气管血管。这些与肺隐球菌病推压邻近气管血管完全不同。MSCT 表现为多发结节的肺隐球菌病，应与转移瘤鉴别，转移瘤多数边缘光滑，呈棉团样，分布上为随机分布结节。大小较一致，或差别很大，大小病灶的形态基本相似，平扫或增强是多数结节密度均匀。大部分病例有明确的肿瘤病史。

隐球菌病与肺结核的 MSCT 鉴别诊断：

（1）部位：肺结核好发于上叶或背段，通气血流比值较高的区域，而肺隐球菌病相反位于下肺且胸膜下多见。

（2）形态：肺结核多种形态并存，渗出、增殖、纤维化、钙化并存。肺隐球菌病肺部病变 MSCT 表现混合型，可见多形态存在，但是明显不如肺结核的新旧病灶并存，钙化少见。

（3）空洞：肺结核可以形成空洞，多为薄壁空洞。肺隐球菌病的空洞相对较小，在结节的基础上出现，内壁光滑。

（4）肺结核的临床表现有一定特征可与肺隐球菌病相鉴别。

隐球菌病与肺其他真菌的 MSCT 鉴别诊断：空洞为特征表现的肺隐球菌病需与其他真菌感染鉴别诊断，毛霉菌空洞多有粗大的分隔；曲霉菌是中心空洞，常见纤细的菌丝或菌球，周围更容易形成晕征，真菌球形成的与空洞可形成"空气半月征"。隐球菌多以结节与肿块存在，可以在中心形成空洞，但有别于其他类型真菌肺病。

肺隐球菌病的病程长，发病率低，临床表现无特异性，影像学表现具有多态、多样、大小不一、变化多端。故国内外文献的报道不太统一，可能是由于就诊时已经不是首诊，样本量小，缺乏病理与影像的对照研究有关。影像学检查尤其 MSCT 广泛应用于临床，肺部重要的常规检查手段，通过大量的研究总结，进一步认识与提高肺隐球菌病特征，有利于早发现，早治疗，更好的指导治疗，判断疗效。

主要参考文献

[1] Hu Z, Chen J, Wang J, et al. Radiological characteristics of pulmonary cryptococcosis in HIV-infected

patients[J]. PLoS One, 2017, 12(3):e0173858.

[2] Hu ZL, Xu CJ, Wei HX, et al. Solitary cavitary pulmonary nodule may be a common CT finding in AIDS-associated pulmonary cryptococcosis[J]. Scandinavian Journal of Infectious Diseases, 2013, 45(5):378-389.

[3] 胡志亮，池云，魏洪霞，等 . 艾滋病合并隐球菌病患者的肺部影像学特征 [J]. 中华临床感染病杂志，2013, 6(4):237-240.

[4] 胡志亮，许传军，杨永峰，等 . 类似结核的 HIV 相关隐球菌肺病三例临床分析 [J]. 中华临床感染病杂志，2013, 6(1):35-37.

[5] 曹彬，蔡柏蔷，王辉，等 . 肺部真菌感染 152 例病原谱再评价 [J]. 中华结核和呼吸杂志，2007, 30(4):279-283.

[6] 许传军 . 艾滋病合并肺隐球菌感染的影像学诊断与鉴别诊断 [J]. 新发传染病电子杂志，2020, 5(1):60-64.

[7] Morita S, Shirai T, Asada K, et al. Pulmonary cryptococcosis presenting with a large cavity[J]. Respirology Case Reports, 2014, 2(2): 61-63.

[8] Makino Y, Nishiyama O, Sano H, et al. Cavitary pulmonary cryptococcosis with an Aspergillus fungus ball[J]. Internal Medicine, 2014, 53(23): 2737-2739.

扩展阅读

肺隐球菌病（pulmonary cryptococcosis，PC）由 Sheppe 于 1924 年首先报道，国内首例于 1981 年报道。在肺部真菌感染中，国外一项 140 例肺部真菌感染的统计中其发病率仅次于曲霉菌约占 21%。2006 年北京协和医院回顾性分析了 5 年的肺部真菌感染患者的资料显示，肺隐球菌感染占肺部真菌感染总数的 34.2%。

环境中的新型隐球菌直径小于 10μm，容易随空气吸入呼吸道，当沉淀在呼吸道中，在较高的 CO_2 浓度诱导下，形成荚膜多糖，对于隐球菌来说荚膜多糖可以拮抗宿主的防御机制。荚膜多糖也是致病物质，有抑制吞噬，诱使宿主免疫无反应性、降低机体免疫抵抗力的作用。

肺隐球菌病属于机会性感染，正常吸入少量新型隐球菌孢子后，孢子常被很快消灭，或者病原体在肺内存活较长时间而不致病。当机体的免疫力低下时，才引起感染。如果患者免疫功能受损则隐球菌能够快速繁殖，易引起肺部感染甚至全身血行播散。最初吸入人体肺部的隐球菌，是马上被清除或被肉芽组织包裹作为潜伏感染或发病致全身播散，取决于宿主的免疫反应，病原体数量与毒力。隐球菌进入人体后根据人体的免疫状态，一般有的三种状态：①隐球菌定植：这种状态一般没有临床表现，MSCT 检查无阳性发现。②隐球菌聚集：此种状态，隐球菌可以在肺内生长，但是周围没有炎细胞浸润，巨噬细胞聚集。③肉芽肿形成：此种情况，由于隐球菌数量增多，或者机体免疫力下降，隐球菌聚集区，炎症反应，巨噬细胞增生形成肉芽肿。肉眼观病变区域成粉红色或黄白色胶状透明物质，与隐球菌培养基一周后菌落相似。感染晚期肉芽肿的中心会形成非干酪样坏死和小的空洞。特别提示肉芽肿不同于结核肉芽肿，一般不形成钙化，无包膜。

肺部隐球菌感染除了与宿主的免疫因素，病原体的数量有关外，其不断改变的隐球菌毒力亦起到重要作用。国内外相关基因研究显示，隐球菌具有极强的可塑性和微进化能力，同一组隐球菌放在不同环境，其基因表达不同。表明隐球菌的毒力是多基因与复杂多变的。

（许传军　蒋学美）

☆☆☆☆

第八节　艾滋病相关性肺马尔尼菲篮状菌病

关键词：艾滋病，马尔尼菲篮状菌，体层摄影术

【主诉】

患者男性，36 岁。发热（38.2℃）伴皮损 2 周，发现 HIV 抗体阳性 1 天。

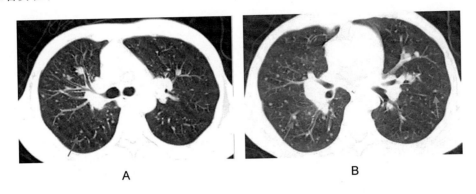

问题 1　本病的影像表现可能是

A. 肺结核 　　　　　　　　　B. 肺马尔尼菲篮状菌病

C. 肺隐球菌病　　　　　　　　D. 淋巴瘤

问题 2　以下关于本病的影像学表现描述错误的是

A. 结节的大小相对欠均匀　　　B. 结节的分布不均，且分布较稀疏

C. 结节的周围可见晕征表现　　D. 结节以随机分布为主

【病史】

患者男性，36 岁。发热（38.2℃）伴皮损 2 周，无头痛，发现 HIV 抗体阳性 1 天。既往有不洁性生活史。CD4+ T 淋巴细胞 5/μl。

【答案】

1. B

2. C

解析：胸部 CT 结节周围无晕征表现。

【点评】

肺马尔尼菲篮状菌病的胸部 CT 可表现为双肺弥漫分布的粟粒、结节影。结节的大小、分布相对欠均匀，以随机分布为主，部分呈小叶中心分布，部分为随机分布与小叶中心分布并存。常见纵隔淋巴结肿大。

1. 疾病概述或定义　马尔尼菲篮状菌病是由马尔尼菲篮状菌 [*Talaromyces marneffei*，TM，原称为马尔尼菲青霉菌（*Penicillium marneffei*，PM）] 感染引起的深部真菌病。

2. 病理

（1）肺泡腔和肺泡壁毛细血管中可见巨噬细胞浸润，细胞内、外可见大量的马尔尼菲篮状菌孢子。

（2）肺间质中还可见淋巴细胞浸润，无明显的肉芽肿性病变。

3. 临床表现

（1）肺部是该病最易侵犯的脏器之一，以发热、咳嗽、气促或呼吸困难为主要表现，发热多高于 38℃，常反复、持续出现。

（2）皮疹多见，多为面部、躯干及耳廓等部位为主的散在皮疹，其中以坏死性"脐凹"样皮疹较为特异。

4. 诊断要点

（1）马尔尼菲篮状菌病（PSM）的胸部可表现为弥漫性粟粒结节影。

（2）结节在大小、分布方面相对欠均匀，结节相对较大且分布较稀疏，背侧胸膜下还可见结节融合影。

（3）结合高热、特异性"脐凹"样皮疹以及 $CD4^+$ T 淋巴细胞计数 < 20/μl 等临床特征，可高度提示该病诊断。

5. 鉴别诊断

（1）HIV 合并弥漫性粟粒性肺结核：病变呈"三均匀"的特点，分布较为密集，且近肺尖区的病灶相对较多。典型的临床表现以低热多见，无"脐凹"样皮疹表现。

（2）HIV 合并新型隐球菌感染：胸部表现以结节、肿块多见，多位于肺组织外带近胸膜处，伴空洞者相对多见，结节周围可见特征性"晕征"表现。多合并中枢神经系统感染。

（3）HIV 合并淋巴瘤：胸部表现以结节或肿块多见，多位于胸膜下，常无纵隔淋巴结肿大表现。无高热、咳嗽等临床表现，皮疹少见。

主要参考文献

[1] 石秀东，黄诗雯，詹艺，等.AIDS 合并马尔尼菲青霉菌感染的胸部 CT 表现 [J]. 放射学实践，2019, 34(02):33-36.

[2] 李宏军，张玉忠.艾滋病合并马尔尼菲青霉菌肺炎的 CT 表现 [J]. 放射学实践，2009, 24 (9):30-32.

[3] 任美吉，李莉，赵晶，等.AIDS 合并播散型马尔尼菲青霉菌感染的胸腹部 CT 表现 [J]. 新发传染病电子杂志，2017, 2(4):214-217.

[4] 金征宇，李宏军，陆普选，等.肺结核影像学及分级诊断专家共识 [J]. 新发传染病电子杂志，2018, 3(2):118-127.

[5] 覃江龙，梁纲，卢祥婵，等.艾滋病合并肺结核和 (或) 马尔尼菲篮状菌病的影像学研究 [J]. 新发传染病电子杂志，2018, 3(3):171-174.

扩展阅读

AIDS 合并 TM 感染患者的常见胸部影像学征象为磨玻璃密度影或斑片影、粟粒结节或结节及纵隔淋巴结肿大，病变多为两肺、多叶段分布较具特点。

当患者的 $CD4^+$ T 淋巴细胞计数较低并出现相关的临床表现时，应结合影像学的表现，考虑 PSM 的可能并及时行真菌培养，进行早期诊断和治疗。

（施裕新　石秀东）

☆☆☆☆

第九节　艾滋病相关性肺结核

关键词：艾滋病，肺结核，胸内淋巴结结核，体层摄影术

病例 1

【主诉】

患者男性，26 岁，发现 HIV 抗体阳性 1 个月，发热 1 天。

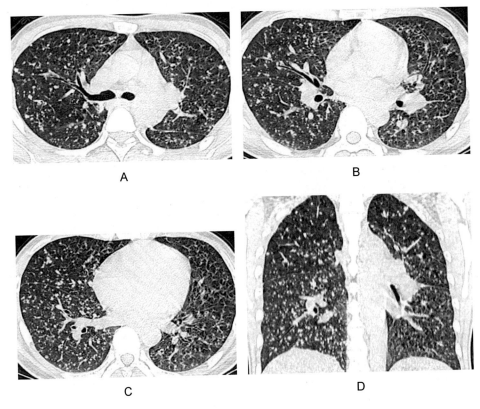

A

B

C

D

问题 1　本病的影像表现可能是

A. 癌性淋巴管炎
B. 尘肺
C. 血行播散性肺结核
D. 马尔尼菲篮菌肺病

问题 2　以下疾病的影像学表现错误的是

A. 尘肺病变以双肺上叶为重

B. 癌性淋巴管炎不累及中心间质

C. 艾滋病合并血行播散性肺结核多合并胸内淋巴结结核

D. 马尔尼菲篮状菌可致纵隔、腹腔淋巴结肿大

【病史】

患者男性，26 岁，发现 HIV 抗体阳性 1 个月，发热 1 天。否认不洁高危性生活史、

静脉注射毒品史，否认手术外伤史。外周血 CD4$^+$T 淋巴细胞计数 50/μl，CRP 15.6mg/L，ESR 25.0mm/h。血结核培养：结核分枝杆菌。

【答案】

1. C

2. B

解析：本病例肺内病变表现为随机分布粟粒结节，双下肺略多于上肺。癌性淋巴管炎可累及周围间质及中心间质。

【点评】

1. 本病例肺内病变分布有一定特点，表现为随机分布，叶间胸膜、肋胸膜上可见粟粒结节，未见明显小叶间隔增厚。粟粒结节大小不等，部分融合。

2. 肺结核是艾滋病患者常见的合并感染之一，可表现为血行播散性肺结核、继发性肺结核、淋巴结结核、结核性胸膜炎，常多型结核并存；血行播散性肺结核、淋巴结结核发病率高于免疫正常人群。AIDS 患者合并肺结核影像表现往往不典型。

病例 2

【主诉】

患者男性，28 岁，发现 HIV 抗体阳性 20 天，咳嗽、发热、盗汗 2 个月。

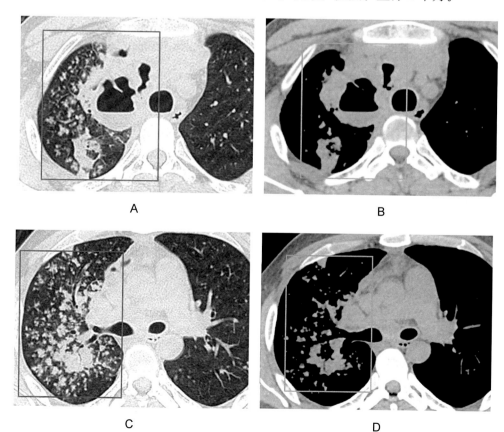

A

B

C

D

☆☆☆☆

问题1 以下对病例征象描述错误的是

A. 纵隔淋巴结肿大   B. 纵隔淋巴结坏死

C. 纵隔淋巴结含气   D. 肺内随机分布结节

问题2 以下关于艾滋病合并纵隔淋巴结结核影像表现叙述错误的是

A. 以不均匀强化为主   B. 较少出现钙化

C. 累及3组以上淋巴结者少   D. 多合并肺内结核

【病史】

患者男性，28岁。发现HIV抗体阳性20天，咳嗽、发热、盗汗2个月。5个月前曾有高危性行为史，否认手术外伤史，否认静脉注射毒品史。外周血CD4$^+$T淋巴细胞计数39/μl，CRP 11.5mg/L，ESR 103mm/h。痰抗酸染色（+++）。于外院行静脉滴注"抗生素"治疗无效。

【答案】

1. D

2. C

解析：本病例表现为纵隔淋巴结肿大、中心坏死，纵隔2R、4R区淋巴结含气，右肺散在斑片实变浸润、气道播散结节灶。艾滋病合并淋巴结结核多累及3组以上淋巴结，常表现为不均匀强化，较少出现钙化，多合并肺内结核，当出现支气管淋巴瘘时往往导致淋巴结含气。

病例3

【主诉】

患者男性，27岁，发现HIV抗体阳性2年，间断发热4个月，伴咳嗽咳痰。

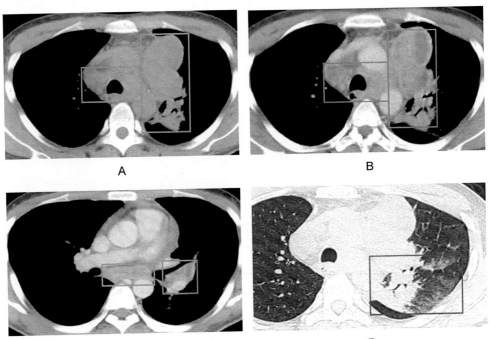

A

B

C

D

问题1 本病的影像表现可能是

A. 淋巴结结核合并继发性肺结核

B. 细菌性肺炎合并纵隔淋巴结炎性肿大

C. 肺癌合并淋巴结转移

D. 肺孢子菌肺炎合并淋巴结炎性肿大

问题2 肺结核病理改变不包括

A. 炎性渗出、增生和干酪样坏死

B. 化脓性炎症

C. 干酪性坏死

D. 增生

【病史】

患者男性，27岁，发现HIV抗体阳性2年，间断发热4个月，伴咳嗽咳痰。有高危性行为史3年，否认手术外伤史，否认静脉注射毒品史。外周血CD4$^+$T淋巴细胞计数28/μl，CRP79.8mg/L，ESR67mm/h。颈部淋巴结穿刺检出结核分枝杆菌。于外院行抗结核治疗高效抗反转录病毒治疗3个月。

【答案】

1. A

2. B

解析：结核引起的基本病理变化包括炎性渗出、增生和干酪样坏死。

1. 疾病概述或定义 艾滋病：由人类免疫缺陷病毒（human immunodeficiency virus，HIV）感染引起的，以人体CD4$^+$T淋巴细胞减少为特征的进行性免疫功能缺陷，疾病后期可继发各种机会性感染、恶性肿瘤和中枢神经系统病变的综合性疾病。

肺结核：发生在肺组织、气管、支气管和胸膜的结核病变，临床分型包括：原发性肺结核、继发性肺结核、血行播散性肺结核。除肺结核外，结核分枝杆菌还可引起淋巴结结核、结核性胸膜炎及其他肺外结核。

2. 病理

（1）结核分枝杆菌可沿气道播散、血行播散、淋巴播散。

（2）结核引起的基本病理变化包括炎性渗出、增生和干酪样坏死。破坏与修复常同时进行，故上述三种病理变化多同时存在，也可以某一种变化为主，可相互转化，表现与免疫状态相关。

3. 临床表现

（1）慢性病程，也可急性起病。

（2）常有发热、乏力、体重减轻等全身症状，咳嗽、咯血等呼吸系统症状。

（3）外周血白细胞升高不明显，CRP、ESR常升高。

4. 诊断要点

（1）血行播散性肺结核：随机分布为主，可表现为两肺弥漫粟粒结节（≤3mm）、两中下肺分布的小结节（≤10mm）及结节（≤30mm），边缘模糊，大小不均；部分病灶可融合片状实变影。

（2）继发性肺结核：两肺渗出性病变为主的多形态病灶，$CD4^+T$ 淋巴细胞计数 < 200 / μl 时，病变多叶多段、弥漫分布，表现为树芽征、絮状、斑片状和大片状阴影或实变影、播散性病灶，或团块影等表现。当 $CD4^+$ 淋巴细胞 < 100/μl 时，可表现为大范围的磨玻璃影、渗出性斑片、实变影或结节融合影。可发生于非典型结核好发部位。

（3）淋巴结结核：多组纵隔及肺门多区淋巴结肿大，中心干酪坏死多见，肿大淋巴结易相互融合，较少出现钙化，多合并肺内结核；增强扫描环形强化表现为主，少部分淋巴结可表现为明显强化。

（4）以多形态共存为主；常多型结核并存。

5. 鉴别诊断

（1）非结核分枝杆菌肺病：以斑片实变、空洞（尤其是薄壁空洞）、支气管扩张、树芽征、结节、病变相应部位胸膜肥厚粘连等为主，通常以多种形态病变混杂存在。

（2）马尔尼菲篮状菌：病变多累及两肺，弥漫型病变较常见，表现为粟粒结节、磨玻璃密度影或斑片影为主，部分伴间质性改变（小叶间隔增厚及粟粒样病变），也可表现为多发群聚空洞，洞壁厚薄不均，边缘清楚。空洞之间可有炎症渗出而致分界不清。马尔尼菲篮状菌常引起纵隔及多部位淋巴结肿大，与淋巴结结核鉴别困难，需结合临床及实验室检查。

主要参考文献

[1] 李宏军 . 实用艾滋病影像学 [M]. 北京：人民卫生出版社，2012.

[2] 谢汝明 .AIDS 合并胸部结核的影像表现 [J]. 新发传染病电子杂志，2017, 2(3):192.

[3] 史景云，费苛，孙鹏飞 . 胸部影像学 [M]. 上海：上海科学技术出版社，2015.

[4] 魏方军，王立非，郑广平，等 . 低 $CD4^+T$ 细胞的 HIV 感染合并肺结核影像特点分析 [J]. 新发传染病电子杂志，2017, 2(3):237-239.

[5] 薛明，李晶晶，吕志彬，等 . 艾滋病并发纵隔淋巴结结核的 CT 表现及临床特征 [J]. 中国防痨杂志，2017, 39(6):581-586.

扩展阅读

获得性免疫缺陷综合征（acquired immunodeficiency syndrome，AIDS），又称艾滋病，以免疫功能低下为特点，易合并多种机会性感染性疾病及肿瘤。肺结核是最为常见的机会感染之一，也是艾滋病患者死亡的重要原因之一。艾滋病相关肺结核由于免疫力低下，临床表现常不典型，与免疫功能正常人群肺结核的影像学表现多有不同，影像学表现不典型，部分患者诊断延误、甚至死后才能得到确诊。艾滋病患者合并肺结核临床表现与免疫功能正常人群肺结核的临床表现基本相同。包括系统性症状如发热，以午后低热为主，全身不适、乏力、盗汗、倦怠、烦躁、食欲不振、体重减轻、心悸、女性月经不调等轻度毒性和自主神经功能紊乱的症状；肺部局灶性症状如咳嗽、咳痰、咯血、胸痛、气短等。艾滋病合并肺结核的确诊以病原学证据为金标准，但其诊断阳性率低，且随免疫抑制程度的加重，细菌学检查阳性率降低。影像学是艾滋病合并肺结核临床诊断的重要依据。

艾滋病合并肺结核的影像学表现主要取决于机体的免疫状态，$CD4^+T$ 淋巴细胞 > 200/μl 时，影像表现与正常免疫患者的肺结核基本相似，多为典型肺结核的影像特点。机体处于免疫抑制状态 $CD4^+T$ 淋巴细胞 < 200/μl 时，AIDS 相关肺结核多为不典型影像表现，

急性、亚急性血行播散性肺结核、淋巴结核增多，继发性肺结核病灶形态多样、发病部位不典型，极易合并多重感染（如合并真菌、细菌、病毒及肺孢子菌肺炎等复合感染）。综合分析临床症状及影像表现，更有助于艾滋病合并肺结核的诊断。

（谢汝明 闫 铄）

第十节 艾滋病相关非结核分枝杆菌肺病

关键词：艾滋病，非结核分枝杆菌，体层摄影术

【主诉】

患者男性，60岁。发现 HIV 抗体阳性 1 个月。

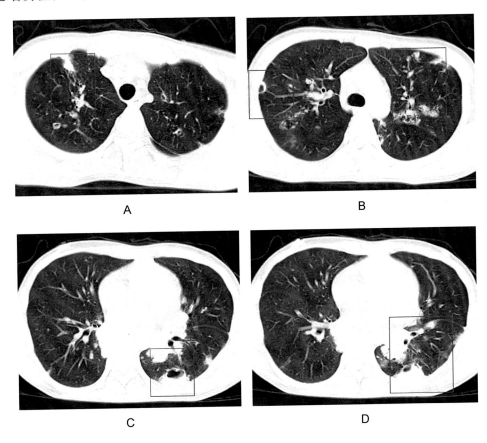

A

B

C

D

问题 1 本病的影像表现可能是（单选题）

A. 结核分枝杆菌病　　　　　B. 非结核分枝杆菌病

C. 隐球菌病　　　　　　　　D. 金黄色葡萄球菌性肺炎

问题 2 该病例包含以下哪些影像学表现（多选题）

A. 纤维空洞　　　　　　　　B. 支气管扩张

C. 小叶中心结节　　　　　　D. 树芽征

☆☆☆☆

问题3　以下哪些说法是正确的（多选题）

A. NTM 指除结核分枝杆菌复合群以外的其他分枝杆菌

B. 国家卫生计生委最新发布 WS288—2017《肺结核诊断》中，胸部 CT 将肺结核分为 5 型：包括原发性肺结核、血行播散性肺结核、继发性肺结核、结核性胸膜炎、气管支气管结核

C. NTM 患者家庭接触史少，人与人间的感染极为罕见；而肺结核患者接触史明显，人群间感染是其特点

D. 金黄色葡萄球菌性肺炎是金黄色葡萄球菌引起的急性肺化脓性炎症，主要表现为支气管肺炎（小叶性肺炎），以细支气管周围炎为主要组织学特征

【病史】

患者男性，60 岁。发现 HIV 抗体阳性 1 个月。现病史：患者 1 月余前反复咳嗽、低热，在外院就诊，查 HIV 抗体阳性，遂至我院就诊。实验室检查：痰培养 分枝杆菌（+）、MPB64 胶体金法（+）。

【答案】

1. B
2. ABC
3. BCD

解析：NTM 非结核分枝杆菌（Nontuberculous mycobacteria，NTM）病指除结核分枝杆菌复合群和麻风分枝杆菌以外的其他分枝杆菌。

【点评】

1. 疾病概述或定义

（1）NTM（全名）：指除结核分枝杆菌复合群和麻风分枝杆菌以外的其他分枝杆菌。

（2）NTM 感染：感染了 NTM，但未发病。NTM 病：感染了 NTM，并引起相关组织、脏器的病变。

（3）NTM 广泛存在于水、土壤和灰尘等自然环境中，某些 NTM（如 MAC、龟分枝杆菌）对消毒剂及重金属耐受，可存于饮水系统中。

（4）从环境中感染 NTM 而致病，水和土壤是重要的传播途径。

（5）NTM 患者家庭接触史少，人与人间的感染极为罕见；而肺结核患者接触史明显，人群间感染是其特点。

2. 病理

（1）空洞：由支气管壁及周围炎症形成结节，管壁溃疡坏死后，坏死物经支气管排除后形成。

（2）支气管扩张：肺部肉芽肿性病变累及大气道和细支气管，导致气道狭窄，并破坏气道肌层，形成继发性支气管扩张。

（3）树芽征是指病变累及终末细支气管以下的小气道，由于气道管腔内病理物质的填充以及小气道扩张而形成

3. 临床表现　NTM 引起的肺部病变与肺结核十分相似，缺少特征性。一般表现为咳嗽、咳痰、低热和疲乏或偶有咯血，有些患者无明显临床症状和体征。

4. 诊断要点

（1）空洞。

（2）支气管扩张：单纯的胸膜下空洞、厚壁或薄壁空洞的出现均不能提示 NTM 肺病，而空洞周围肺组织未见明确播散卫星灶，且可见散在扩张的支气管，加上胸膜下空洞，则高度提示为 NTM 感染。

（3）小叶中心结节。

（4）树芽征。

5. 鉴别诊断

（1）肺结核：表现为多形性改变，小叶中心结节与树芽征与 NTM 相似，支气管扩张程度不如 NTM 明显，纤维化程度较 NTM 严重。

（2）肺隐球菌病：免疫功能正常者表现为局限性的肺单发结节或肿块，大片实变及粟粒性肉芽肿较少见。免疫功能低下者表现为肺内实变、结节、粟粒性肉芽肿、空洞、胸腔积液、淋巴结肿大等。

主要参考文献

[1] 唐神结 . 非结核分枝杆菌病诊断与治疗专家共识解读 [J]. 中国医刊 , 2016, 51(03):21-24.

[2] 中华医学会感染病学分会艾滋病丙型肝炎学组，中国疾病预防控制中心 . 中国艾滋病诊疗指南 (2018 版) [J]. 新发传染病电子杂志 , 2019, 4(2):65-84.

[3] KohWJ, Lee KS Kwon OJ, et al. Bilateral bronchiectasis and bronchiolitisat thin-section CT: diagnostic implications in nontuberculous mycobacterial pulmonary infection[J]. Radiology, 2005, 235:282-288.

[4] 刘德纯 . 我国艾滋病流行与传播 30 年回顾 [J]. 新发传染病电子杂志 , 2017, 2(1):50-52.

[5] 谢汝明 .AIDS 合并胸部结核的影像表现 [J]. 新发传染病电子杂志 , 2017, 2(3):192-192.

扩展阅读

NTM 是指除结核分枝杆菌复合群（包括结核、牛、非洲和田鼠分枝杆菌）和麻风分枝杆菌以外的一大类分枝杆菌的总称，NTM 感染是指感染了 NTM 但未发病，NTM 病是指感染了 NTM 并引起相关组织、脏器的病变。

NTM 广泛存在于水、土壤、灰尘等自然环境中，某些 NTM 如鸟分枝杆菌复合群（M.avium complex，MAC）、蟾蜍分枝杆菌、偶然分枝杆菌和龟分枝杆菌对消毒剂及重金属的耐受性使其生存于饮水系统中,其中大部分是腐物寄生菌。NTM 病以潮热地带为多见，人和某些动物均可感染。目前还未发现动物传染给人以及人与人之间传播的证据。现在普遍接受的观点是，人可从环境中感染 NTM 而患病，水和土壤是重要的传播途径。

该共识指出，NTM 与结核分枝杆菌在菌体成分和抗原上多具共同性，但毒力较结核分枝杆菌为弱。NTM 病的病理所见与结核病很难鉴别，但干酪样坏死较少，机体组织反应较弱。NTM 肺病的病理组织所见一般包括以淋巴细胞、巨噬细胞浸润和干酪样坏死为主的渗出性反应，以类上皮细胞、朗格汉斯细胞性肉芽肿形成为主的增殖性反应，浸润相关细胞消退伴有肉芽肿相关细胞萎缩，胶原纤维增生为主的硬化性反应等三种病理组织变化。

NTM 病中以 NTM 肺病最为常见，近年来引起肺部病变的主要菌种有 MAC、脓肿分枝杆菌、偶然分枝杆菌。女性患病率明显高于男性，老年居多，尤其是绝经期女性最为常见。

☆☆☆☆☆

大多数患者肺部已患基础病如慢性阻塞性肺病、支气管扩张症、囊性纤维化、肺尘埃沉着症、肺结核病以及肺泡蛋白沉着症等。NTM 肺病临床症状与体征，极似肺结核病，全身中毒症状等较肺结核病为轻。其临床表现差异很大，有的由体检发现，无症状，有的已进展到肺空洞，情况严重。多数发病缓慢，常表现为慢性肺部疾病的恶化；亦可急性起病。可有咳嗽、咳痰、咯血、胸痛、气急、盗汗、低热、乏力、消瘦、萎靡不振等症状。X 线胸片显示炎性病灶及单发或多发薄壁空洞，纤维硬结灶、球形病变及胸膜渗出相对少见。病变多累及肺上叶尖段和前段。胸部 CT 尤其是高分辨 CT 可清楚显示 NTM 肺病的肺部病灶情况，可表现为结节影、斑片及小斑片样实变影、空洞尤其是薄壁空洞影、支气管扩张影、树芽征、磨玻璃影、线状及纤维条索影、胸膜肥厚粘连等，且通常以多种形态病变混杂存在。

（施裕新　叶　雯）

第十一节　艾滋病相关性马红球菌肺炎

关键词：艾滋病，马红球菌，肺炎，计算机断层扫描

【主诉】

患者男性，28 岁。咳嗽、消瘦 2 月余。HIV 抗体初筛阳性。

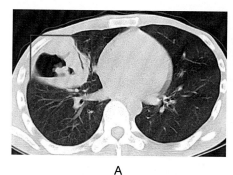

A

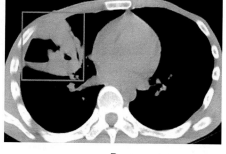

B

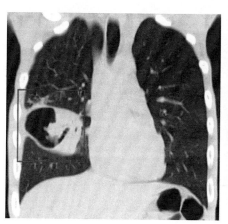

C

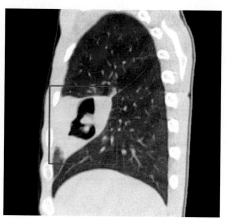

D

问题 1　本病的影像表现可能是

A. 结核球　　　　　　　　　B. 周围型肺癌

C. 马红球菌肺炎　　　　　　D. 马尔尼菲篮状菌病

问题 2　以下疾病的影像学表现错误的是

A. HIV 相关性马红球菌肺炎可出现巨大类圆形肿块

B. HIV 相关性马红球菌肺炎结节或肿块病灶内常见厚壁空洞及气液平面

C. HIV 相关性马红球菌肺炎病变发展缓慢，少见空洞

D. HIV 相关性马红球菌肺炎胸片可见大片浸润实变

【病史】

患者男性，28 岁，2 月余前无明显诱因下出现阵发性咳嗽，咳少许白色黏液痰，夜间咳嗽明显，伴盗汗，偶有胸闷，渐出现食欲缺乏，胃纳为平时 1/4 量，乏力、消瘦。外院予头孢地嗪、克林霉素、氟康唑治疗，患者症状改善不明确。入院时表情淡漠，反应迟钝，舌头表面见豆腐渣样物。全身浅表淋巴结无肿大，两肺闻及少许湿啰音。未婚，既往有不洁性生活史。HIV 抗体初筛阳性，CD4$^+$T 淋巴细胞 11/µl，白细胞 76×10^9/L，真菌葡聚糖总含量：97.10pg/ml。胸部 CT：右肺中叶类圆形软组织肿块影，内见不规则厚壁空洞及气液平面，病灶边缘清楚，周围散在斑片状模糊影。肺组织：镜下见肺组织纤维化伴有肉芽组织增生，灶状有坏死及中性粒细胞浸润，局部有较多吞噬细胞，未见肉芽肿形成。脓液培养出马红球菌。

【答案】

1. ABCD

2. C

解析：本病灶位于右肺中叶，呈巨大类圆形，边缘光滑锐利，密度不匀，内见不空洞及液 - 气平面，空洞壁厚，内缘光滑，肿块周围散在斑片状模糊影，故应首先考虑为马红球菌肺炎。最终病理：镜下见肺组织纤维化伴有肉芽组织增生，灶状有坏死及中性粒细胞浸润，局部有较多吞噬细胞，未见肉芽肿形成。脓液培养出马红球菌。

【点评】

1. *疾病概述或定义*　马红球菌（*Rhodococcus equi*）是红球菌属，是一种需阳、革兰染色阳性、多形性和无动性细菌，是人畜共患的条件致病菌。马红球菌肺部感染 75% 左右发生于艾滋病患者，其中大部分 CD4$^+$T 淋巴细胞计数 < 50/µl。

2. *病理*

（1）典型的病理改变是坏死样改变，有浓密的组织细胞浸润，并伴有侵入球菌的胞质颗粒。

（2）特征性是活体标本上发现"软化斑"。

3. *临床表现*

（1）主要的临床表现为发热、咳嗽、咳痰、气促、胸痛等。

（2）通常伴有慢性缺氧性症状、体重减轻和乏力。

（3）最常见的病变是慢性化脓性支气管肺炎和广泛性肺部脓肿。

☆☆☆☆

4. 诊断要点　结节/肿块型：

（1）单发或多发结节/肿块软组织密度影。

（2）常见厚壁空洞，空洞可见气液平面，空洞壁常光滑、不规则，增强均匀强化。

（3）巨大类圆形厚壁空洞性肿块是本病较特征性影像表现。

斑片型：

（1）大片状实变内多发空洞及空气支气管征，增强不均匀强化。

（2）斑片状渗出影，影像无特异性，伴或不伴胸腔积液及纵隔淋巴结肿大。

5. 鉴别诊断

（1）肺结核：空洞内多无气液平面，周围常伴"卫星灶"，CT 增强空洞壁不强化或轻度强化；干酪性肺炎时大片实变内可见多发无壁小空洞及空气支气管征，周围或对侧散在病灶播散，增强后病灶多不强化。

（2）周围型肺癌：空洞壁呈结节状凹凸不平，边缘常见分叶征、毛刺征、血管集束征及胸膜凹陷征，CT 增强扫描，结节/肿块完全强化。

（3）肺努卡菌病：斑片状肺实变或多发结节，短时间内出现空洞，CT 增强空洞环形强化，常伴胸腔积液。

主要参考文献

[1] 卢亦波，谢志满，黎之利，等 . 获得性免疫缺陷综合征合并马红球菌肺炎的胸部影像学表现 [J]. 中国介入影像与治疗学 , 2012, 09(7):500-502.

[2] Khan MY, Ali S, Baqi S. Rhodococcus equi pneumonia in a live related renal transplant recipient[J]. Pak Med Assoc. 2013, 63(5):635-638.

[3] Guerrero R, Bhargava A , Nahleh Z . Rhodococcus equi venous catheter infection: a case report and review of the literature[J]. Journal of Medical Case Reports, 2011, 5(1):1-6.

[4] 胡越凯，卢洪洲，翁心华 . 马红球菌感染的研究进展 [J]. 国外医学 (微生物学分册), 2003, 26(2):15-17.

[5] 中华医学会感染病学分会艾滋病丙型肝炎学组，中国疾病预防控制中心 . 中国艾滋病诊疗指南 (2018 版) [J]. 新发传染病电子杂志 , 2019, 4(2):65-84.

扩展阅读

马红球菌旧称马棒状杆菌（*Corynebacterium equi*），后经细胞壁结构分析，发现本菌与棒状杆菌属有较大差异，因此将其归属为马红球菌。一般认为是马、猪和牛的致病菌，人类马红球菌感染少见，近年来，随着艾滋病患者的快速增长，原作为动物正常菌群而人类罕见菌的马红球菌已成为人类机会性致病菌。

马红球菌感染的病理改变慢性化脓性支气管肺炎和广泛肺部感染为主，马红球菌主要通过呼吸道进入人体内，可引起菌血症或败血症，最常侵犯的器官是肺和胸膜。患者主要临床症状有发热，以中、高热为，体温在 38 ～ 39℃，热型不规则，可伴有畏寒、乏力、头痛及全身肌肉酸痛不适等症状。其他还有咳嗽、咳痰等呼吸道症状等。肺部听诊呼吸音减弱，可闻及湿啰音。影像学常表现为以下三种类型：

①结节型：单发或多发大小不等软组织密度结节，边缘清楚或模糊，病灶变化较快，随着病情的变化，结节可逐渐增大，可出现分叶，发生坏死，可出现厚壁空洞或液平。

②肿块型：单发巨大类圆形团块影，边缘光滑清楚或模糊，内见厚壁空洞及液气平面，

空洞内壁光滑或不规则，病灶周围常伴散在性斑片状的模糊影。

③斑片型：斑片状或大片状浸润影，边缘模糊，以中下肺常见，侵犯胸膜时可出现胸腔积液，影像学表现无特征性。

（卢亦波）

第十二节　艾滋病相关性肺 Kaposi 肉瘤

关键词：艾滋病，Kaposi 肉瘤，计算机断层扫描

病例 1

【主诉】

患者女性，29 岁。AIDS 患者，间断发热，淋巴结肿大 5 月余。

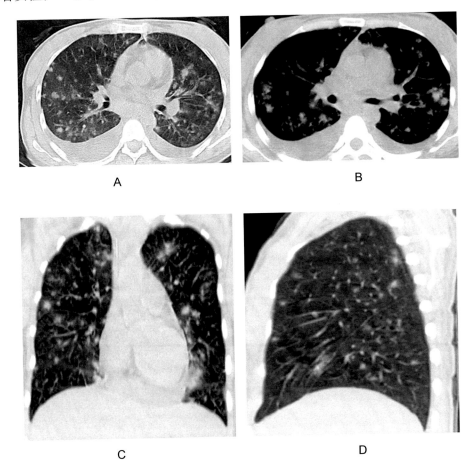

A

B

C

D

☆ ☆ ☆ ☆

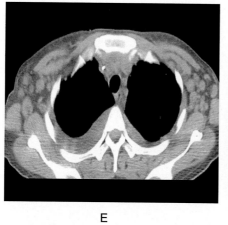

E

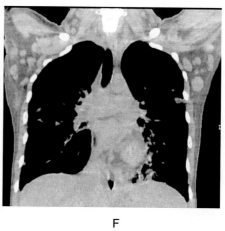

F

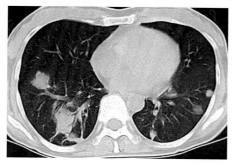

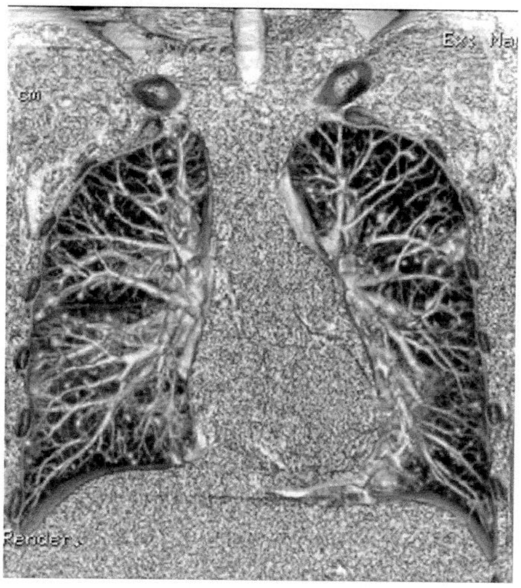

G

病例 2

【主诉】

患者女性，38 岁。咳嗽及发热，HIV 抗体初筛阳性 1 周。

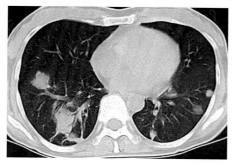

A

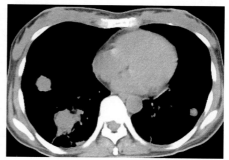

B

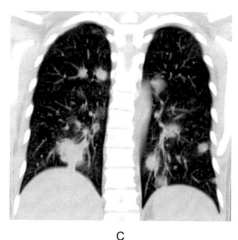
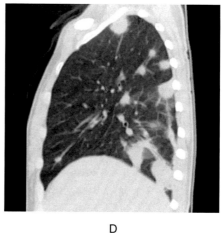

C　　　　　　　　　　　　　　　　　　　D

问题 1　本病的影像表现可能是

A. 转移瘤

B. 卡波西肉瘤

C. 马红球菌肺炎

D. 马尔尼菲篮状菌病

问题 2　HIV 相关性卡波西肉瘤胸部 CT 影像学表现错误的是

A. 典型表现为两肺沿支气管血管束分布斑片影，呈"火焰征"

B. 三维冠状位伪彩重建肺内大小不等多发结节呈"挂果征"

C. 两肺大小不等结节，结节内常见空洞及钙化

D. 常伴纵隔及腋窝淋巴结肿大

病例 3

【病史】

患者反复发热，体温 39.5℃，阵发性咳嗽，咳少许白色黏液痰，活动后感气促，休息时缓解，伴乏力、食欲缺乏、消瘦，无胸痛，无头痛，无呕吐，无腹痛、腹泻等不适。

查体：颈部及腹股沟可触及多颗淋巴结，约黄豆大小，质中等，活动后可，无明显触痛，周围皮肤无红肿，余全身浅表淋巴结未触及，舌苔厚，口腔舌面可见较多黏膜白斑，可拭去，颈软，无抵抗，两肺呼吸音粗，闻及少许湿啰音，心律齐，各瓣膜听诊区未闻及杂音，腹检查未见异常。双下肢无水肿。

辅助检查：HIV 抗体确认阳性；CD4$^+$ T 淋巴细胞：36/μl；乙肝两对半定量阴性，丙型肝炎抗体阴性，RPR、TPPA 阴性。全血细胞五分类 + 全程 CRP+PCT：WBC 3.44 10^9/L（↓）、RBC 3.11×10^{12}/L、HGB 77g/L（↓）、PLT 61×10^9/L（↓）、NEUT% 60.1 %、hsCRP > 5mg/L（↑）、CRP- 68.80mg/ L（↑）、pct 0.17ng/ml。心肌酶谱，肝功能二套，乳酸 + 淀粉酶测定，生化二套，血脂六项：K 4.17mmol/L，（2017-05-28）红细胞沉降率：ESR 131.00mm/h（↑）。葡萄糖六磷酸脱氢酶：G-6-PD 2044.00 U/L。（2017-05-29）肺炎支原体 IgM 抗体：MP-IGM 弱阳性（±）异常，结核抗体：Tb-Ab 弱阳性（±）异常。肿瘤四项、甲功能正常。

☆ ☆ ☆

病例 4

【病史】

患者反复发热,体温最高 38.7℃,无咳嗽、咳痰。既往有不洁性交史,未采取安全措施。

查体:神志清,皮肤巩膜黄染,浅表淋巴结未触及,双肺呼吸音粗,两肺未闻及干湿啰音,心律齐,心界叩诊不大,心脏各瓣膜未闻及杂音。腹平坦,肝脾肋下未触及,移动性浊音阴性,双下肢无水肿。

辅助检查:CD4$^+$T 淋巴细胞 8/μl,巨细胞病毒 DNA:HCMV < 2000 拷贝 /ml,肺炎支原体 IgM 抗体:MP-IGM 阴性(-),结核抗体:Tb-Ab 弱阳性(±)异常,内毒素检测(八项):0.017 EU/ml,真菌葡聚糖检测(八项):88.60 pg/ml,乙肝两对半定量:HBsAg. 0.03U/ml,甲胎蛋白定量:A-FP 3.28ng/ml,肿瘤四项:CA153 19.20U/ml、CEA 1.15ng/ml、CA-199 3.38U/ml、CA125 35.00U/ml,红细胞沉降率:ESR 116.00mm/h(↑),肝功能二套:ALT 42.30U/L(↑)、AST 63.70U/L(↑)、TBIL 157.80μmol/L(↑)、DBIL 142.70μmol/L(↑)、IBIL 15.10μmol/L、ALB 39.90g/L,乳酸 + 淀粉酶测定:AMY 196.00U/L(↑)、LACT 2.29mmol/L,生化三套:TG 2.25mmol/L(↑)、CHOL 5.63mmol/L(↑)、HDL-CH 0.69mmol/L(↓)、LDL-C 3.92mmol/L(↑),血气分析:pH 7.39、PCO_2 45.00mmHg、PO_2 105.00mmHg(↑),全程 C 反应蛋白(hsCRP):hsCRP > 5mg/L(↑)、CRP- 61.10mg/L(↑),全血细胞五分类:WBC 4.34×10^9/L、RBC 3.27×10^{12}/L(↓)、HGB 73 g/l(↓)、PLT 82×10^9/L(↓)、NEUT% 73.5%。腹部超声提示:脾大。肝、胆、胰、双肾及腹主动脉旁淋巴结未见明显异常。

【答案】

1. B
2. C

解析:卡波西肉瘤肺部表现常见为两肺大小不等结节,沿支气管血管束分布,典型的呈"星星"状或"火焰征";冠状位伪彩重建,两肺结节影与血管相连,呈"挂果征";可伴肺门、纵隔、腋窝淋巴结肿大及双侧胸腔积液。

【点评】

1. **疾病概述或定义** 卡波西肉瘤(Kaposi's sarcoma,KS)一种涉及血管和淋巴管内皮细胞的低度恶性间质性肿瘤。是艾滋病患者常见的机会性肿瘤之一。

2. **病理**

(1)梭形细胞和血管结构有不同程度的融合。

(2)血管瘤型为血管增生较显著,可丰富如毛细血管瘤,可见网状纤维或胶原纤维中包埋着特征性的血管裂隙。

(3)肉瘤型以梭形细胞增生为主,带有明显异型性,核分裂象较多,酷似肉瘤,可见小血管腔隙,红细胞漏出及含铁血黄素。

3. **临床表现**

(1)皮肤、黏膜、淋巴结或内脏器官发现紫红色或出血性斑片、斑块、硬结或肿块。

（2）艾滋病患者常多个组织或器官受累，临床症状与肿瘤发生部位有关。肺部卡波西肉瘤可表现为咳嗽、发热、咳血、呼吸困难等。

4.诊断要点

（1）两肺多发斑片影，沿支气管血管束分布呈"火焰征"。

（2）两肺多形性结节影，与血管关系密切。

（3）肺门及纵隔淋巴结肿大。

5.鉴别诊断

（1）肺淋巴瘤：表现为结节或实变时需与肺淋巴结鉴别，通常肺淋巴瘤单发或多发结节 / 肿块，边缘模糊，或出现"晕征"，部分表现为肺实变，内见空气支气管征。

（2）肺转移瘤：肺内多发大小不等结节，或单发结节，边缘光滑清楚，结合患者有原发恶性肿瘤病史，不难鉴别。

（3）马红球菌肺炎：肺内单发或多发巨大肿块或大片状实变，肿块或实变常出现厚壁空洞，内见气液平面，CT 增强空洞明显环形强化。

（4）马尔尼菲篮状菌病：肺部病变表现多样，多累及双肺，多叶分布，粟粒结节、网格结节为主，肿块少见，常伴肺门、纵隔及腋窝淋巴结肿大，增强 CT 扫描，肺部病灶及肿大淋巴结无强化或轻度强化。

主要参考文献

[1] 卢亦波，施裕新，刘晋新，等 . 艾滋病合并卡波西肉瘤多脏器组织侵犯的影像学分析 [J]. 新发传染病电子杂志 .2020, 5(1):8-15.

[2] Montaner S, Sodhi A, Pece S, et al. The Kaposi's sarcoma-associated herpes virus G protein-coupled receptor promotes endothelial cell survival through the activation of Akt/protein kinase B[J]. cancer research, 2001, 61(6):2641-2648.

[3] 黄德扬，刘晋新，丁岩，等 . 艾滋病合并卡波西肉瘤的 CT 表现分析 [J]. 医学影像学杂志，2017, 27(02):259-261.

[4] 黄华，施裕新，谢汝明，等 . 艾滋病合并肺部卡波西肉瘤的 CT 表现 [J]. 放射学实践，2015, 30(09):905-908.

扩展阅读

Kaposi 肉瘤（KS）是一种具有局部侵袭性的内皮细胞肿瘤，KS 的致病因素不是很尚不清楚，但大多数认为与人类第 8 型疱疹病毒（HHV-8）感染有关。典型病变表现为皮肤多发性斑点状、斑块状或结节状病损，也可累及黏膜、淋巴结和内脏器官。根据临床和流行病学特点，KS 有 4 种不同类型：经典惰性型、非洲地方性、医源性、获得性免疫缺陷综合征相关性。

经典型 KS 特征是出现紫色、红蓝色或深棕色斑丘疹、斑块和结节，也可形成溃疡。尤其常见于肢体末端，可伴有淋巴水肿。此病一般为惰性，淋巴结和内脏不常受累。可伴有造血细胞性恶性病变。

地方性 KS 可有皮肤病变，病程较长。淋巴腺病型是地方性 KS 的一个亚型，见于非洲儿童，进展快速，具有高度致命性。

医源性 KS 相对常见。发生在实性器官移植或免疫抑制治疗之后数月或数年。

☆☆☆☆

艾滋病相关性 KS，其侵袭性最强。常侵犯多器官组织，皮肤病损最常见于面部、生殖器和下肢。口腔黏膜、淋巴结、胃肠道和肺亦常见受累。

（卢亦波）

第十三节 艾滋病相关性肺癌

关键词：艾滋病，肺癌，体层摄影术

病例 1

【主诉】

患者男性，57 岁，发现右肺占位 1 年余。

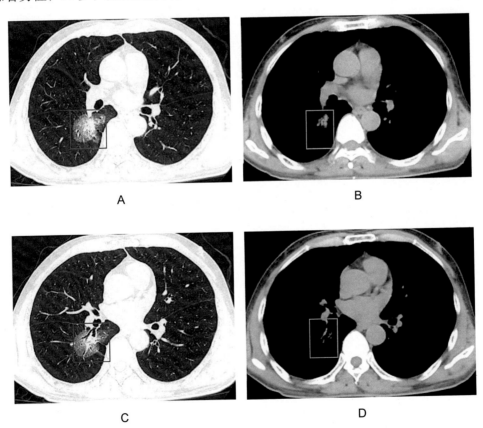

问题 1 　根据密度和是否伴有实质成分，该肿块为

A. 实性肿块

B. 纯磨玻璃肿块

C. 混合磨玻璃肿块

问题 2 　本病的影像诊断可能是

A. 炎性假瘤 　　　B. 肺隐球菌病 　　　C. 肺腺癌 　　　D. 结核球

问题3 以下哪些影像学征象支持诊断（多选题）

A. 分叶征
B. 毛刺征
C. 胸膜凹陷征
D. CT 支气管征

【病史】

患者男性，57 岁。发现右肺占位 1 年余。患者 1 年前因"感冒"，行胸部 CT 检查时发现右肺下叶有一不规则磨玻璃密度影，大小约 3.8cm×3.0cm，给予抗感染治疗后感冒症状好转，患者未给予重视。1 个月前复查胸部 CT 示：右肺下叶近肺门处见不规则磨玻璃密度影，大小约 5.4cm×3.2cm，较前有所增大，考虑恶性。术前检查时发现 HIV-1 抗体阳性，CD4$^+$ T 淋巴细胞 245/μl。门诊拟"右肺下叶占位，AIDS"收住。

【答案】

1. C

解析：按照肺磨玻璃结节/肿块的密度均匀与否和是否伴有实质成分，磨玻璃结节/肿块又可再分为纯磨玻璃结节/肿块和伴有实性成分的混合磨玻璃结节/肿块。后者内部实性成分的多少，可作为判断良恶性的一个依据，也可作为评价其侵袭性的一个依据。若为恶性，则实性成分越多，且其侵袭性也越大；一般实性成分越多，恶性的可能性越大。

2. C

解析：该肿块为位于右肺下叶背段的混合磨玻璃肿块，内部实性成分超过 6mm，伴有分叶征、毛刺征、胸膜凹陷征及 CT 支气管征。手术病理证实为腺癌。

3. A、B、C、D

【点评】

1.**疾病概述或定义** 肺癌是最常见的肺原发性恶性肿瘤，因绝大多数来自支气管黏膜或腺上皮，故又名支气管肺癌。受益于抗反转录病毒治疗的有效性，HIV 感染人口逐渐老龄化，肺癌已成为最常见的非 AIDS 相关性恶性肿瘤。

2.**病理** 根据生物学行为不同，将肺癌分为小细胞肺癌（small cell lung cancer）及非小细胞肺癌（non-small cell lung cancer）两大类，后者主要包括鳞癌（squamous carcinoma）、腺癌（adenocarcinoma）、腺鳞癌（adenosquamous carcinoma）和大细胞癌（large cell carcinoma）等。HIV 感染者中，组织学亚型的分布类似于非 HIV 感染者，腺癌最常见，其次是鳞状细胞癌和小细胞癌。

3.**临床表现**

（1）肺癌的临床表现多种多样，最常见有咳嗽、咳痰、咯血、胸痛及发热等。

（2）有时无临床症状，仅在查体中偶然发现。

（3）其临床症状和体征取决于原发肿瘤的部位和大小、周围结构侵犯、转移灶的部位及副肿瘤综合征等。

4.**诊断要点**

（1）周围型肺癌中，腺癌最常见，多见于右肺上叶，可为实性或亚实性结节/肿块。

（2）伴有分叶、毛刺、空洞、空泡、胸膜凹陷征等征象。

☆ ☆ ☆ ☆

5. 鉴别诊断

（1）结核球：边缘光滑或粗长毛刺，内可见钙化，邻近胸膜增厚，周围常有卫星灶，增强后病灶无强化或环形强化，肺门 / 纵隔淋巴结可钙化。

（2）炎性假瘤：位于下叶或肺周围，边缘清晰，可轻度分叶，或边缘不规则呈锯齿，增强后可明显强化。

（3）错构瘤：轮廓光整、无毛刺，裂隙状强化（MRI）或无强化（CT），伴有脂肪或钙化成分。

（4）硬化性肺泡细胞瘤：肺野内 1/2 区域，边缘光滑、密度均匀，可有贴边血管征、空气新月征。

（5）孤立性转移瘤：多有原发肿瘤史，大多数肿块最大径 > 5cm，边缘光整或不规则，密度基本均匀，可见分叶。

病例 2

【主诉】

患者男性，53 岁，抗 HIV 治疗 2 年余，胸闷、气急 2 周。

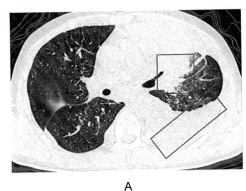
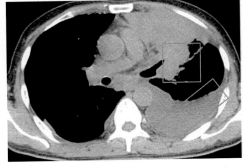

A　　　　　　　　　　　　　　　B

问题 1　本病的影像诊断可能是

A. 支气管闭锁　　　　B. 中央型肺癌　　　　C. 肺结核　　　　D. 肺炎

问题 2　以下 CT 征象，错误的是

A. 肺门肿块　　　　　　　　B. 阻塞性炎症

C. 阻塞性肺不张　　　　　　D. 支气管扩张、狭窄相间

【病史】

患者男性，53 岁，因"抗 HIV 治疗 2 年余，活动后胸闷、气急 2 周"入院。患者 2 年前确诊为 AIDS，遂开始抗 HIV 治疗，此次为 2 周前患者出现活动后胸闷、期间，因症状加重，遂至当地医院住院，查胸部 CT 发现左侧大量胸腔积液，予以抗感染及胸腔积液引流后患者目前不适症状已消失，胸腔积液为血性。CD4$^+$ T 淋巴细胞 281/μl。

【答案】

1. B

解析：中央型肺癌中最常见为鳞状细胞癌。支持中央型肺癌的影像学表现包括直接征象和间接征象，直接征象包括肺门肿块及支气管改变；间接征象包括阻塞性表现，其他包括肺门纵隔淋巴结肿大、胸腔积液及肺内转移等。

2. D

解析：依据肿瘤生长方式和病变发展程度，中央型肺癌的支气管腔狭窄表现为以下几种形态：①支气管腔内突出的软组织密度影，可轻微隆起或呈息肉状，伴支气管腔狭窄；②管壁浸润时，支气管腔不规则狭窄，可为环状或管状狭窄；③支气管腔由轻度狭窄到完全闭塞呈向心性锥状、平口状或呈鼠尾状，管腔突然截断，或管腔呈偏心性狭窄。

【点评】

1. *疾病概述或定义*　肺癌是最常见的肺原发性恶性肿瘤，因绝大多数来自支气管黏膜或腺上皮，故又名支气管肺癌。受益于抗反转录病毒治疗的有效性，HIV 感染人口逐渐老龄化，原发性肺癌作为非 AIDS 诱发的恶性肿瘤，越来越多地在胸部成像中被发现。

2. *病理*　根据生物学行为不同，将肺癌分为小细胞肺癌（small cell lung cancer）及非小细胞肺癌（non-small cell lung cancer）两大类，后者主要包括鳞癌（squamous carcinoma）、腺癌（adenocarcinoma）、腺鳞癌（adenosquamous carcinoma）和大细胞癌（large cell carcinoma）等。HIV 感染者中，组织学亚型的分布类似于非 HIV 感染者，腺癌最常见，其次是鳞状细胞癌和小细胞癌。

3. *临床表现*

（1）肺癌的临床表现多种多样，最常见有咳嗽、咳痰、咯血、胸痛及发热等。

（2）有时无临床症状，仅在查体中偶然发现。

（3）其临床症状和体征取决于原发肿瘤的部位和大小、周围结构侵犯、转移灶的部位及副肿瘤综合征等。

4. *诊断要点*

（1）中央型肺癌中，鳞癌最常见，影像学表现包括直接征象和间接征象。

（2）直接征象包括肺门肿块及支气管改变。

（3）间接征象包括阻塞性表现，其他包括肺门纵隔淋巴结肿大、胸腔积液及肺内转移等。

5. *鉴别诊断*

（1）小细胞肺癌：位于支气管周围，侵犯支气管黏膜下层，阻塞性肺不张或阻塞性肺炎少见，出现广泛淋巴结肿大形成肺门、纵隔肿块，并侵犯纵隔内大血管，呈"冰冻纵隔"的典型表现。

（2）支气管中心性肉芽肿：肺结节或肿块，可形成肺叶或肺段实变，可伴阻塞性不张。

（3）支气管闭锁：支气管起始部或近端的闭塞，形成无强化的长条状 / 分支状黏液栓，左肺上叶尖后段最常见，闭塞远端可过度充气呈气肿状。

（4）支气管异物：儿童最常见，异物以食物和断牙最常见，主支气管最常受累，可伴发肺炎和肺不张。

病例 3

【主诉】

患者男性，52 岁，乏力 2 月余，咳嗽伴胸痛 1 月余。

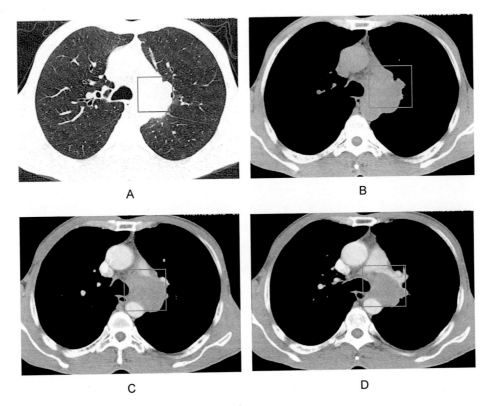

A

B

C

D

问题 1 以下 CT 征象，正确的是（多选题）

A.肺门纵隔肿块

B.冰冻纵隔

C.肺不张

D.支气管狭窄

问题 2 本病的影像诊断可能是

A.淋巴瘤

B.结节病

C.小细胞肺癌

D.纵隔淋巴结结核

【病史】

患者男性,52 岁,乏力 2 月余,咳嗽伴胸痛 1 月余。患者 2 个月前无明显诱因出现乏力,饮酒后加重,1 个月前逐渐出现咳嗽伴胸痛,无咳嗽、痰中带血、咯血,疼痛局限在前胸,无明显放射性,疼痛程度尚可忍受。于当地医院体检胸片提示左肺门处片状高密度影,后转诊至上海市胸科医院,PET/CT 提示:左上肺门肿块,并纵隔主肺动脉窗和左肺动脉侵犯,FDG 代谢增高,考虑中央型肺癌并多发转移（两侧腋窝、髂窝、肝右叶）可能大,拟行化疗,发现 HIV 抗体阳性,CD4$^+$ T 淋巴细胞 223/μl。

【答案】

1.A、B

解析：该病例发生肺门、纵隔肿块,肺动脉被侵犯,呈"冰冻纵隔"的典型表现。

☆ ☆ ☆

2. C

解析：淋巴瘤主要累及前中纵隔淋巴结；结节病呈双侧对称性肺门淋巴结肿大为主，纵隔淋巴结受累的程度相对较轻；淋巴结结核呈纵隔多区淋巴结肿大，典型者增强后呈多发环状强化。小细胞肺癌位于支气管周围，侵犯支气管黏膜下层，阻塞性肺不张或阻塞性肺炎少见，出现广泛淋巴结肿大形成肺门、纵隔肿块。该例 VATS 纵隔淋巴结活检证实为小细胞肺癌。

【点评】

1. **疾病概述或定义** 肺癌是最常见的肺原发性恶性肿瘤，因绝大多数来自支气管黏膜或腺上皮，故又名支气管肺癌。受益于抗反转录病毒治疗的有效性，HIV 感染人口逐渐老龄化，原发性肺癌作为非 AIDS 诱发的恶性肿瘤，越来越多地在胸部成像中被发现。

2. **病理** 根据生物学行为不同，将肺癌分为小细胞肺癌（small cell lung cancer）及非小细胞肺癌（non-small cell lung cancer）两大类，后者主要包括鳞癌（squamous carcinoma）、腺癌（adenocarcinoma）、腺鳞癌（adenosquamous carcinoma）和大细胞癌（large cell carcinoma）等。HIV 感染者中，组织学亚型的分布类似于非 HIV 感染者，腺癌最常见，其次是鳞状细胞癌和小细胞癌。

3. **临床表现**

（1）肺癌的临床表现多种多样，最常见有咳嗽、咳痰、咯血、胸痛及发热等。

（2）有时无临床症状，仅在查体中偶然发现。

（3）其临床症状和体征取决于原发肿瘤的部位和大小、周围结构侵犯、转移灶的部位及副肿瘤综合征等。

4. **诊断要点**

（1）多起源于主支气管，以中央型较为多见，生长迅速，肿块边缘多光滑，表现为以支气管为中心的纺锤形肿块，侵犯支气管黏膜下层，阻塞性肺不张或阻塞性肺炎少见

（2）出现广泛淋巴结肿大形成肺门、纵隔肿块。心房、肺动脉、静脉干、上腔静脉等大血管被侵犯并包埋，呈"冰冻纵隔"的典型表现。

（3）周围型小细胞肺癌以支气管下段分支多受累，一般无肺部阻塞性改变及邻近器官组织的侵犯及转移。

5. **鉴别诊断**

（1）中央型非小细胞肺癌：多为鳞癌，起源于支气管上皮，起源于支气管肿瘤细胞倾向于向气管腔内生长，向腔内凸出，早期即可引发支气管狭窄或截断，形成肺不张或阻塞性肺炎。

（2）淋巴瘤：主要累及前中纵隔淋巴结，纵隔、肺门多区淋巴结肿大，血管前组和气管旁组受累多见，常呈两侧对称性分布，轻至中度、均匀强化，坏死少见，可融合成团块，包绕、侵犯纵隔结构，彼此分界不清。

（3）纵隔淋巴结结核：纵隔多区淋巴结肿大，中纵隔最易受累，右侧多于左侧，早期淋巴结边缘光整、密度均匀，强化均匀；随病变发展密度不均匀，环形强化。

（4）结节病：双侧对称性肺门淋巴结肿大为主，纵隔淋巴结受累的程度相对较轻，肿大的淋巴结呈圆形、卵圆形软组织结构，边缘不清，少数病例肿大淋巴结还可呈浓密状、斑点状或蛋壳样钙化，增强后肿大淋巴结呈轻中度一致性强化。肺内病变为沿胸膜或叶间

⭐☆☆☆

裂分布的斑片或结节影，支气管血管束增粗，小叶间隔线等征象，上叶病变明显。

主要参考文献

[1] Ceng ZH, Shan Fei, Liu JX, et al. Clinical and computed tomography findings in Chinese lung cancer patients with HIV infection: A multi-center study [J]. Thorax Cancer, 2017, 8(3):238-245.

[2] Chou SH, Prabhu SJ, Crothers K, et al. Thoracic diseases associated with HIV infection in the era of antiretroviral therapy: clinical and imaging findings[J]. Radio Graphics, 2014, 34(4):895-911.

[3] 张志勇，施裕新. 胸部疾病循证影像学 [M]. 上海：第二军医大学出版社，2013: 242-269.

[4] Carter BW, Glisson BS, Truong MT, et al. Small cell lung carcinoma: staging, imaging, and treatment considerations [J]. Radio Graphics, 2014, 34(6):1707-1721.

扩展阅读

在非 AIDS 诱发的恶性肿瘤中，肺癌最常见，也是 HIV 感染者因癌症死亡的主要原因。吸烟是肺癌的主要危险因素，HIV 感染者的吸烟率为 60% ～ 80%，比一般人群高出 2 ～ 3 倍。HIV 感染是肺癌一个独立的危险因素，但机制目前尚未清楚。合并肺癌的原因包括①慢性炎症，如反复肺部感染；②免疫抑制，免疫抑制的器官移植受体也有很高的肺癌发生率。肺癌发病率与 CD4$^+$T 淋巴细胞计数、病毒载量及联合抗反转录病毒疗法之间的关系还未明确。

HIV 感染者被诊断为肺癌时较非 HIV 感染者相对年轻，他们的癌症通常为Ⅲ期或Ⅳ期，预后不良。组织学亚型的分布类似于非 HIV 感染者，腺癌最常见，其次是鳞状细胞癌和小细胞癌。HIV 感染者和非 HIV 感染者并发肺癌的影像学表现一样，但前者合并的肺癌可能常处于晚期，病灶更倾向于周围性。在曾患有肺结核或肺孢子菌肺炎的患者中，上叶周围性病变更常见，中央型肿块在之前未发生肺部感染的患者中常见。

（施裕新　史维雅）

第十四节　艾滋病相关性腹部马尔尼菲篮状菌感染

关键词：艾滋病，马尔尼菲篮状菌，体层摄影术

【主诉】

患者男性，31 岁。乏力、食欲缺乏伴腹胀 4 个月，发现 HIV 抗体阳性 4 个月。

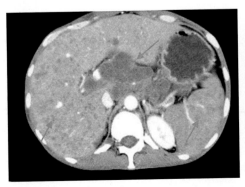
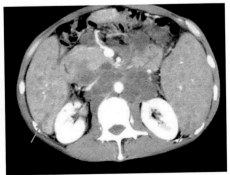

A　　　　　　　　　　　　　B

☆ ☆ ☆

问题 1 本病的影像表现最可能是
A. 结核分枝杆菌感染
B. 马尔尼菲篮状菌感染
C. 淋巴瘤
D. 恶性肿瘤腹腔淋巴结转移

问题 2 以下关于本病的影像学表现描述错误的是
A. 肝脾大,肝脾内见多发低密度灶
B. 肝门、腹腔及肠系膜见多发肿大淋巴结影
C. 增强后部分肿大淋巴结可见环形强化
D. 肿大淋巴结周围的大血管走行异常,局部可见受侵

【病史】

患者男性,31 岁。4 个月前无明显诱因出现乏力食欲缺乏伴腹胀,无咳嗽、咳痰,无发热,无恶心呕吐,查 HIV 抗体阳性,遂转入当地传染病医院。后患者一直在家治疗。现患者病情较重,右侧颈部淋巴结肿大,遂来我院就诊。$CD4^+T$ 淋巴细胞 $5/\mu l$。

【答案】

1. B
2. D

解析：肿大淋巴结周围的大血管走行正常,未见受侵。

【点评】

马尔尼菲篮状菌病腹部常表现为肝门区、肠系膜及腹主动脉旁多发肿大淋巴结,多呈类圆形,较少融合,增强扫描可见环状强化,肠系膜还可见"三明治"样征象。肝脾大常见,实质内可见散在或多发低密度灶。

1. 疾病概述或定义　马尔尼菲篮状菌病是由马尔尼菲篮状菌（*Talaromyces marneffei*,TM,原称为马尔尼菲青霉菌（*Penicillium Marneffei*,PM)）感染引起的深部真菌病。

2. 病理

(1) 淋巴结病变可表现为化脓型、坏死型和肉芽肿样型。

(2) 对于免疫功能低下的患者,淋巴结中的淋巴细胞显著减少,内充满含真菌的巨噬细胞。

3. 临床表现

(1) 累及消化系统常表现腹痛、腹泻。

(2) $CD4^+T$ 淋巴细胞多小于 $20/\mu l$。

4. 诊断要点

(1) 腹腔肿大淋巴结以腹主动脉旁、肠系膜分支血管及肠系膜根部分布为主。

(2) 肿大淋巴结无融合趋势,增强扫描可见环状强化,肠系膜还可见"三明治"样征象。

(3) 常伴有肝脾大,实质内可伴发散在或多发低密度灶。

5. 鉴别诊断

(1) HIV 相关腹部结核:淋巴结肿大以腹主动脉旁、腹膜后、肝门区、肠系膜等分布为主,呈散在或串珠状,有融合趋势,密度不均匀,部分可见液化。常伴有肠结核,可见肠壁增厚、

☆☆☆☆

腹腔积液、腹膜增厚、肠系膜及网膜增厚粘连等表现。

（2）HIV 相关淋巴瘤：肿大的淋巴结边界消失，更易相互融合形成巨大肿块。肿瘤细胞的密度相对较高，而细胞间质成分减少，因此淋巴结的密度及其强化通常比较均匀。

（3）恶性肿瘤腹腔淋巴结转移：多表现为肝门部、胰头周围或胃小弯旁的肿大淋巴结。形态多为不规则，密度不均匀，有相互融合的趋势。

主要参考文献

[1] 章初荫，叶雯，施裕新，等.艾滋病合并马尔尼菲青霉菌病与艾滋病合并非霍奇金淋巴瘤累及腹部淋巴结的鉴别诊断 [J]. 中国临床医学，2018, 025(003):438-441.

[2] 梁欣，姚钦江，李春玫，等. 腹部淋巴结肿大对播散性马尔尼菲青霉菌病的诊断价值 [J]. 中华实用诊断与治疗杂志，2013, 27(6):605-607.

[3] 任美吉，李莉，赵晶，等.AIDS 合并播散型马尔尼菲青霉菌感染的胸腹部 CT 表现 [J]. 新发传染病电子杂志，2017, 2(4):214-217.

[4] 覃江龙，梁纲，卢祥婵，等. 艾滋病合并肺结核和 (或) 马尔尼菲篮状菌病的影像学研究 [J]. 新发传染病电子杂志，2018, 3(3):15-25.

[5] Lu PX, Zhou BP.Diagnostic Imaging of Emerging Infectious Diseases[M].Springer, 2015.

扩展阅读

由于 AIDS 患者的免疫功能障碍，PSM 多表现为播散性感染，因此部分患者的腹部影像学可见异常，常见征象的为肝脾大、腹腔内淋巴结肿大。

当 AIDS 患者的腹部影像学表现为腹腔多发肿大淋巴结时，应该结合临床表现、实验室检查以及胸部影像学，提高疾病的诊断准确率。

（施裕新　石秀东）

第十五节　艾滋病相关性肝结核

关键词：艾滋病，肝结核，计算机断层扫描

【主诉】

患者男性，50 岁。外院检查发现肝脏占位。

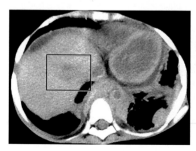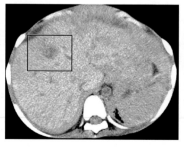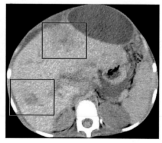

A　　　　　　　　　　B　　　　　　　　　　C

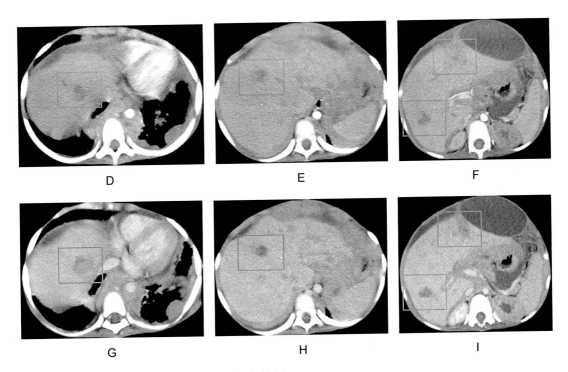

问题1 本 CT 影像表现描述更准确的是

A. 肝内多发结节、肿块，形态不规则，边界不清晰，增强扫描部分病灶似轻度强化

B. 肝内多发结节、肿块，形态规则，边界不清晰，增强扫描未见明显强化

C. 肝内多发结节、肿块，形态不规则，边界清晰，增强扫描未见明显强化

D. 肝内多发结节、肿块，形态规则，边界清晰，增强扫描病灶见强化

问题2 本病的诊断是

A. 肝内多发转移　　　B. 肝癌　　　C. 肝脓肿　　　D. 肝结核

问题3 以下疾病的影像学表现正确的是

A. 增强扫描呈"快进快出"强化方式

B. 增强扫描呈"快进慢出"强化方式

C. 增强扫描病灶无强化或轻度强化

D. 增强扫描病灶无强化

【病史】

患者男性，50 岁。8 个月前无明显诱因出现发热，体温最高达 40℃，发热时伴畏寒寒战，无咳嗽、咳痰，伴轻度腹泻，常规抗感染治疗，无好转，患者自觉进行性消瘦。外院检查，发现 HIV 抗体阳性，肺内病灶、肝内占位。腹腔穿刺，提示渗出性腹水，后予诊断性抗结核治疗，2 个月后复查，发现肺内病灶较前进展，行肿块活检术，术后穿刺找到抗酸杆菌。

【答案】

1. A

2. D

3. C

☆ ☆ ☆ ☆

　　解析：肝脏结核为非常少见的肺外结核，主要由机体免疫功能失常所致，患者 HIV 抗体阳性，无明显诱因出现发现，体温最高达到 40℃，常规抗感染治疗无好转，同时伴有肺内病灶，需警惕结核的存在。

【点评】

　　50 岁男性患者，HIV 病史，肝内多发占位，形态不规则，边界不清晰，增强扫描部分病灶可见轻度强化，结合患者临床病史，考虑肝结核。此种肝内多发病灶，需与肝转移、多发肝癌、多发肝血管瘤鉴别，其中肝转移大多有原发肿瘤病史，且增强扫描呈典型"牛眼征"，而肝癌大多数呈明显的"快进快出"的强化方式，多发肝血管瘤亦有典型的强化方式，为"快进慢出"，T2WI 呈典型的"灯泡征"。

　　1. 疾病概述或定义　肝结核（tuberculosis of the liver）是一种非常少见的肺外结核，目前随着器官移植的开展及艾滋病的流行，肝结核有增多的趋势。

　　2. 病理

　　（1）分为 5 型，包括粟粒性肝结核、孤立性肝结核球、结核性肝脓肿、肝包膜结核、结核性胆道炎。

　　（2）粟粒性肝结核常见，可分为急性与慢性两类。同一病例中，上述类型可同时存在。

　　3. 临床表现

　　（1）无特异性。

　　（2）多起病缓慢，重者有低热、乏力、盗汗、消瘦、肝区疼痛及肝脾大等。

　　4. 诊断要点

　　（1）粟粒性肝结核：CT 平扫小病灶（直径＜ 0.5cm）可表现为肝大；较大粟粒病灶（直径＞ 0.5cm）表现为低密度灶，内部可合并沙砾样钙化，CT 增强示不强化或轻度强化。MRI T1WI 病灶为低信号，呈散在分布，大小不等，T2WI 多为高信号，边缘较清楚，较大的病灶 T1WI、T2WI 内部信号不均，增强同 CT。

　　（2）肝结核球：CT 示肝实质内孤立性直径为 2 ～ 4cm 低密度灶，边缘光整、清楚，内部密度不均，见斑点状、簇状或粉末状钙化。增强扫描动脉期病灶无强化，静脉期和延迟期病灶的边缘部无强化或仅轻度的环形强化。MRI T1WI 呈结节状低信号，边缘光整清楚，少数呈浅分叶状，内部见斑点或沙砾状无信号区。T2WI 病灶呈稍高信号，内部信号不均匀，增强同 CT。

　　（3）结核性肝脓肿：CT 平扫为低密度囊性病灶，可见液 - 液平面或囊壁合并高密度钙化，周围可伴有卫星灶。增强多不强化，部分病灶可见轻度环形强化，部分囊腔内显示多层状或蜂窝状分隔强化。MRI T1WI 呈类圆形、圆形低信号，T2WI 呈明显高信号，增强扫描脓肿壁及其中的分隔可见轻 - 中度强化。

　　（4）肝包膜结核：单纯性肝包膜结核非常少见，多与肝实质结核或腹腔结核同时存在。CT 平扫显示肝包膜增厚，密度增高时见条状或弧线状钙化，相连的肝缘可见类圆形、不规则低密度区为包膜下积液。增强扫描肝包膜及肝实质病灶周围可见不同类型的轻度强化。MRI T1WI 病变部肝包膜显示不规则增厚呈等信号，若包膜钙化呈无信号，肝包膜下积液为低信号，局部肝实质病变表现为低信号，T2WI 增厚或钙化的肝包膜呈低或无信号，包膜下积液为明显高信号，病灶呈低信号和边缘的炎症反应呈高信号。增强扫描肝内病灶周围可见轻度强化，而包膜下积液及肝实质的病灶内部多无强化。

5. 鉴别诊断

（1）原发性肝细胞癌：由肝动脉供血，强化明显，呈"快进快出"特点。具有"假包膜"，为肿瘤压迫周围肝组织，诱发其增生及肝纤维化所致，包膜厚薄不均且界限不清。一般具有慢性肝炎病史。

（2）肝转移性肿瘤：患者原发病史；结节型肝结核的中心粉末状钙化有助于鉴别。

（3）细菌性肝脓肿：细菌性肝脓肿边缘光滑，周边强化更明显，DWI 中央特征性高信号，肝结核性脓肿多为结节融合而成，边缘多不规则，可见簇状结节影。细菌性肝脓肿患者全身菌血症反应剧烈，而结核性患者多免疫力低下，临床症状明显。

主要参考文献

[1] 李宏军 . 实用艾滋病影像学 [M]. 北京：人民卫生出版社 , 2012:528-532.

[2] 中华医学会感染病学分会艾滋病丙型肝炎学组，中国疾病预防控制中心 . 中国艾滋病诊疗指南 (2018 版) [J]. 新发传染病电子杂志 , 2019, 4(2):65-84.

[3] 古丽拜尔，曹治国，韩建，等 . 艾滋合并肝结核、脾结核误诊 1 例 [J]. 临床肺科杂志 , 2016 , 21(8):1547.

扩展阅读

肝脏结核为结核病全身性播散的局部表现，是结核杆菌经肝动脉或门静脉进入肝脏而发生的特异性炎症，常继发于肺结核或肠结核。可以表现为发热、食欲不振、乏力、肝区或右上腹痛及肝脏体积增大；发热多在午后，有时伴畏寒和夜间盗汗；低热或弛张热，且排除其他原因者常有肝结核的可能。依据典型的临床表现及肝脏穿刺活检、B 超、腹部 CT 等检查可以进行诊断。临床治疗以抗结核药物治疗为主。

（杨舒一　单　飞）

第十六节　艾滋病相关性脾结核

关键词：艾滋病，脾结核，计算机断层扫描

【主诉】

患者女性，31 岁。确诊抗 HIV 抗体 5 年，腹部不适半个月。

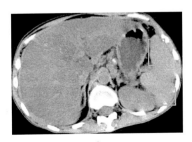
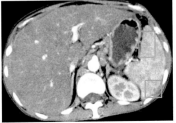
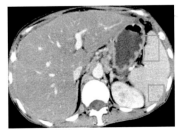

A　　　　　　　　　B　　　　　　　　　C

☆☆☆☆

问题 1　本 CT 影像表现描述更准确的是

A. 脾脏未见明显异常

B. 脾内见多发异常灌注灶

C. 脾脏多发粟粒状结节

D. 脾脏体积肿大

问题 2　本病的诊断是

A. 脾血管瘤　　　　　B. 脾脓肿　　　　　C. 脾淋巴管瘤　　　　　D. 脾结核

【病史】

患者女性,31 岁。患者孕检发现 HIV 抗体阳性,分娩后行抗 HIV 治疗(具体用药不详),自诉服药后出现头晕、双眼视物模糊、口齿不清、舌头震颤,后自行停药,半个月前患者自觉腹部增大,外院超声示脂肪肝、胆囊内息肉样变、脾稍大、腹膜后淋巴结肿大,腹腔积液。腹水内找出结核分枝杆菌。

【答案】

1. C

2. D

解析:脾脏结核为非常少见的肺外结核,对于 HIV 感染患者,可无特殊表现,结核菌通过血液、淋巴循环侵及脾脏的红髓、白髓,后侵及被膜下或邻近脏器的结核病变直接侵犯脾脏所致。

【点评】

31 岁女性患者,HIV 病史,脾脏多发粟粒样结节,增强扫描未见明显强化,腹水,腹膜后有肿大淋巴结,结合病史,首先考虑结核。

1. **疾病概述或定义**　艾滋病患者,脾脏可发生多种机会性感染。Klatt 等报道,HIV 相关脾脏机会性感染,依次为 MAC、隐球菌、结核分枝杆菌、CMV、组织胞浆菌、白色念珠菌、球孢子菌、卡氏肺孢子虫等。

2. **病理**　主要分为三型:①粟粒型:脾结核相对早期阶段,脾脏内仅有散在的灰白色粟粒样结核结节。②干酪样坏死型:脾结核的进展期,脾实质内结核病灶融合成黄色干酪样病变,可以液化成脓肿。③钙化型:脾结核的稳定期,脾脏实质内弥漫性纤维性变,多发性结节钙化。

3. **临床表现**　免疫力低下患者,可无特殊表现。

4. **诊断要点**

(1) 早期表现为脾脏弥漫性肿大,密度稍低但均匀。

(2) 常呈粟粒状表现。

(3) 钙化可见。

5. **鉴别诊断**

(1) 脾脓肿:CT 示圆形、类圆形低密度灶,边界清楚,无壁,增强后无强化。

(2) 脾淋巴管瘤:CT 示脾大,其内有多个大小不一的圆形或不规则形的低密度病灶,增强扫描动脉期病灶无明显强化,门脉期及延迟期病灶仍为低密度灶,边界清楚。

主要参考文献

[1] 李宏军 . 实用艾滋病影像学 [M]. 北京：人民卫生出版社 , 2012:528-532.

[2] 中华医学会感染病学分会艾滋病丙型肝炎学组，中国疾病预防控制中心 . 中国艾滋病诊疗指南 (2018 版) [J]. 新发传染病电子杂志 , 2019, 4(2):65-84.

[3] 古丽拜尔 , 曹治国 , 韩建 , 等 . 艾滋合并肝结核、脾结核误诊 1 例 [J]. 临床肺科杂志 , 2016, 21(8):1547.

扩展阅读

脾脏结核从幼儿到老年人均可发病，以 20 ～ 50 岁多见，男女比例为（1 ～ 1.5）：1。脾脏结核感染途经主要为血源性，亦可以经淋巴道，以及邻近器官病灶直接播散，其中，继发于 HIV 感染的脾脏结核不少见。脾脏结核多继发于初染结核以后由其他脏器的结核病灶播散而来，可伴或不伴肺、肝、淋巴结等器官的结核。脾结核因影像学无特征性，该病难于一次明确诊断，易误诊为脾恶性淋巴瘤或转移癌。

（杨舒一　单　飞）

第 7 章

布鲁菌病

第一节　布鲁菌性脊柱炎

关键词：布鲁菌，脊柱炎

【主诉】

患者男性，43 岁，腰痛伴活动受限 20 天。

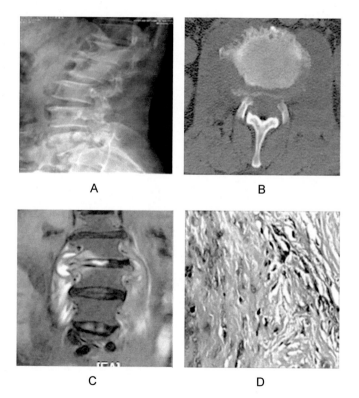

A. 平片示腰椎骨质增生并骨赘形成，以腰 2、3 椎体为著，椎间隙变窄；B.CT 骨窗图像示腰 3 椎体边缘明显增生硬化呈"花边椎"改变，边缘散在小囊状骨质破坏；C.MRI T2WI 图像示腰 2、3 椎体及相应椎间盘呈不均匀长 T2 信号，椎旁可见局限的少量脓肿形成；D. 病理图像示：髓核组织、纤维素样坏死组织及炎性肉芽肿样组织伴多核巨细胞反应

☆ ☆ ☆

问题 1 综合以上影像检查图像，该案例最可能的诊断为下列哪一项：

A. 化脓性脊柱炎　　　　　　　B. 腰椎结核

C. 腰椎布鲁菌病　　　　　　　D. 脊柱转移瘤

问题 2 临床怀疑布鲁菌性脊柱炎最佳的影像检查方法是：

A. DR 正侧位片　　　　　　　B. CT 扫描

C. MRI 平扫　　　　　　　　　D. MRI 平扫 + 增强

【病史】

患者男性，43 岁，腰痛伴活动受限 20 天。

现病史：患者自诉 3 年前诊断布鲁菌病，经布病治疗后症状消失；20 天前无明显诱因出现腰痛，伴双下肢疼痛、麻木，活动受限，不能行走。

流行病学史：自己饲养羊，有与羊密切接触史，既往有多次接羔史，有宰杀羊史，否认饮用生奶、食用生肉病史，居住地为布鲁菌病高发地区。

实验室检查：红细胞沉降率↑；布氏杆菌常规测定：血清学：RBPT（+），SAT（1：200）；结核感染 T 淋巴细胞测定：正常。

既往史：患有乙型肝炎 3 年，余无殊。

治疗史：予以布病常规抗炎、补液、营养、支持等治疗。予以（利福平针剂 0.6g，每天 1 次；多西环素 0.2g，1 天 1 次）联合用药抗感染治疗。

【答案】

1. C

解析：年轻患者，椎体以增生硬化为著，呈花边椎改变，无明显溶骨性骨质破坏，可见局限于病变椎旁的少许脓肿，无明显向下流注征象，符合腰椎布鲁菌病。

2. D

解析：MRI 平扫能早期显示病变椎体骨髓水肿及椎间盘信号改变，增强后对于病变椎体本身病变显示更加清晰，对椎旁及椎管内硬膜外少量脓肿范围、边界显示清晰，有利于提高诊断正确率，避免漏、误诊。

【点评】

1. *疾病概述*　布鲁菌病是人畜共患传染病，在全世界各地都有很广泛的分布，是《中华人民共和国传染病防治法》规定的乙类传染病。骨关节损害是慢性布鲁菌病最主要的临床表现，主要侵犯脊柱、大关节，全身各系统均可发病，临床表现易于和结核混淆。

2. *病理*　病理表现为渗出、增生和肉芽肿形成，以破坏修复交替进行为主要影像特征。

3. *临床表现*　关节疼痛是布鲁菌病最主要及最典型的特征之一，特点是发生在大关节，也可以多关节同时受累；急性期患者多呈游走性关节疼痛，慢性期患者则多为固定性关节疼痛；关节疼痛常与气候和活动有关，引起关节疼痛的主要原因是骨关节病变和关节周围软组织炎等。

4. *诊断要点*

(1) 骨关节是布鲁菌病最常见受累部位，40% 以上的病例均可以发生。

(2) 骨质改变：多表现为椎体上下边缘为主的小囊状骨质破坏灶，小而多发，周围伴

☆☆☆

有明显增生硬化呈"花边椎"或"毛刷状"改变，新生骨组织中夹杂新旧骨质破坏，后期骨质破坏向椎体中心发展，少数可以出现压缩、楔形变，病变可累及多个椎体。

（3）椎旁脓肿：一般不超过病变椎体长度，无明显向下方流注的直接征象，周围脂肪间隙较清晰，较少累及腰大肌，部分突入椎管可形成硬膜外脓肿，增强后有软组织及脓肿边缘强化。

（4）椎间隙变窄，椎间盘早期出现炎性水肿,后期破坏;DR 及 CT 部分可见到韧带钙化。

5. 鉴别诊断

（1）非特异性化脓性脊柱炎：多单个或多个椎体发病，病灶进展快，骨质增生硬化明显。

（2）椎体结核：①溶骨性骨质破坏，椎体可完全破坏消失，累及数个椎体；②椎间隙变窄或消失；③腰大肌寒性脓肿形成，向下方流注。

（3）脊柱转移瘤：椎弓根破坏为著，有肿瘤病史。

（4）椎体压缩性骨折：明确的外伤史，多累及单个椎体呈楔形改变，无侵袭性骨质破坏及椎间盘狭窄。

主要参考文献

[1] 李宏军，陆普选，等 . 布鲁菌病 [M]. 实用传染病影像学，北京：人民卫生出版社，2014: 719-739.

[2] Bagheri AB, Ahmadi K, Chokan NM, et al. The diagnostic value of MRI in Brucella spondy itiswith comparison to clinical and laboratory findings[J]. Acta Inform Med, 2016, 24(2):107-110.

[3] Shemsedin D, Nexhmedin S, Gresa D, et al. Clinical Manifestations in 82 Neurobrucellosis Patients from Kosovo. Mater Sociomed, 2016, 28:408-411.

[4] 王艳，杨豫新，刘文亚 . 布鲁菌病影像学诊断 [J]. 中国医学影像学杂志，2018, 26(7):556-560.

[5] 巴图尔 . 吐尔地，火忠，等 . X 线数字断层融合技术诊断布氏杆菌性脊柱炎的临床价值 [J]. 新疆医学，2015, 45:26-28.

[6] 龚静山，朱进，凌人男，等 . 布鲁杆菌性脊柱炎的MRI 表现：非疫区的 5 例报道及文献复习 [J]. 新发传染病电子杂志，2017, 2(1)：28-30.

扩展阅读

骨关节是布鲁菌病最常见受累部位，40% 以上的病例均可以受累骨关节。包括脊柱炎、四肢关节炎、骶髂关节炎、耻骨联合炎及胸锁关节炎等。虽然发病的关节部位不同，但总体的临床及影像表现较为相似。关节疼痛是布鲁菌病最主要及最典型的特征之一，特点是发生在大关节，也可以多关节同时受累；急性期患者多呈游走性关节疼痛，慢性期患者则多为固定性关节疼痛；关节疼痛常与气候和活动有关，引起关节疼痛的主要原因是骨关节病变和关节周围软组织炎等。布氏杆菌性脊柱炎可累及脊柱各部位，包括颈椎（7.7%）、胸椎（4.2%）、胸腰部椎体（9.8%）、腰椎（70.6%）及腰骶部椎体（7.7%），以腰椎最为多见。

（杨豫新　王　艳）

第二节　神经型布鲁菌病

关键词：布鲁菌病，神经

【主诉】

患者男性，51 岁，头痛 1 年余，全身关节疼痛、双下肢无力 8 个月。

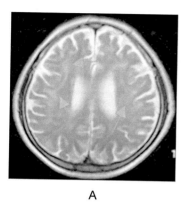
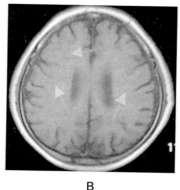
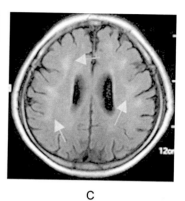

A	B	C

MRI 图像示弥漫性、对称性周围灰白质（以大脑弓状纤维素为著）呈稍长 T1（B）、长 T2（A）信号，FLAIR（C）呈高信号的脱髓鞘改变

问题 1　神经型布鲁菌病最常见的并发症包含以下哪些
A. 脑膜脑炎　　　　　　　　B. 脑膜炎
C. 脑梗死　　　　　　　　　D. 颅脑神经疾病
问题 2　神经型布鲁菌病需要与以下哪些疾病进行鉴别
A. 多发性硬化　　　　　　　B. 急性播散型脑脊髓炎
C. 莱姆病　　　　　　　　　D. 结核性脑膜炎

【病史】

患者男性，51 岁，头痛 1 年余，全身关节疼痛、双下肢无力 8 个月。

现病史：患者自诉 1 年余前无明显诱因出现头胀痛、未重视。8 个月前出现全身关节肿痛，以双肩、腕、髋、膝及踝关节为主，腰部疼痛为甚，双下肢无力，辅助可行走，4 个月前下肢无力加重，辅助行走困难，借助轮椅活动；小便失禁。

流行病学史：患者长期居住于甘肃天水，农民，初中学历，既往家中饲养猪，有密切接触史，否认饮用生奶、食用生肉病史。

实验室检查：

布氏杆菌常规测定：血清学：RBPT（+），SAT（1：200）。

脑脊液：RBPT（+），SAT（1：50）；

潘氏球蛋白定性试验：阳性；

脑脊液生化测定：IgG（0.315g/L）↑、IgM（0.005g/L）↑、白蛋白（108.00mg/dl）↑、

☆☆☆☆

氯化物（107.00mmol/L）↓、葡萄糖（2.24mmol/L）↓；脑脊液培养：未培养出布氏杆菌。

既往史：自诉患有乙型肝炎20年，否认高血压、糖尿病、高血脂病史。否认输血、中毒史，否认药物、食物过敏史。

治疗史：予以布病常规抗炎、补液、营养、支持等治疗。患者予以（利福平针剂0.6g，每天1次；多西环素0.1g，1天2次；头孢曲松钠2g，每天1次）联合用药抗感染治疗，以甲钴胺片营养神经治疗，以复方甘草酸苷静脉滴注保肝治疗，以骨肽静脉滴注改善骨质代谢及对症治疗。

【答案】

1. A、B

解析：由羊种菌引起的病例中，约5%的病例有中枢神经系统的受累，脑膜脑炎和脑膜炎是最常见的，通常发生在病程的后期。

2. A、B、C、D

解析：布鲁菌病累及脑白质时，易于与其他炎症性或感染性病变混淆，需注意鉴别。

【点评】

1. *疾病概述*　布鲁菌病神经系统并发症较少见，约3%的病例有中枢神经系统的受累，脑膜脑炎和脑膜炎是最常见的并发症，心内膜炎所致血栓可导致急性大面积脑梗死是死亡原因之一。中枢神经系统的其他并发症，主要包括脑血管炎、血管炎所致动脉瘤、脑和硬膜外脓肿、脑梗死、脑出血和小脑共济失调等。周围神经病变的并发症包括神经根病变，Guillain-Barré综合征和脊髓灰质炎样综合征。

2. *病理*　病理学主要表现为纤维素样坏死、炎性肉芽组织伴多核巨细胞反应。

3. *临床表现*　临床早期神经型布鲁菌病症状不明显，常在形成脓肿或肉芽肿组织产生压迫症状才发现。主要临床症状可表现为间断发热，乏力、头晕，呕吐，后期甚至出现精神异常。

4. *诊断要点*

（1）脑脊液检查结果，通常是蛋白质含量升高，血糖浓度正常或偏低，以淋巴细胞为主。脑脊液和血清中检测到特异性抗体可以确诊。

（2）超声检查一般无特殊发现，累及颈动脉时，仅可发现动脉壁增厚，内壁凹凸不平，动脉管腔变细，甚至中断。

（3）CT表现为基底池变窄或消失，脊髓肿胀，脑积水，如果累及脑实质，可见小片状低密度影；增强后，见脑膜轻微强化，形成脑脓肿时，可以见到较厚的脓肿壁强化。

（4）颅脑CTA可见动脉粗细不均，个别甚至有中断现象；MRI亦表现为基底池变窄或消失，脊髓肿胀，脑积水，累及脑及脊髓实质，可见小片状长T2信号，部分呈脱髓鞘改变；增强后，脑膜轻微增厚强化，发生脑脓肿时，DWI序列呈明显高信号，增强后可见较厚的环形壁强化。

5. *鉴别诊断*

（1）多发性硬化（MS）：好发于中青年，女性稍多。病灶主要位于侧脑室周围及深部脑白质，多垂直于侧脑室及胼胝体，此征象称为"直角脱髓鞘征"，活动期增强后MS斑块可明显异常强化，病程常有缓解与复发交替为特征。

（2）急性播散型脑脊髓炎：任何年龄均可发病，好发于儿童及青壮年，为脑与脊髓的广泛的炎症 - 脱髓鞘反应，以白质中小静脉周围区的髓鞘脱失为特征，MRI 扫描 T1WI 呈低信号，T2WI 表现为弥漫多发的高信号，以双侧侧脑室周围显著，病变周围有水肿，诊断常需要结合临床及实验室检查。

（3）莱姆病：莱姆病是一种以蜱为媒介的螺旋体感染性疾病，以神经系统损害为该病最主要的临床表现。主要表现为皮肤的慢性游走性红斑，见于大多数病例。其临床症状及影像学表现均缺乏特异性，需密切结合临床病史及实验室检查，实验室检查可见红细胞沉降率增快，循环免疫复合物阳性。

（4）结核性脑膜炎：结核性脑膜炎多是结核杆菌血行播散所致，影像学表现与神经型布鲁菌病鉴别困难。主要依靠实验室脑脊液检查，脑脊液外观颜色偏黄；压力偏高、蛋白质是明显偏高的、糖和氯化物是明显偏低的、脑脊液静置后薄膜涂片可以找到抗酸杆菌可确诊。

主要参考文献

[1] 矫黎东，王宪玲，袁泉，等 . 神经型布氏杆菌病 6 例临床分析 [J]. 北京医学，2015, 37(5):412-414.

[2] Ahmed T.Hendam, MBBch, MSc, et al. Cervical Intramedullary Brucellosis:A Case Report[J]. Neuosurg Q, 2014, 24:203-206.

[3] Al-Sous MW, Bohlega S, Al-Kawi MZ, et al. Neurobrucellosis: Clinical and Neuroimaging Correlation[J]. AJNR Am J Neuroradiol, 2004, 25(3):395-401.

扩展阅读

神经型布鲁菌病是布鲁菌病少见的并发症，占布鲁杆菌病患者比率各家报道结果不一，绝大多数低于 10%。一般多是继发于脊柱炎、脉管炎及蛛网膜炎，包括急性脑炎、脑膜脑炎、小脑炎、脊髓炎、颅脑神经疾病及脊神经根炎。由羊种菌引起的病例中，约 5% 的病例有中枢神经系统的受累，脑膜脑炎和脑膜炎是最常见的，通常发生在病程的后期。脑脊液检查结果，通常是蛋白质含量升高，血糖浓度正常或偏低，以淋巴细胞增多为主。从脑脊液中很少分离出布鲁杆菌，但可通过在脑脊液中检测到特异性布鲁菌抗体而确诊。

（杨豫新 王 艳）

第三节 布鲁菌性肺炎

关键词：布鲁菌，肺炎

【主诉】

患者女性，63 岁，腰骶部疼痛伴活动受限、乏力、盗汗 20 天，临床诊断布鲁菌性脊柱炎。

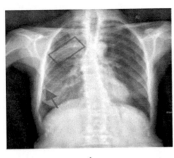
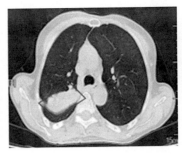
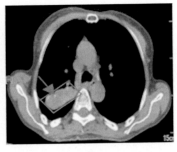

A   B   C

A.胸片示右上肺可见条片状密度增影，余肺野散在钙化；B.肺窗示右肺上叶尖后段致密团片影，形态较规整，余肺野散在小结节影；C.纵隔窗示其内多发结节状及小片状钙化，纵隔内见钙化淋巴结

问题1 肺部布鲁菌病传播途径不包括下列哪一项

A.吸入含布鲁菌杆菌的气溶胶　　　　　B.血行播散

C.与病畜密切接触　　　　　　　　　　D.与患有布鲁菌病患者密切接触

问题2 右肺上叶后段团片状占位，境界较清晰，内多发点片状钙化，余肺野多发小结节影，该案例最可能的诊断为下列哪一项

A.肺结核　　　　B.布鲁杆菌相关性肺炎　　　　C.中央型肺癌　　　　D.肺结节病

【病史】

患者女性，63岁。腰骶部疼痛伴活动受限、乏力、盗汗20天。

现病史：患者自述于20多天前出现腰骶部、双下肢疼痛，伴腰部活动受限，活动后、受凉后疼痛加重，休息后可缓解，呈持续性针刺状疼痛，伴发热、盗汗，以夜间为著，体温在39℃左右。

流行病学史：家中饲养牛羊，有家畜密切接触史。

实验室检查：布氏杆菌常规测定：血清学：RBPT（+），SAT（1：200）；红细胞沉降率↑，60mm/h；白细胞介素-6（↑），12.31pg/ml；结核抗体（-）。

既往史：无异常。

简要治疗史：予以布鲁菌病常规抗炎、补液、营养、支持等治疗，患者予以（利福平针剂0.6g，每天1次；多西环素0.2g，1天1次）联合用药抗感染治疗。

【答案】

1.D

解析：目前，未发现明确布鲁菌病存在人传人证据。

2.B

解析：本例患者为临床确诊布鲁菌病，家中饲养牛羊，有家畜密切接触史。实验室检查：布鲁菌杆菌常规测定：血清学：RBPT（+），SAT（1：200）；结核抗体（-）。从影像表现上与肺结核难以鉴别。

【点评】

1.疾病概述或定义　布鲁菌病（brucellosis）又称地中海弛张热、马耳他热，是一种由布鲁菌属细菌引起的具有较强传染性的人畜共患病，也是国家法定乙类传染病，主要影响哺乳类动物。布鲁杆菌在外界存活能力较强,在 8℃ 条件下,布鲁杆菌在牛奶中可存活 2 天、冷冻肉中可存活约 3 周,在各种奶酪中则可存活长达 3 个月,在潮湿的土壤与动物排泄物中布鲁杆菌可存活超过 40 天,因而,在日常生活中预防布鲁杆菌感染较为困难。布鲁菌病常发生在同羊、牛等病畜密切接触人员当中。

2. 病理 布鲁菌病病理改变可呈全身性病变,主要是炎症渗出、变性、坏死、组织增生和肉芽肿形成。人体各个器官、系统均可受累,肝脏、脾脏、淋巴结、关节和骨髓均可形成炎症、肉芽肿;骨关节系统即引起关节炎、骨髓炎、脊柱炎;生殖系统即发生睾丸炎、附睾炎(相对多见)、子宫内膜炎(相对少见);神经系统可发生神经炎、神经根炎、脑膜炎;心血管及呼吸系统即导致心内膜炎、心肌炎和肺炎等。病变由急性期/亚急性期转为慢性期时,患者可出现纤维硬化性病变,引起功能障碍。

3. 临床表现 通常,人体在感染布鲁菌病早期,临床症状并无特异性改变,以发热、盗汗及关节游走性疼痛为主,此时,若无法得到及时诊断与治疗,多数病变则逐渐演变成慢性期,迁延不愈,少数病变则可引起关节功能损害和形成菌血症,严重者引起布鲁菌性心内膜炎,即心脏瓣膜形成赘生物、脱落后可导致死亡。

4. 诊断要点 呼吸系统布鲁菌病较罕见,在 X 线胸片及 CT 图像主要表现包括肺门及气管旁淋巴结肿大、间质性或支气管肺炎、肺脓肿、结节、肉芽肿形成、胸腔积液、脓胸。此外,粟粒样分布的影像学表现也有报道,本例即是。

5. 鉴别诊断 总体来说,布鲁菌病相关性肺病由于其影像表现无特异性,常与肿瘤、结核、结节病及肺炎难以鉴别。

主要参考文献

[1] 李宏军,陆普选,等. 布鲁菌病 [M]. 实用传染病影像学,北京:人民卫生出版社,2014:719-739.

[2] Zhang T, Wang C, Niu R, et al. Pulmonary Brucellosis on FDG PET/CT[J]. Clin Nucl Med, 2014, 39(2):222-223.

[3] Sevilla Lopez S, Quero Valenzuela F, Piedra Femandez I. Bilateral pulmonary nodules due to brucellosis[J].

[4] 王艳,杨豫新,刘文亚. 布鲁菌病影像学诊断 [J]. 中国医学影像学杂志,2018, 26(7):556-560.

扩展阅读

布鲁菌病在肺部表现无特异性,常与肿瘤、结核及肺部慢性炎症难以鉴别。吸入感染动物的气溶胶及伴随菌血症传播是肺部布鲁菌病的主要传播途径。肺部并发症有肺门及气管旁淋巴结肿大、间质性肺炎、支气管肺炎、肺脓肿、肺结节及肉芽肿形成、胸腔积液和脓胸。影像表现肺部多发结节,周围可见纤维索条影,肺门及气管旁淋巴结肿大常见,为慢性炎症所致。间质性肺炎、支气管肺炎、肺脓肿少见。

(杨豫新 王 艳)

第 8 章

梅　毒

第一节　骨　梅　毒

关键词：先天性骨梅毒，骨质破坏，X 线影像诊断，骨膜炎

病例 1

【主诉】

患儿，女，出生后 77 天，发现皮疹 70 天，发热 5 天。

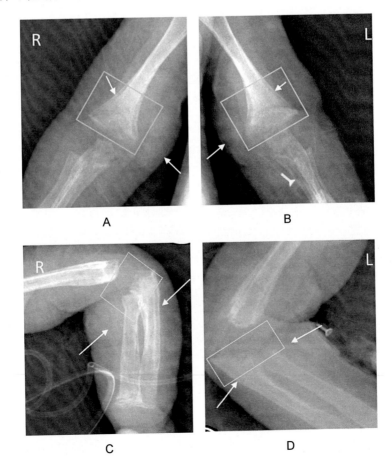

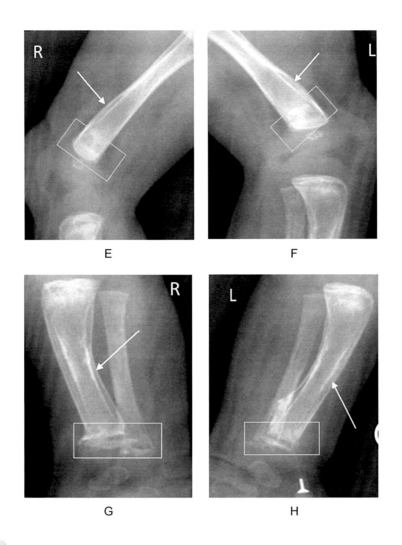

E   F

G   H

病例 2

【主诉】

患儿，男，出生后 91 天，发热 1 周。

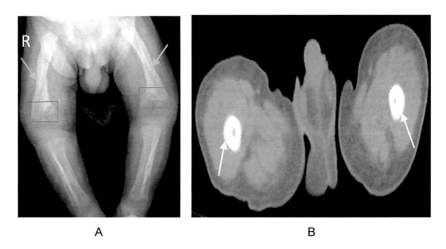

A   B

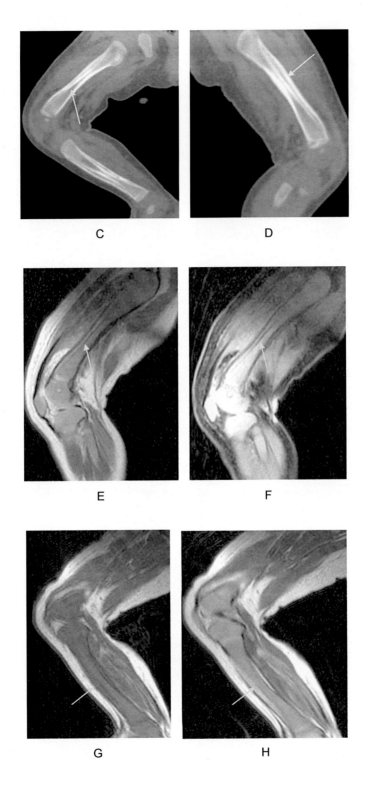

C   D

E   F

G   H

问题 1　下列哪项描述不是骨梅毒的典型影像表现

A. 骨质破坏 　　　　　　B. 软组织肿胀

C. 关节畸形 　　　　　　D. 骨膜增生

【答案】A、B、C

解析：早发型先天性骨梅毒典型 X 线表现为：①干骺端炎：先期钙带增宽且其下可见横行透亮带；②骨膜炎：多为对称性的骨膜增生，可见层样骨膜增生；③骨炎或骨髓炎：骨皮质增厚，髓腔变窄；④病理性骨折。部分患者可见 Wimberger 征，为双侧胫骨近端干骺端内侧对称性骨质破坏。

问题 2　骨梅毒应与下列哪些疾病鉴别

A. 先天性佝偻病

B. 化脓性骨髓炎

C. 骨结核

D. 病理性骨折

【答案】A、B、C

解析：该病应注意与以下几种疾病相鉴别：①佝偻病，前期钙化带可增宽，但无相伴的骨质透亮线；②化脓性骨髓炎，常有典型的红、肿、热、痛临床表现，骨质破坏多为非对称性，可见死骨形成；③骨结核，干骺端骨质疏松并有囊状破坏，周围不伴明显骨质增生硬化或骨膜增生，可有沙粒样死骨。

【病史】

病例 1，患儿，女，出生后 77 天，发现皮疹 70 天，发热 5 天，来院就诊，行双侧肱骨正位，双侧尺桡骨正侧位，双侧股骨正侧位及双侧胫腓骨正侧位 X 线检查，分别示双肱骨骨膜增厚，远端干骺端增宽，形态不规整，软组织肿胀；双侧尺桡骨骨膜层状增厚，近端干骺端骨质形态不规整，密度不均匀，双侧尺桡骨远端干骺端隐约可见条形透亮带，软组织肿胀；双侧股骨骨膜增厚，远端干骺端密度均匀，形态尚可，先期钙化带显示欠清；双侧胫腓骨骨膜层状增厚，干骺端骨质形态不规整，密度不均匀，双侧胫腓骨远端干骺端先期钙化带下可见带状透亮影。均呈骨膜炎表现，结合相关实验室检查，确诊为先天性骨梅毒。

病例 2，患儿，男，出生后 91 天，发热 1 周，来院就诊，行双侧膝关节正位 X 线，双膝关节 CT 平扫及 MRI 检查，X 线提示双侧股骨干，胫腓骨对称性分布大量骨膜增生，以骨干中段骨骨干 1/3 部最显著，骨膜下可见新骨形成；双侧股骨远端骨质破坏，可见骨松质，并死骨形成，内上髁局限骨质断裂。CT 及 MRI 均表现为双侧股骨，胫腓骨弥漫性骨膜增生，骨膜炎表现，结合相关实验室检查，确诊为先天性骨梅毒。

【点评】

先天性骨梅毒：又称胎传梅毒，是由于胎儿时期梅毒螺旋体由母体经胎盘进入胎儿血液循环所致的感染，分为以下几种。

（一）梅毒性骨软骨炎

1. 疾病概述或定义　梅毒性骨软骨炎主要侵犯长骨的骨骺，骨膜亦可增厚。

2. 病理

（1）长管状骨的骨骺完全性分离，甚至发生骨折。

（2）骨和软骨组织发生明胶样变性，形成黄色的液体。

3.临床表现

（1）通常在梅毒婴儿出生后6个月中见到，常见于股骨、肱骨、尺骨、桡骨等四肢长骨的干骺端。

（2）患部肿胀压痛，关节附近肌肉萎缩。患部因疼痛造成运动障碍，肢体下垂呈松弛状，合并骨骺分离时更为明显。

（3）全身症状有身体极度衰弱，皮肤苍白，皮肤松弛，皮下脂肪减少，体重减轻，患儿常有低热、哭声低哑，还可有皮炎、黏膜斑、鼻炎、头发及指甲损害等。

4.诊断要点　X线检查可见骨骺增宽、骨骺线部出现密度增高的白线，呈锯齿状。

（二）梅毒性骨膜炎

1.疾病概述或定义　梅毒性骨膜炎主要表现为骨痛及骨的局部肿胀，表面皮肤无红肿热痛的炎症表现。

2.病理　好发于四肢长骨。

3.临床表现

（1）早发多见于出生后2～3个月，可有骨膜炎病变，多为对称性，常见于胫骨、肱骨、尺骨、腓骨等处。

（2）晚发梅毒多在5～15岁发生，常见于颅骨及胫骨、锁骨、尺骨、桡骨等长骨。发生于手足部掌、跖的指（趾）骨时，可有局部肿胀，手指（趾）呈梭形，称为梅毒性指（趾）炎。患处有钝性疼痛，夜间加重，活动增多或天气温暖时疼痛加重。浅表部位可扪及骨膜增厚，表面不平滑，局部压痛。

4.诊断要点　X线见骨膜增厚及钙化，胫骨病变主要在内侧，胫骨中部向前凸出弯曲呈"腰刀状"，颅骨可见骨皮质表面粗糙，骨膜增厚，密度增加。

（三）骨髓炎

1.疾病概述或定义　骨髓炎主要发生于先天性梅毒和成人第三期梅毒。

2.病理　梅毒螺旋体经血循环进入骨髓小血管，引起低度炎性反应，包括血管扩张、血清渗出和单核细胞，即淋巴细胞及浆细胞浸润。

3.临床表现　临床上无急性骨髓炎表现，患处稍有疼痛及酸痛。

4.诊断要点　X线检查见骨质破坏，有新骨生成，死骨出现，骨密度增加，骨膜增厚，髓腔消失。

5.鉴别诊断

（1）佝偻病：梅毒性干骺端炎需与佝偻病相鉴别，前者改变较典型的部位为胫骨近端、股骨及肱骨远端。其X线改变分四种类型；先期钙化带增宽而不均匀，钙化带下有透明带并毛糙呈锯齿状，钙化带参差不齐伴一侧性骨缺损和骨端完全性骨破坏并钙化带碎裂偏斜。佝偻病则腹部膨隆，方形头颅，有兵乓球感，两肋端呈串珠状及"O"形或"X"形腿。在活动期X线上呈干骺端骨小梁紊乱、疏松而粗糙。以后于骺端变宽，边缘更加不规则而毛糙，呈毛刷状。骺核轮廓毛糙不齐，中间骨疏松，有时变小或消失。骨干变短，普遍骨疏松，密度变低及皮质菲薄。骨松质小梁稀疏、粗糙及常有青枝骨折。

（2）化脓性骨髓炎：梅毒性骨髓炎需与化脓性骨髓炎相鉴别，不管先天性或后天性梅毒性骨髓炎的特点为多发性及对称性，X线特点为骨破坏同时多伴有骨硬化、骨膜炎及骨炎,一般无死骨。急性骨髓炎起病急,有高热及白细胞增多,骨破坏始于干骺端向骨干扩展,常引起大面积骨破坏及大块死骨,伴有广泛的骨膜反应,无骨硬化。慢性期以骨修复硬化为主。

(3)关节结核:关节梅毒与关节结核鉴别点为关节梅毒表现为多发对称,骨干有骨破坏,骨破坏多伴有骨硬化、骨膜炎及骨炎,一般无死骨;关节结核表现为关节肿胀、骨破坏从非持重面开始,多有骨质疏松、骨破坏及沙粒状死骨形成,无骨硬化。

主要参考文献

[1] 童成文,兰姗,李胜,等.X 线对早发型先天性骨梅毒的诊断价值 [J].湖北医药学院学报,2019, 38(6):580-582.

[2] 李欣,邵剑波.中华影像医学儿科影像卷 [M].北京:人民卫生出版社,2010: 548.

[3] 徐慧,唐文伟,梁琼鹤,等.先天性骨梅毒的临床及 X 线表现特点 [J].实用放射学杂志,2014, 30(12):2040-2042.

[4] 张海金,刘辉,王志峰.早发型先天性骨梅毒的 X 线表现 [J].医学影像学杂志,2017, 27(6):1198-1200.

[5] 张海霞,黄群英,王荟,等.新生儿早发型先天性骨梅毒的 X 线诊断 [J].中国医学计算机成像杂志, 2011, 17(1):65-69.

[6] 吴肖冰,冯铁建,余卫业.预防控制梅毒母婴传播的关键措施及实施效果 [J].新发传染病电子杂志, 2019, 4(3):204-208.

扩展阅读

后天性骨梅毒临床表现可发生于梅毒病的第二期及第三期,以骨膜炎为主,部分患者表现为梅毒骨炎及骨髓炎,症状与先天性骨梅毒表现相似。影像学检查先天性骨梅毒与后天性骨梅毒相似,但先天性梅毒性骨髓炎为弥散性骨破坏,后天性则多为局限性。

(潘诗农　苏　娜　李　巍)

第二节　神经梅毒

关键词:神经梅毒,慢性传染性疾病,螺旋体感染,MRI 影像诊断

病例 1

【主诉】

患儿,女,出生后 31 天,皮肤黄染 1 天,来院就诊。

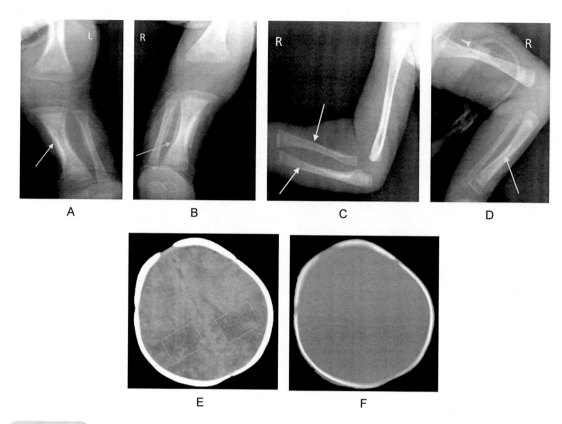

A　　　　B　　　　C　　　　D

E　　　　F

病例 2

患者女性，60 岁，左侧肢体活动障碍 1 周，反应迟钝 3 天。

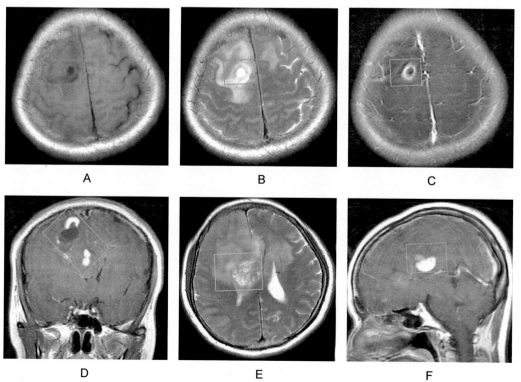

A　　　　B　　　　C

D　　　　E　　　　F

☆ ☆ ☆

问题 1　神经梅毒的影像表现的是

A. 脑膜炎　　　　B. 脑梗死　　　　C. 脑萎缩　　　　D. 脑出血

【答案】A、B、C

解析：神经梅毒有多种病理学表现，包括脑膜炎、脑梗死、肉芽肿、动脉炎及脑萎缩。故 MRI 表现多样，脑膜炎表现为脑膜广泛增厚且明显强化。脑梗死表现为 T2WI 呈对称或不对称大片状或斑片状脑实质高信号。脑萎缩表现为双侧额叶、顶叶及颞叶不同程度萎缩，以颅脑前部明显，双侧脑室对称性扩大。肉芽肿具有一定的特征性：病灶呈类圆形，病灶中心的干酪样坏死在 T1WI 及 T2WI 上为混杂信号灶，不规则环形强化，周围有较大面积水肿。脑膜血管型主要表现为小斑片状或大片状异常信号，T1WI 呈等或稍低信号，T2WI 和 FLAIR 呈高信号，DWI 呈等或稍高信号，主要位于额、颞叶。脑膜型表现为增强扫描后左侧颞极脑膜增厚强化。实质型表现为全脑或双侧额叶、顶叶、颞叶脑萎缩。

问题 2　病例 2 最有可能诊断为

A. 神经梅毒　　　　　　B. 结核性脑膜炎

C. 胶质瘤　　　　　　　D. 结核瘤

【答案】A

解析：多发胶质瘤患者皮质受累及者主要表现为皮质弥漫肿胀其次为皮质结节沿皮质样强化。结核瘤，主要由周围的炎性肉芽组织和中心的干酪样坏死物质组成。平扫 T1WI 表现为低或等信号，T2WI 表现为等、高或混杂信号，增强后呈结节状、环状或盘状强化，部分可呈"靶状"强化，即环状强化中心出现点状强化灶，此为结核瘤较特征性的 MRI 表现，一般瘤周水肿较轻或无水肿带出现。

颅内结核性脑膜炎则主要表现为脑膜呈线形、环壁状小结节形和弥漫性增厚强化。MRI 表现为广泛或局限性脑膜增厚，脑池、脑裂显示模糊，部分填塞，以脑基底池显著，四叠体池、鞍上池、环池及侧裂池次之。平扫 T1WI 呈等或稍低信号，T2WI 呈稍高信号，增强后呈斑片状、绒线样、细串珠样强化。

【病史】

病例 1，患儿，女，出生后 31 天，皮肤黄染 1 天，来院就诊。行头部 CT 平扫及双侧胫腓骨正侧位及右侧尺桡骨正位 X 线检查，头部 CT 平扫提示双侧大脑半球脑白质密度弥漫性减低，双胫腓骨骨膜增厚伴胫腓骨干骺端，股骨远端骨质破坏，右侧尺桡骨骨膜增厚，亦可见骨质破坏表现，结合实验室检查，考虑神经梅毒感染。

病例 2，患者女性，60 岁，左侧肢体活动障碍 1 周，反应迟钝 3 天。入院前于当地医院行头部 CT 检查提示为右侧额叶占位，转入我院后行头部 MRI 增强检查提示为右侧大脑半球占位性病变，累及胼胝体及对侧脑实质，结合患者病史及相关实验室检查，确定为神经梅毒感染。实验室检查：梅毒快速血浆反应素（RPR）阳性，梅毒螺旋体抗体（Anti-TP）22.38s/co，艾滋病联合检测 0.15s/co。

【点评】

神经梅毒是由梅毒螺旋体感染人体的中枢神经系统，如脑膜、脊髓等为主要表现的一组临床综合征。约占三期梅毒患者的 10%，是早期梅毒侵害的继续，多在感染后 3 ～ 25 年发病，可分为以下 5 种主要类型：

（一）无症状性神经梅毒

无症状性神经梅毒是指具有明确的原发梅毒感染或血清学梅毒试验呈阳性反应，CSF检查显示异常改变，但临床上尚无任何神经系统症状与体征的患者。

（二）梅毒性脑膜炎

1.*疾病概述或定义* 梅毒性脑膜炎是指梅毒螺旋体主要损害脑膜产生脑膜和脑受累的症状。

2.*病理*

（1）长管状骨的骨骺完全性分离，甚至发生骨折。脑和脊髓蛛网膜下腔有大量渗出物，脚间池及视交叉池常有渗出物沉积，故有脑神经损害。第四脑室的中间孔及侧孔受阻，脚间池、视交叉池及环池阻塞引起脑积水，脑室对称性扩大，渗出物以淋巴细胞及浆细胞为主。

（2）脑和脊髓的边缘也有单核细胞浸润及胶质细胞增生，血管周围有单核细胞浸润。

3.*临床表现*

（1）多发生在梅毒感染未经治疗2期，主要为青年男性。临床表现多为急性梅毒性脑膜炎，伴明显头痛、呕吐和脑膜刺激征，严重者可出现意识障碍、抽搐发作、精神异常和脑神经麻痹。病变主要累及第二到六和第八对脑神经，如邻近脑组织发生肿胀，第四脑室外侧孔及正中孔因纤维结缔组织封闭可出现梗阻性脑积水，严重者可进一步出现颅内高压。一般以脑底部的脑膜病变较为严重，常波及脊髓的上颈段及脑神经。

（2）慢性脑膜炎则以颅底脑膜炎为主，易累及脑神经，表现为脑神经麻痹症状，如眼肌麻痹、面瘫和听力丧失。如脑脊液循环通路受阻可出现脑积水。脑脊液检查可出现压力增高、细胞数和蛋白升高。

4.*诊断要点* 有性接触史及早期梅毒病史，出现脑膜炎症状，血液梅毒反应素试验阳性，脑脊液压力增高，细胞与蛋白增加及梅毒反应试验阳性可诊断本病。

（三）血管型梅毒

1.*疾病概述* 梅毒累及脑血管，引起脑梗死，可发生于梅毒感染后2～10年。

2.*病理* 内囊和基底节区Heubner动脉、豆纹动脉等中小动脉容易受累及。

3.*临床表现* 临床表现为偏瘫、偏身感觉障碍、偏盲和失语。患者年龄通常比动脉粥样硬化患者更年轻。

4.*诊断要点*

（1）头颅MRI检查除显示脑梗死病灶外，还可见脑膜强化。

（2）诊断主要依靠血和脑脊液梅毒检查阳性。

（四）麻痹性痴呆

1.*疾病概述* 是由梅毒螺旋体直接侵犯脑实质，破坏大脑皮质神经元致其缺血、缺氧，最终导致神经元的丢失而引起的一种慢性中枢神经系统疾病。是神经梅毒中最严重的一种类型，一般发生于梅毒感染后10～30年，潜伏期很长。发病年龄以40～50岁多见。起病隐袭。

2.*病理*

（1）肉眼见硬脑膜明显增厚，血管膜、蛛网膜浑浊增厚，并与脑实质粘连。

（2）脑萎缩以额叶及颞极最明显，渐向枕极发展。

（3）脑室扩大，以侧脑室额角最显著。

3. 临床表现　早期表现常为性格改变、焦虑不安、易激动、情绪波动、人格改变等，常被忽略或误诊为焦虑抑郁等精神疾病。逐渐出现记忆力、计算力、认识力减退等智能障碍。可伴有各种妄想和幻觉、异常的情感反应,病程晚期发生严重的痴呆。如症状继续发展，最终发展为痴呆状态，痉挛性截瘫或去皮质状态。除智能下降这一核心症状外，20% 的麻痹性痴呆患者可合并癫痫发作，少部分患者可合并面舌部及肢体的抖动，部分患者可见阿罗瞳孔，表现为瞳孔对光反射消失而辐辏反射存在。

4. 诊断要点　根据先出现精神症状，然后发生进行性痴呆。有阿罗瞳孔及视神经萎缩、震颤和锥体束征等广泛神经损害；血清及脑脊液梅毒反应阳性可诊断麻痹性痴呆。

（五）脊髓痨

1. 疾病概述　梅毒螺旋体侵犯脊髓后索及后根引起神经细胞变性坏死的组临床综合征。

2. 病理

（1）脊神经后根和脊髓后索退行性变，以腰段为主。

（2）软脑膜和脊髓内有单核细胞浸润。

3. 临床表现　双下肢或全身呈针刺样或闪电样疼痛。浅感觉障碍表现为肢体麻木、发冷，痛温觉减退。深感觉障碍表现为振动觉和关节位置觉减退，感觉性共济失调。神经系统查体可见腱反射消失、深浅感觉减退、感觉性共济失调和阿罗瞳孔。自主神经障碍表现为性功能和二便障碍。神经营养障碍包括足底穿孔、溃疡、Charcot 关节，表现为髋、膝、踝关节炎，因感觉障碍失去对关节保护作用，反复损伤后关节面变形，易骨折，脱位或半脱位。其他表现有阿罗瞳孔、内脏危象等。

4. 诊断要点　根据冶游史、典型的神经系统症状和阿罗瞳孔等体征及脑脊液和梅毒血清学试验阳性。

5. 鉴别诊断

（1）多发胶质瘤：皮质受累及者主要表现为皮质弥漫肿胀其次为皮质结节沿皮质样强化。

（2）结核瘤：主要由周围的炎性肉芽组织和中心的干酪样坏死物质组成。平扫 T1WI 表现为低或等信号，T2WI 表现为等、高或混杂信号，增强后呈结节状、环状或盘状强化，部分可呈"靶状"强化,即环状强化中心出现点状强化灶,此为结核瘤较特征性的 MRI 表现，一般瘤周水肿较轻或无水肿带出现。

（3）颅内结核性脑膜炎：主要表现为脑膜呈线形、环壁状小结节形和弥漫性增厚强化。MRI 表现为广泛或局限性脑膜增厚，脑池、脑裂显示模糊，部分填塞，以脑基底池显著，四叠体池、鞍上池、环池及侧裂池次之。平扫 T1WI 呈等或稍低信号，T2WI 呈稍高信号，增强后呈斑片状、绒线样、细串珠样强化。

主要参考文献

[1] 王立志 , 罗伟良 . 神经梅毒临床及影像学特征分析 [J]. 临床和实验医学杂志 , 2008, 7(7):31-33.

[2] 孙鑫 , 肖新兰 . 神经梅毒的影像学诊断分析 [J]. 放射学实践 , 2006, 21(9):971-973.

[3] Pandey S. Magnetic resonance imaging of the spinal cord in a man with tabes dorsalis[J]. J Spin Cord Med, 2011, 34(6):609-611.

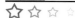

[4] Serrano-Cardenas KM, Sánchez-Rodriguez A, Pozuetaetal. Mesialenc ephalitis: an uncommon presentation of neurosyphilis: a case report and review of the literature[J]. Neurol Sci, 2018, 39(1):173-176.

[5] 赵玉祥 , 田世瑞 . 神经梅毒和骨梅毒的影像学诊断 [J]. 地方病译丛 , 1988, 1(3):6-10.

[6] 康少红 , 高勇安 , 王晓瑞 , 等 . 梅毒性脑损害磁共振征象分析 [J]. 临床放射学杂志 , 2012, 31(11):1539-1542.

[7] 吴肖冰 , 冯铁建 , 余卫业 . 预防控制梅毒母婴传播的关键措施及实施效果 [J]. 新发传染病电子杂志 , 2019, 4(3):204-208.

扩展阅读

1. 脊髓梅毒　包括梅毒性脊膜脊髓炎、脊髓血管梅毒。临床表现为横贯性脊髓炎，表现为运动、感觉障碍，二便障碍。

2. 梅毒性视神经萎缩　可从单眼开始，表现为视野变小，进而累及双眼。眼科检查可见视神经萎缩。

3. 梅毒性树胶肿　是硬脑膜肉芽肿、梅毒性脑膜炎的一种局灶表现，目前少见。

4. 先天性神经梅毒　梅毒螺旋体在妊娠期的 4 ～ 7 个月时由母体传播给胎儿，除脊髓痨以外，其他所有类型梅毒均可出现，并可见脑积水和 Hutchinson 三联征（间质性角膜炎、牙改变和听力丧失）。

（潘诗农　苏　娜　李　巍）

第 9 章
手 足 口 病

第一节　手足口病并发脑干脑炎

关键词：EV71 病毒，手足口病，脑干脑炎

【主诉】

患儿，女，3 岁，因"手掌、足底及肛周皮疹 4 天，发热伴四肢抖动 2 天，抽搐 2 次"入院。

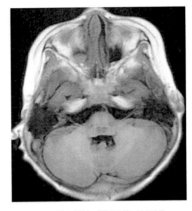
A. MRI 平扫横断位 T1WI

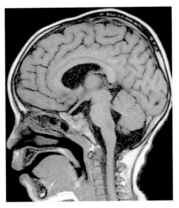
B. MRI 平扫矢状位 T1WI

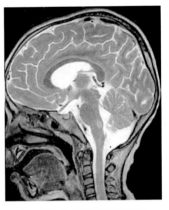
C. MRI 平扫矢状位 T2WI

问题 1　本病的影像表现可能是

A. 急性脑炎　　　　　　B. 多发性硬化　　　　C. 脑干胶质瘤　　　　D. 脑干脑炎

问题 2　以下影像学表现描述正确的是

A. EV71 脑干脑炎病灶最常见于脑桥中央

B. EV71 脑干脑炎病灶最常见于脑延髓中央

C. EV71 脑干脑炎病灶最常见于脑桥延髓交界处

D. EV71 脑干脑炎病灶最常见于丘脑

【病史】

患儿，女，3 岁，因"手掌、足底及肛周皮疹 4 天，发热伴四肢抖动 2 天，抽搐 2 次"入院。2 天以来发热，最高体温 38.9℃，同时出现四肢抖动、肌震颤，阵发性咳嗽，有痰难咳出。手掌、脚掌及肛周可见淡红色米粒大小斑丘疹。咽稍充血，口腔黏膜可见数个疱疹。

入院当天外周血常规报告：白细胞（WBC）12.1×10⁹/L，中性粒细胞（N）76.4%，淋巴细胞（LY）17.3%，血红蛋白（Hb）102g/L，血小板（PLT）291×10⁹/L。

粪便及咽拭子，EV71-RT-PCR 检测阳性。

脑脊液（入院第 2 天），脑脊液生化：无色透明度，潘氏蛋白定性（弱阳性），细胞总数 61×10⁶/L，白细胞 35×10⁶/L（参考值范围 0～45），单核 0.32，多核 0.57，蛋白、氯、糖均升高。EV71 培养阴性，一般细菌涂片检查未发现细菌，结核菌涂片检查未发现抗酸杆菌，新型隐球菌涂片检查（未见新型隐球菌）脑脊液培养、鉴定及药敏无菌生长。

【答案】

1. D

2. C

解析：EV71 脑干脑炎病灶最常位于脑桥延髓交界处，病灶呈纵行近背侧，T1WI 呈低信号，T2WI 呈高信号。

【点评】

1. 疾病概述或定义　EV71 手足口病主要见于 4 岁以下儿童，年长儿和成人也可发病。一般没有前驱症状，多数患者突然发热，体温可达 38～39℃。发热同时或 1～2 天后出现典型的手足口病体征，手、足、口、臀部出现斑丘疹、疱疹为主要表现。发热 3 天以上、体温超过 39℃、头痛、精神差、呕吐、惊厥和高血糖是发生中枢神经系统并发症的高危因素。

2. 病理

（1）EV71 病毒损害中枢神经系统（CNS）的病理生理，EV71 病毒在神经组织细胞内复制增殖，直接导致感染细胞结构和功能受损、诱发细胞凋亡。

（2）EV71 病毒特殊蛋白作为超抗原激活机体免疫系统，大量释放炎症细胞因子，损害 CNS 小血管内皮，至血管炎性变、血栓形成可导致缺血和梗死。

3. 临床表现

（1）发热同时或 1～2 天后出，手、足、口、臀部出现斑丘疹、疱疹。

（2）并发中枢神经系统病变可表现为精神差、嗜睡、头痛、呕吐、易惊、肢体抖动、无力或瘫痪。

（3）并发脑干脑炎危重症患儿可有神经源性肺水肿、肺出血、循环衰竭（休克）、呼吸循环衰竭等，多见于 3 岁者以下患儿。

4. 诊断要点

（1）病灶位置：病灶主要位于脑桥延髓交界处背侧，病灶呈纵形；还可向上累及中脑、丘脑，向下延伸累及延髓、小脑齿状核，甚至与颈髓相连成片状异常信号。

（2）信号变化：病灶（脑桥延髓交界处背侧）信号变化多种多样，病程早期可表现为以下三种形式：① MRI 平扫阴性，增强可见轻度强化；② MRI 平扫 T1WI 呈等信号或稍低信号，T2WI 呈稍高信号，FLAIR 及 DWI 呈高信号，增强无强化；③ MRI 平扫 T1WI 呈等信号或稍低信号，T2WI 呈稍高信号，FLAIR 及 DWI 呈高信号，增强可见轻度 - 中度强化。

5. 鉴别诊断

（1）播散性脑脊髓炎：双侧多发多累中央灰质及皮质下脑白质，在双侧多发病灶的基础上，可累及丘脑和脑桥延髓，呈多发不对称病灶。

（2）多发性硬化（MS）：病因不明，病程为反复恶化与缓解，进行性加重。MS 脑内病灶多位于侧脑室周围，半卵圆中心、脑干及小脑等部位。典型 MS 病灶与侧脑室壁常呈垂直排列，病灶多呈斑片状低密度或在 T1WI 为低或稍低信号，T2WI 多为高信号。病灶常为新旧不一，急性脱髓鞘病灶可见斑点状或斑片状强化。

主要参考文献

[1] Ho M, Chen ER, Hsu KH, et al. An epidemic of enterovirus 71 infection in Taiwan. Taiwan Enterovirus Epidemic Working Group[J]. N Engl J Med, 1999, 341(13):929-935. DOI: 10.1056/NEJM199909233411301.

[2] Chang LY, Huang LM, Gau SS, et al. Neurodevelopment and cognition in children after enterovirus 71 infection[J]. N Engl J Med, 2007, 356(12):1226-1234. DOI: 10.1056/NEJMoa065954.

[3] 陈冉冉，何颜霞，曾洪武，等 . 肠道病毒 71 型手足口病合并脑干脑炎患儿的远期随访 [J]. 中华实用儿科临床杂志 , 2015, (19):1501-1504. DOI: 10.3760/cma.j.issn.2095-428X.2015.19.017.

[4] Zeng H, Wen F, Huang W, et al. New Findings, Classification and Long-Term Follow-Up Study Based on MRI Characterization of Brainstem Encephalitis Induced by Enterovirus 71[J]. PLoS One, 2016, 11(10):e0162877. DOI: 10.1371/journal.pone.0162877.

[5] Zeng H, Wen F, Gan Y, et al. MRI and associated clinical characteristics of EV71-induced brainstem encephalitis in children with hand-foot-mouth disease[J]. Neuroradiology, 2012, 54(6): 623-630. DOI: 10.1007/s00234-011-0979-3.

扩展阅读

EV71 手足口病多发生于学龄前儿童，主要通过消化道、呼吸道和分泌物密切接触等途径传播。可引起手、足、口腔等部位的斑丘疹、疱疹，重症病例可出现神经系统受累（脑炎、脑干脑炎、脑膜炎）、神经源性肺水肿、循环衰竭等。确诊方法为病毒核酸检测：应用 RT-PCR 检测 EV71 核酸，阳性可确诊。血清学检查比较急性期和恢复期血清病毒抗体效价，若有 4 倍以上的上升或检测 IgM 抗体阳性即可诊断。临床上怀疑有 EV71 手足口病脑干脑炎时，MRI 平扫矢状位薄层 T1WI、T2WI（3.5mm 层厚 /0.5 间距），增强矢状位薄层 T1WI，可以发现常规平扫为阴性的病灶。

EV71 手足口病合并脑干脑炎是 EV71 感染最严重的并发病症，早期识别和诊断非常重要。脑干背侧功能异常，反映受累部位与对应的临床表现：①脑神经受累（一侧或双侧），如眼球麻痹，吞咽困难。②中脑背侧功能异常出现眼球阵挛、上视障碍及瞳孔异常。③脑桥上部病变导致锥体束受累时出现明显肌阵挛（近端肢体为主）。④小脑功能异常则可出现步态不稳和震颤。

危重症患儿可出现神经源性肺水肿，顽固性左心衰竭和心源性休克表现，最终导致心肺衰竭，死亡率极高。当患儿出现呼吸节律改变，及早行呼吸机辅助呼吸，联合应用丙种球蛋白及糖皮质激素等。

（曾洪武　陆普选）

第二节 手足口病并发脑炎

关键词：手足口病，脑炎，肺水肿，CT

【主诉】

患儿，男，9 个月，口腔疱疹 3 天，昏迷、左手心皮疹 1 天。

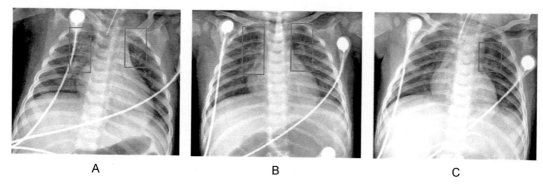

床边胸片（重症手足口病肺水肿）

A. 入院后床边胸片示两肺上叶纹理增多紊乱；B.16 小时后，两中上肺内带出现斑片状阴影；C.27 小时后渗出灶基本吸收

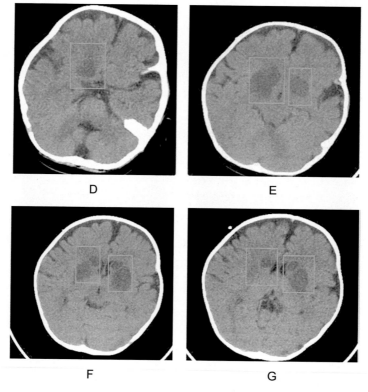

头颅 CT（重症手足口病脑炎）

图 D～图 G. 颅脑 CT 示两侧尾状核、豆状核低密度灶，密度尚均匀，CT 值 14HU

☆ ☆ ☆

问题 1 手足口病重症病例出现的肺水肿属于

A. 心源性肺水肿   B. 肾源性肺水肿

C. 神经源性肺水肿   D. 高原性肺水肿

问题 2 手足口病肺水肿影像表现（多选）

A. 肺门周围或肺后部区结节状、斑片状阴影，可相互融合在一起呈大片状阴影

B. 常合并大量胸腔积液

C. 肺部病变的特点是出现早、变化迅速

D. 螺旋 CT 对病变检出率高，能发现早期磨玻璃样病变区及支气管血管束增粗，更易于鉴别实变及出血

问题 3 重症手足口病脑炎的 MRI 表现特点（多选）

A. 其特征性病变部位是在延髓和脑桥后部，尤其是脑桥被盖部

B. 病变早期由于受侵脑组织出现急性炎症反应，病灶在 T1WI 不明显，在 T2WI 呈高信号，进展期及慢性期则由于病灶趋向软化而在 T1WI 呈低信号，在 T2WI 呈高信号

C. 手足口病脑炎的急性期，病毒致神经细胞变性坏死、钠钾泵功能失调、形成细胞毒性水肿，DWI 呈高信号，而随病程进展，水分子扩散速率增加，细胞毒性水肿演变成血管源性水肿，DWI 信号逐渐减低

D. 头颅增强 MRI 可进一步明确病灶位置，并有助于与脑干梗死、肿瘤、血管瘤和多发性硬化等相鉴别

【病史】

患儿，男，9 个月。口腔疱疹 3 天，昏迷、左手心皮疹 1 天。

无发热，无呕吐、惊跳及肢体抖动，无烦躁不安，无流涕、咳嗽等。昏迷后即至浙江省中医院住院治疗，考虑"手足口病（危重型）；脑干脑炎，重度代谢性酸中毒"，予"甘露醇、呋塞米、丙种球蛋白 10g×2 次、甲泼尼龙针剂 100mg，米力农针剂，碳酸氢钠、哌拉西林，胰岛素"等治疗，患儿仍昏迷，转入我院。

入院查体：呼吸骤停，气管插管。体温 38.5℃，口腔疱疹，左手心一颗红色皮疹，听诊两肺痰鸣音，吸出黄白色痰。

实验室检查：血白细胞 38×10⁹/L，降钙素原 5ng/ml，肠道病毒 71 型 -IgM 阳性，柯萨奇病毒 A16 型 -IgM 阴性。脑脊液：脑脊液常规颜色无色；浊度透明；潘氏试验弱阳性；有核细胞数 8×10⁶/L；红细胞 10×10⁶/L。脑脊液生化：葡萄糖 6.98mmol/L；钾离子 2.87mmol/L 钠离子 152.00mmol/L；氯离子 131.00mmol/L；乳酸脱氢酶 38.00U/L；肌酸激酶 2.00U/L；尿蛋白 507g/L，脑脊液常规提示脑炎。

患儿入院 3 天后死亡。

【答案】

问题 1   C

解析：尸检显示手足口病 EV71 肠道病毒并不直接侵犯心肌和肺组织，而是其侵犯中枢神经系统，主要累及脑干，出现脑干脑炎，致自主神经功能障碍，交感神经过度兴奋，儿茶酚胺类物质（肾上腺素，去甲肾上腺素）大量释放，体循环阻力血管收缩，肺循环负荷加重，导致肺毛细血管床有效滤过压急剧增加，大量体液留在肺组织间隙，最终导致肺

☆ ☆ ☆ ☆

水肿，即神经源性肺水肿。

问题 2 A、C、D

解析：手足口病可合并不同程度肺部水肿、渗出及肺出血，合并感染后出现浸润片影、实变及少量胸腔积液，肺部病变的特点是出现早、变化迅速，本病例与影像表现基本一致。

问题 3 A、B、C、D

解析：基于以上几点，MRI 在显示脑内脑干病灶的部位、范围、形态等方面敏感而准确，有利于对病变范围及程度的评价，对早期诊断、早期治疗、评价预后有重要意义，是小儿手足口病并发脑炎的重要诊断依据。

【点评】

1. 疾病概述　手足口病是由肠道病毒（enterovirus，EV）引起的儿童常见传染病，多见于学龄前儿童，5 岁以下多发。肠道病毒以柯萨奇病毒（coxsaekie virus，CV）A 组 4、7、9、10、16 型，肠道病毒 71 型（Enterovirus 7l，EV71）等型为主，2016 年杭州地区以 CV-A6 型为主，EV71 和 CV-A16 为次，2018 年仍以 CV-A6 型为主。CV-A6 临床症状较轻，可伴轻度支气管炎或肺炎；重症中以 EV71 型较多，EV71 型相关并发症主要有脑脊髓炎、肺水肿等。

2. 病理

(1) 手、足、口等皮疹以皮肤棘细胞间及细胞内水肿、细胞肿胀、胞质苍白。

(2) 并发中枢系统主要脑干脑炎：灰质细胞簇状神经元变性、坏死、有嗜神经细胞现象。

3. 临床表现

(1) 临床发热、为手、足、口腔、臀等部位的斑丘疹、疱疹、疱疹性咽峡炎。

(2) EV 核酸联合血清和脑脊液检测，咽拭子、血清、脑脊液核酸抗体 EV71、CV-Al6、Cv-A6 阳性等。其中脑脊液常规及 IgM 抗体检测为重症手足口病实验室关键指标。

(3) 以患儿和隐性感染者为主要传染源，人经粪 - 口途径传播。

(4) 夏秋季（6 ~ 9 个月）高发。

(5) 5 岁以下年龄组高发。

4. 诊断要点

(1) 流行季节发病；

(2) 婴幼儿，发热伴手足口臀部皮疹，昏迷，中度发热；

(3) 肠道病毒（CA16　EV71 等）特异性核酸检测阳性；

(4) 早期肺部 X 线表现为肺纹理增多模糊，继而两侧中上肺内带出现斑片状阴影，无明显胸腔积液，影像变化快，吸收快。CT 扫描显示两侧尾状核、豆状核低密度灶常，双侧基底节病灶基本对称。

5. 鉴别诊断

(1) 细菌性脑膜 / 脑炎：临床多有菌血症表现，极少有手足皮疹；早期在磁共振 T1WI 及 T2WI 上均为不均匀高信号，脑膜有强化，脑炎可逐渐形成脑脓肿。

(2) 脱髓鞘病变：临床多无发热、感染等表现，影像表现多两侧对称。

(3) 病毒性脑炎：单发或多发，皮质及白质均可受累，以双侧颞、额、顶叶受累最为多见；MRI 表现为大片状、小片状或团块状的长 T1 长 T2 信号，增强 MRI 多有强化；重症病例可见弥漫性脑组织肿胀。

（4）肺炎：肺水肿表现两侧肺门蝶状斑片影，进展快，激素治疗后恢复也快，该病例肺部斑片影就是如此表现，变化快，激素治疗后吸收也快，一般的感染不可能如此快速吸收。

主要参考文献

[1] 李宏军 . 实用传染病影像学 [M]. 北京：人民卫生出版社，2014:501-526.

[2] 手足口病诊疗指南 (2018 年版) 编写专家委员会 . 手足口病诊疗指南 (2018 年版)[J]. 中华传染病杂志 2018, 36(5):257-263.

[3] Li HG, Lao Q, Pan HP. et al. The Correlation between the Chest X-ray Classifications and the Pathogens of Hand-Foot-Mouth Disease[J].Radiology of Infectious Diseases, 2015, 2(4):168-172.

[4] 赵仕勇，王娟，滕淑，等 . 柯萨奇病毒 A 组 6 型所致手足口病患儿肠道排毒时间的观察研究 [J]. 中华儿科杂志，2017, 55(5):369-372.

[5] 王洁，周俊，吴亦栋，等 . 2016 年杭州地区重症手足口病病原流行特点及脑脊液分析 [J]. 中华传染病杂志，2018, 36(5):264-265.

[6] 周俊，吴亦栋，岳美娜，等 . 杭州市儿童常见肠道病毒型别感染流行病学调查 [J]. 中华传染病杂志，2018, 36(3):160-163.

[7] Zeng H. MRI signal intensity differentiation of brainstem encephalitis induced by Enterovirus 71: a classification approach for acute and convalescence stages [J]. BioMedical Engineering OnLine, 2016, 15(1):166-170.

扩展阅读

手足口病相关脑炎

重症手足口病可并发肺水肿或脑脊髓炎，有些临床表现并非典型，可先昏迷，手足皮疹出现较晚，该病例就如此，临床表现先昏迷后皮疹。因此，临床查体尤其要细致，而且早期咽拭子 / 脑脊液核酸抗体可阴性或弱阳性，值得警觉，不能轻易排除手足口病，需要及时腰穿脑脊液检查，结合 CT 或 MRI 影像学检查，尽早诊断早治疗。

（劳 群）

第三节 重症手足口病并发脑脊髓炎

关键词：手足口病，脊髓炎，MRI

【主诉】

患儿，女，1 岁。发热 4 天，口腔、手及足部散在疱疹 2 天，嗜睡 1 天。

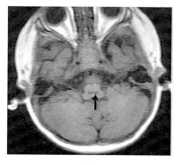
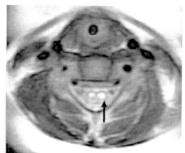
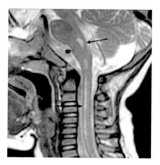

A   B   C

☆☆☆☆

问题1　引起该患者手足口病合并脑干脑炎、脊髓炎最常见的病原体为

A. 柯萨奇 A16（CV-A16）

B. 柯萨奇 A4（CV-A8）

C. 柯萨奇 B2（CV-B2）

D. 肠道病毒 71 型（EV71）

问题2　该患者中枢神经系统的病变累及部位有（多选）

A. 延髓　　　　　　　　B. 脑桥

C. 颈髓　　　　　　　　D. 小脑

问题3　该病首选的影像学检查方法

A. X 线　　　　　　　　B. CT

C. MRI　　　　　　　　D. B 超

问题4　该病影像学检查的主要目的是

A. 明确手足口病合并脑干脑炎、脊髓炎的诊断

B. 明确中枢神经系统病变的部位和范围

C. 与其他病毒引起的脑干脑炎、脊髓炎相鉴别

D. 除外有无合并其他中枢神经系统的疾病

【病史】

现病史：患儿，女，1 岁。发热 4 天，口腔、手及足部散在疱疹 2 天，嗜睡 1 天。体温 38 ～ 40℃，并出现惊厥 1 次，并伴有眼球运动障碍、心动加快，肢体无力、伴肌力和腱反射减弱。

既往史：患儿既往健康。

实验室检查：血清及脑脊液核酸抗体 EV71 阳性；脑脊液常规：潘氏实验 弱阳性，有核细胞 235×10^6/L（参考值 0 ～ 15）；脑脊液生化：脑脊液氯离子 129U/L（参考值 111 ～ 123U/L），脑脊液肌酸激酶 9U/L（参考值 0 ～ 2U/L），脑脊液葡萄糖 4.1mmol/L（参考值 2.2 ～ 3.9mmol/L），脑脊液乳酸脱氢酶 41U/L（参考值 8 ～ 32U/L）。

【答案】

1. D

2. A、C

3. C

4. B

解析：EV71 肠道病毒为引发重症 HFMD 的主要病毒，因其具有嗜神经性的特点，部分病例会引起急性无菌性脑膜炎、脑干脑炎、脊髓炎和急性弛缓性麻痹等神经系统并发症。该患者病变位于延髓、颈髓，范围分布较广。MRI 对脑和脊髓病变的部位和范围显示最佳，在 T2WI 上高信号，T1WI 上低信号。

【点评】

1. **疾病概述**　手足口病是由肠道病毒（enterovirus，EV）引起的儿童常见传染病，多见于学龄前儿童，5 岁以下多发。肠道病毒以柯萨奇病毒（coxsaekie virus，CV）A 组 4、

7、9、10、16 型，肠道病毒 71 型（Enterovirus 71，EV71）等型为主，2016 年杭州地区以 CV-A6 型为主，EV71 和 CV-A16 为次，2018 年仍以 CV-A6 型为主。CV-A6 临床症状较轻，可伴轻度支气管炎或肺炎；重症中以 EV71 型较多，EV71 型相关并发症主要有脑脊髓炎、肺水肿等。①以患儿和隐形感染者为主要传染源，人经粪 - 口途径传播；②夏秋季（6 ～ 9 月）高发；③ 5 岁以下年龄组高发。

2. 病理

（1）手、足、口等皮疹以皮肤棘细胞间及细胞内水肿、细胞肿胀、胞质苍白。

（2）并发中枢系统主要脑干脑炎：灰质细胞簇状神经元变性、坏死、有嗜神经细胞现象。

3. 临床表现

（1）临床发热、为手、足、口腔、臀等部位的斑丘疹、疱疹、疱疹性咽峡炎。

（2）EV 核酸联合血清和脑脊液检测，咽拭子、血清、脑脊液核酸抗体 EV71、CV-Al6、CV-A6 阳性等。其中脑脊液常规及 IgM 抗体检测为重症手足口病实验室关键指标。

4. 诊断要点

（1）结合临床表现及实验室检查。

（2）影像学表现：MRI 为最敏感的影像学检查方法。EV71 引起的脑干脑炎，病变多见于延髓、脑桥背侧，病变向下可累及颈髓。急性期病变等 T1 长 T2 信号，无明显的占位效应，若病变进一步发展，表现为长 T1 长 T2 信号，FLAIR 及 DWI 高信号，边缘模糊不清或清晰。

5. 鉴别诊断

（1）细菌性脑膜 / 脑炎：临床多有菌血症表现，极少有手足皮疹；早期在 T1WI 及 T2WI 上均为不均匀高信号，脑膜有强化，脑炎可逐渐形成脑脓肿。

（2）脱髓鞘病变：临床多无发热、感染等表现，影像表现多两侧对称。

（3）脊髓灰质炎：该病和手口病的发病季节相似，均好发于学龄前儿童，并且都可累及脑干和脊髓，MRI 表现也较为相似，目前脊髓灰质炎病毒在全球已基本消灭，且手足口病典型者合并手足处皮疹以及口腔炎，有别于脊髓灰质炎。

主要参考文献

[1] 李宏军 . 实用传染病影像学 [M]. 北京：人民卫生出版社 ,2014: 501-526..

[2] 手足口病诊疗指南 (2018 年版) 编写专家委员会 . 手足口病诊疗指南 (2018 年版)[J]. 中华传染病杂志 ,2018, 36(5):257-263.

[3] Li HG, Lao Q, Pan HP, et al. The Correlation between the Chest X-ray Classifications and the Pathogens of Hand-Foot-Mouth Disease[J].Radiology of Infectious Diseases, 2015, 2(4):168-172.

[4] 赵仕勇，王娟，滕淑，等 . 柯萨奇病毒 A 组 6 型所致手足口病患儿肠道排毒时间的观察研究 [J]. 中华儿科杂志 , 2017, 55(5):369-372.

[5] 王洁，周俊，吴亦栋，等 .2016 年杭州地区重症手足口病病原流行特点及脑脊液分析 [J]. 中华传染病杂志 ,2018, 36(5):264-265.

[6] 周俊，吴亦栋，岳美娜，等 . 杭州市儿童常见肠道病毒型别感染流行病学调查 [J]. 中华传染病杂志 ,2018, 36(3):160-163.

[7] Zeng H. MRI signal intensity differentiation of brainstem encephalitis induced by Enterovirus 71: a classifi-

cation approach for acute and convalescence stages[J]. BioMedical Engineering OnLine, 2016, 15(1)：166-170.

扩展阅读

手足口病相关脑脊髓炎临床特点

1. 临床发热、手足口皮疹；咽拭子及脑脊液核酸抗体 EV71 阳性；CV-A16 阳性。

2. 病变多见于延髓、脑桥，而且常为脑干的背侧，并呈对称性小圆形长 T1 长 T2 信号，FLAIR 及 DWI 高信号，急性期病灶边缘模糊不清，恢复期边界清晰。

3. 影像学改变与病理关系：CT 上多表现为散在斑片状低密度或更广泛大片状低密度。MRI 则比 CT 更敏感，显示病变更具特征性。由于炎症、水肿及脱髓鞘病变，T2WI 表现为散在片状高信号，白质内有指套状大片高信号。如治疗及时，3～6个月病变可完全吸收。如病情进一步发展，灰质出现水肿，在 T2WI 上呈脑回状高信号。病情较重者，常伴有脑出血，可演变成脑软化及胶质增生等。

4. 手足口病并发脑炎急性期，病毒致神经细胞变性坏死、钠钾泵功能失调、形成细胞毒性水肿，DWI 上受累区域呈高信号可能主要与此有关；而随病程进展，水分子扩散速率增加，细胞毒性水肿演变成血管源性水肿，导致 DWI 信号逐渐减低，T2WI 信号逐渐增高，因此 DWI 能显著提高早期病变的检出率，而 DWI 对儿童手足口病并脑炎检出的优越性，主要体现在病变早期。

（劳　群）

第四节　手足口病并发肺水肿

关键词：手足口病，肺炎，胸片

【主诉】

患儿，女，3岁8个月，发热伴手足皮疹3天，咳嗽气急1天。

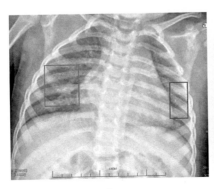
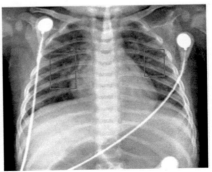

A　　　　　　　　B

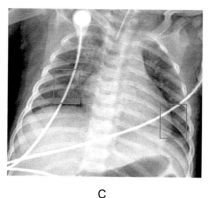
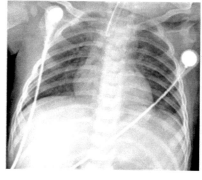

C　　　　　　　　　　　　　　　　D

问题 1　按照疾病进展过程中病变侵犯部位的不同，其影像学表现特点，将手足口病肺炎分型，包括

A. 单纯间质型　　　　　　　B. 单纯局限型

C. 局限 - 广泛型　　　　　　D. 间质 - 实质型

E. 以上全都是

问题 2　以下关于重症手足口病并发神经源性肺水肿的描述，正确的是

A. 重症手足口病合并肺水肿时，两肺野弥漫分布斑片状、云雾状、磨玻璃样阴影和实变影，病变可对称或以一侧为著

B. 病变发展迅速、变化快是其特点

C. 危重型重症 HFMD 患儿，胸部 X 线检查为最具有诊断价值的影像学检查方法，由于患儿呼吸困难、病情危重，不宜行 CT 检查

D. 激素治疗后，两肺斑片影迅速吸收

E. 以上都正确

【病史】

患儿,女,3 岁 8 个月,发热伴手足皮疹 3 天,咳嗽气急 1 天。门诊 X 线胸片提示两肺炎症,拟"手足口病并发肺炎"收住入院。

入院查体：体温 38.5℃，氧饱和度 90%，口腔疱疹、两侧手足心见散在红色皮疹，听诊两肺痰鸣音，吸出黄白色痰。

实验室检查：血白细胞 $38×10^9$/L，降钙素原 5ng/ml，肠道病毒 71 型 -IgM 阳性，柯萨奇病毒 A16 型 -IgM 阴性。脑脊液：脑脊液常规 颜色无色；浊度 透明；潘氏试验 弱阳性；有核细胞数 $8×10^6$/L；红细胞 $10×10^6$/L，脑脊液生化：葡萄糖 6.98mmol/L；钾离子 2.87mmol/L 钠离子 152.00mmol/L；氯离子 131.00mmol/L；乳酸脱氢酶 38.00U/L；肌酸激酶 2.00U/L；尿蛋白 507g/L，脑脊液常规提示脑炎。

【答案】

1. E

解析：手足口病合并肺改变影像学表现：

（1）轻症手足口病患者肺部主要改变为细支气管炎、肺间质和肺泡肺炎。

（2）重症手足口病并发肺炎重症手足口病患儿的胸部 X 线表现为肺炎和神经源性肺水

☆ ☆ ☆ ☆

肿,随病情进展及病变侵犯肺部不同部位,其 X 线表现复杂、多样,且与病情轻重密切相关。按照疾病进展过程中病变侵犯部位的不同,其影像学表现特点,将手足口病肺炎分为四型。

(1)单纯间质型:疾病早期仅以间质性改变为主,典型的间质性肺炎通常病变广泛,可累及肺部各肺叶,多呈双侧性分布,表现为两肺纹理增粗、紊乱、模糊,并有网格状、条索状表现,可见两肺野中内带沿肺纹理分布的密度较淡的点片状影。

(2)单纯局限型:病变侵犯较局限,局限于肺叶或肺段的小斑片状密度增高影,肺门结构紊乱、肺门影增浓。

(3)局限 - 广泛型:本病未及时治疗或病情进展迅速时,局限性病变可相互融合成片状,进一步累及多个肺叶或肺段,甚至呈大叶性改变,但密度不均,部分病例以单侧为著,快速进展为双侧大片阴影。

(4)间质 - 实质型:疾病进展过程中,肺小叶病变沿支气管蔓延到周围的同时引起肺泡及相邻组织的炎性实变。肺野内可见大片状实变影。

2. E

解析:重症手足口病合并肺水肿时,两肺野弥漫分布斑片状、云雾状、磨玻璃样阴影和实变影,病变可对称或以一侧为著。病变发展迅速、变化快是其特点。HFMD 并发 NPE 胸部 X 线片表现为两肺门增大,两肺野网状间质性改变,两肺野透亮度减低,两肺野弥漫分布斑片状、云雾状、磨玻璃状浸润影,边缘模糊,界限不清,两肺野网状间质性改变与斑片状、云雾状、磨玻璃状浸润影分布区域较一致,双肺病变多以右侧为主的非对称分布、病变发展迅速、变化快是其特点。危重型重症 HFMD 患儿,胸部 X 线检查为最具有诊断价值的影像学检查方法,由于患儿呼吸困难、病情危重,不宜行 CT 检查,此时应及早进行床旁 X 线检查。激素治疗效果明显。

【点评】

1. **疾病概述** 手足口病是由肠道病毒(enterovirus,EV)引起的儿童常见传染病,多见于学龄前儿童,5 岁以下多发。肠道病毒以柯萨奇病毒(coxsaekie virus,CV)A 组 4、7、9、10、16 型,肠道病毒 71 型(Enterovirus 71,EV71)等型为主,2016 年杭州地区以 CV-A6 型为主,EV71 和 CV-A16 为次,2018 年仍以 CV-A6 型为主。CV-A6 临床症状较轻,可伴轻度支气管炎或肺炎;重症中以 EV71 型较多,EV71 型相关并发症主要有脑脊髓炎、肺水肿等。

2. **病理**

(1)手、足、口等皮疹以皮肤棘细胞间及细胞内水肿、细胞肿胀、胞质苍白。

(2)肠道病毒主要在扁桃体、咽部和肠道的淋巴结大量复制后释放入血液,可进一步播散到皮肤及黏膜、神经系统、呼吸系统、心脏、肝脏、胰腺、肾上腺等,引起相应组织和器官发生一系列炎症反应,导致相应的临床表现。

(3)肺部主要表现为肺水肿、肺淤血、肺出血伴少量的炎细胞浸润;还可出现心肌断裂和水肿,HFMD 所致的肺水肿是一种神经源性肺水肿。

3. **临床表现**

(1)临床发热、为手、足、口腔、臀等部位的斑丘疹、疱疹、疱疹性咽峡炎。

(2)EV 核酸联合血清和脑脊液检测,咽拭子、血清、脑脊液核酸抗体 EV71、CV-

A16、CV-A6 阳性等。

（3）出现咳嗽、气急等呼吸道症状，肺部听诊闻及干湿啰音。胸部 X 线检查存在肺部影像改变。

（4）以患儿和隐性感染者为主要传染源，人经粪 - 口途径传播。

（5）夏秋季（6～9 月）高发。

（6）5 岁以下年龄组高发。

4. 诊断要点

（1）早期肺部 X 线表现：肺纹理增多模糊，继而两侧中上肺内带出现条索状、网格状、斑片状阴影，无明显胸腔积液，影像变化快，吸收快。

（2）临床特点：婴幼儿，发热伴手足口臀部皮疹，昏迷，中度发热。

（3）生化特点：肠道病毒（CA16　EV71 等）特异性核酸检测阳性。

（4）流行病学特点：夏秋季（6～9 月）高发；以患儿和隐形感染者为主要传染源，人经粪 - 口途径传播；5 岁以下年龄组高发。

5. 鉴别诊断

（1）细菌性肺炎：多表现为肺叶、段或亚段的实变影，病变较局限，一般不发展为双肺或单侧肺弥漫性分布阴影，在有效抗感染治疗下，病灶多在 2 周内可完全吸收。

（2）传染性非典型肺炎：早期多呈间质性改变，病灶具有多肺叶分布的大片实变影或磨玻璃样阴影、病灶吸收慢及游走性进展等特点，常位于胸膜下肺野外带。

（3）人禽流感肺炎：早期为肺实质内小片状高密度影，短期迅速扩散为弥漫性病变、大面积肺实变，逐渐演变为肺体积缩小及肺纤维化。

（4）麻疹肺炎：肺内以点片状、斑片状影伴有肺门密度增浓。

主要参考文献

[1] 手足口病诊疗指南 (2018 年版) 编写专家委员会 . 手足口病诊疗指南 (2018 年版)[J]. 中华传染病杂志 2018, 36(5):257-263.

[2] 李宏军 . 实用传染病影像学 [M]. 北京：人民卫生出版社 , 2014:501-526.

[3] Li HG, Lao Q, Pan HP, et al. The Correlation between the Chest X-ray Classifications and the Pathogens of Hand-Foot-Mouth Disease[J]. Radiology of Infectious Diseases, 2015, 2(4):168-172.

[4] 赵仕勇，王娟，滕淑，等 . 柯萨奇病毒 A 组 6 型所致手足口病患儿肠道排毒时间的观察研究 [J]. 中华儿科杂志 , 2017, 55(5):369-372.

[5] 王洁，周俊，吴亦栋，等 .2016 年杭州地区重症手足口病病原流行特点及脑脊液分析 [J]. 中华传染病杂志 , 2018, 36(5):264-265.

[6] 周俊，吴亦栋，岳美娜，等 . 杭州市儿童常见肠道病毒型别感染流行病学调查 [J]. 中华传染病杂志 , 2018, 36(3):160-163.

[7] Zeng H. MRI signal intensity differentiation of brainstem encephalitis induced by Enterovirus 71: a classification approach for acute and convalescence stages[J]. BioMedical Engineering OnLine, 2016, 15(1):166-170.

扩展阅读

1. 目前影像学诊断手足口病相关肺部病变的技术，仍以胸片或 CT 为主，密切结合流行病学特点、临床及生化特点。早期肺部 X 线表现为肺纹理增多模糊，继而两肺中内带出

☆ ☆ ☆ ☆

现条索状、网格状、斑片状阴影，无明显胸腔积液，影像变化快，吸收快。重点要加强对肺水肿或脑脊髓炎认识，一旦诊断错误，将导致患儿死亡。

2. 重症手足口病可并发肺水肿，有些临床表现并非典型，可先昏迷，手足皮疹出现较晚，该病例就如此，临床表现先昏迷后皮疹，因此，临床查体尤其要细致，早期咽拭子或脑脊液核酸抗体可阴性或弱阳性，值得警觉，不能轻易排除手足口病。肺水肿表现两侧肺门蝶状斑片影，影像表现同其他病因学所致肺水肿表现，病程进展快，激素治疗恢复也快，一般的感染不可能如此快速吸收。

（劳　群　余远曙　郭翠萍）

第 10 章

病毒性肝炎

第一节　急性病毒性肝炎

关键词：急性病毒性肝炎，计算机扫描，影像学表现

【主诉】

患者男性，25 岁。发热 9 天，伴全身乏力、厌油、恶心呕吐及腹泻来院就诊。

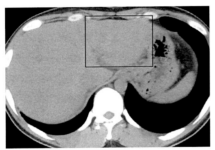

A. 上腹部 CT 平扫

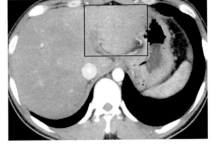

B. 上腹部 CT 动脉期

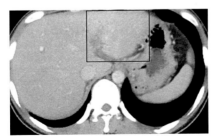

C. 上腹部 CT 门脉期

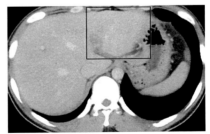

D. 上腹部 CT 平衡期

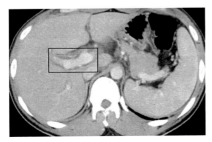

E. CT 增强（门静脉晕环征）

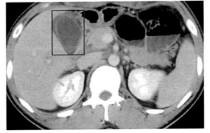

F. CT 增强（胆囊壁水肿、增厚）

☆☆☆☆

问题 1　符合本病的影像表现的有哪些

A. 肝实质密度减低　　　　　　B. 增强扫描肝实质内不均匀强化

C. 门静脉周围间隙增宽　　　　D. 胆囊壁增厚、水肿

【答案】A、B、C、D

解析：影像学表现为 CT 平扫肝实质密度减低，增强扫描肝实质内按叶段分布不均匀强化，门静脉周围间隙增宽，胆囊壁增厚、水肿。

问题 2　本病最有可能诊断为

A. 急性病毒性肝炎　　　　　　B. 慢性病毒性肝炎

C. 肝硬化　　　　　　　　　　D. 急性胆囊炎

【答案】A

解析：急性病毒性肝炎的诊断主要依靠临床和实验室检验，本例急性病毒性肝炎具有特定的 CT 异常表现，能够在临床及实验室检查前做出诊断，并可辅助临床评估病情的严重程度，对于鉴别诊断亦有重要作用。因此影像检查在急性肝损害诊断中可发挥重要作用。患者急性起病，发病前有不洁饮食史，有明确的实验室检查结果，肝功能异常，甲肝抗体 -IgM 阳性，为诊断提供了依据。

【病史】

青年男性，病程短，急性起病，9 天前无明显诱因出现发热，体温最高 39.6℃，午后夜间为主，伴全身乏力、厌油、恶心呕吐及腹泻，无咳嗽、盗汗、头痛等不适，院外抗生素治疗效果欠佳。起病前有野生菌食入。查体巩膜轻度黄染。外院肝功能异常。

实验室检查：甲肝抗体 -IgM 阳性。

【点评】

1. 疾病概述或定义　病毒性肝炎（viral hepatitis）是由多种肝炎病毒引起的、以肝脏损害为主的一组全身性传染病。起病期在一周以内的病毒性肝炎我们称之为急性病毒性肝炎，是由肝炎病毒直接或间接引起的急性肝脏病理损害。引起急性病毒性肝炎的主要病原是甲、戊型肝炎病毒。

2. 确诊依据

（1）有明显的发热、伴全身乏力、厌油、恶心呕吐及腹泻的临床特征。

（2）影像学表现为肝脏增大，CT 平扫肝实质密度减低，增强扫描肝实质内按叶段分布不均匀强化；门静脉周围间隙增宽；胆囊壁增厚、水肿。

（3）病前有不洁饮食史。

（4）实验室检查：肝功能异常；甲肝抗体 -IgM 阳性。

3. 临床表现　急性肝炎分为急性黄疸型肝炎和急性无黄疸型肝炎，潜伏期为 15 ～ 45 天，平均 25 天，总病程 2 ～ 4 个月。

（1）黄疸前期：有畏寒、发热、乏力、食欲缺乏、恶心、厌油、腹部不适、肝区痛、尿色逐渐加深，本期持续平均 5 ～ 7 天。

（2）黄疸期：热退，巩膜、皮肤黄染，黄疸出现而自觉症状有所好转，肝大伴压痛、叩击痛，部分患者轻度脾大，本期 2 ～ 6 周。

（3）恢复期：黄疸逐渐消退，症状减轻以至消失，肝脾恢复正常，肝功能逐渐恢复，

本期持续 2 周～ 4 个月，平均 1 个月。

4. 影像诊断要点

急性病毒性肝炎：

肝脏弥漫性增大。

CT 平扫肝实质密度减低，MRI 平扫 T2WI 肝实质信号均匀增高。

增强扫描肝实质内小斑片状强化及"反转"强化；门静脉周围"晕环征"或"轨道征"。胆囊壁增厚水肿。

①门静脉周围和（或）近肝包膜下肝实质多发小斑片状及楔形强化，静脉期及延迟期肝脏边缘区域强化高于肝脏中央区域。②肝实质大块坏死在 CT 平扫表现为地图样分布的低密度改变，增强后坏死区在静脉期明显强化，密度显著高于周围肝组织，此种表现即为"反转"强化，为重型肝炎的特征性影像表现，多见于药物性肝损害所致亚急性肝衰竭，急性病毒性肝炎较少出现。

门静脉周围"晕环征"或"轨道征"，指在 CT 或 MRI 图像上显示的围绕在肝内门静脉左、右支周围的低密度影。

腹腔淋巴结增大，主要分布在门腔间隙、肝门部、十二指肠韧带周围、腹主动脉周围。

腹腔积液，少量至大量积液不等，主要分布于肝周、脾周、网膜囊及双侧结肠旁沟。

胆囊增大，胆囊壁水肿、增厚。

其他：脾脏中度增大，肝内胆管轻度扩张。

MRI 表现与 CT 类似

5. 鉴别诊断

（1）药物性肝损害：有使用肝毒性药物的病史，停药后肝功能可逐渐恢复，肝炎病毒标志物阴性。

（2）急性酒精性肝炎：有长期大量饮酒史，肝炎病毒标志物阴性。主要依靠流行病学史及实验室病原学检查进行诊断。

（3）自身免疫性肝炎：主要依靠自身抗体的检测和病理组织检查。

（4）脂肪肝：多见于身体肥胖者，血中三酰甘油多增高；超声、磁共振检查有助于鉴别。

主要参考文献

[1] 陈枫，赵大伟，李宏军，等 . 急性病毒性肝炎的 CT 及 MRI 表现 [J]. 放射学实践，2014, 29(08):965-969.

[2] 付芳芳，王梅云，史大鹏，等 . 多种模型 MRI 扩散加权成像评估慢性乙型病毒性肝炎肝纤维化程度的价值 [J]. 中华放射学杂志，2018(2):113-118.

[3] 许尚文，陈自谦，王晓阳，等 .MR 扩散加权联合动态增强评估乙型病毒性肝炎肝纤维化分级的研究 [J]. 医学影像学杂志，2018, 28(01):85-89.

[4] 陆普选，周伯平 . 新发传染病临床影像诊断 [M]. 北京：人民卫生出版社，2013.

[5] 李宏军，施裕新，陆普选 . 传染病影像学诊断指南 [M]. 北京：人民卫生出版社，2016.

扩展阅读

病毒性肝炎（viral hepatitis）是由多种肝炎病毒引起的、以肝脏损害为主的一组全身性传染病，传染性强、发病率较高。通常分为甲、乙、丙、丁、戊型。《中华人民共和国传染病防治法》规定的乙类传染病。甲肝和戊肝一般急性发病，经消化道传播。乙肝和丙

☆ ☆ ☆ ☆

肝主要经血液、性、母婴传播，可导致肝功能反复异常。丁肝只有与乙肝病毒同时或在乙肝病毒感染基础上才可能感染。慢性病毒性肝炎迁延不愈，可发展为肝硬化、肝癌，预后较差，但早期患者临床无显著症状、肝功能血清检查也无异常，不易察觉。诊断需依靠流行病学史、临床及实验室指标等进行综合分析，再根据肝炎病毒学检测结果或肝穿刺活检病理检查最后确诊。既往影像学检查在急性肝炎的诊断及治疗中发挥的作用较小，随着影像技术的发展及认识的提高，病毒性肝炎患者在 CT 及 MRI 图像上可表现出一些特定的异常影像学表现。

（陈　康）

第二节　慢性病毒性肝炎

关键词：慢性病毒性肝炎，计算机扫描，影像学表现

【主诉】

患者男性，44 岁。腹胀、食欲缺乏、肤黄、眼黄 3 个月来院就诊。

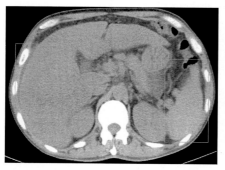

A. 上腹部 CT 平扫

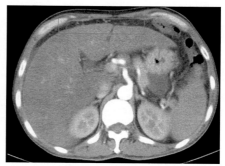

B. 上腹部 CT 动脉期

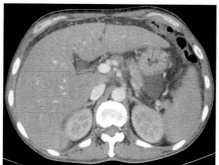

C. 上腹部 CT 静脉期

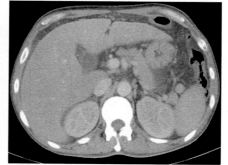

D. 上腹部 CT 平衡期

问题 1　符合本病的影像表现的有哪些
A. 肝脏外形不光整，实质密度不均匀
B. 增强扫描肝实质明显不均匀强化
C. 脾脏增大

D. 腹腔积液

【答案】A、B、C、D

解析：影像学表现为肝脏外形不光整，实质密度不均匀，增强扫描肝实质明显不均匀强化；脾脏增大；门静脉周围淋巴结肿大、增多；腹腔积液。

问题 2　本病最有可能诊断为

A. 急性病毒性肝炎　　　　B. 慢性病毒性肝炎

C. 肝硬化　　　　　　　　D. 自身免疫性肝炎

【答案】B

解析：本例病毒性肝炎病程长，以腹胀、食欲缺乏、肤黄、眼黄为主要表现，CT 表现为肝脏外形不光整，实质密度不均匀，增强扫描肝实质明显不均匀强化；伴有脾脏增大、腹水异常表现，结合临床及实验室检查可以做出诊断。

【病史】

中老年男性，起病隐匿，病程长，以腹胀、食欲缺乏、肤黄、眼黄 3 个月为主要表现，伴有尿黄、乏力、皮肤瘙痒等症状，就诊当地医院给予保肝等治疗（具体不详）后，患者自感腹胀症状稍缓解，肤黄、眼黄无明显减轻。实验室检查：HCV 抗体阳性；核酸检测：HCV RNA5.13E+6。

【点评】

1. 疾病概述或定义　病毒性肝炎病程持续半年以上者即为慢性病毒性肝炎。在我国，慢性病毒性肝炎主要病原是乙、丙型肝炎病毒。既往文献报道急性乙型病毒性肝炎中有 10%～12% 可发展为慢性病毒性肝炎，但多数慢性乙型病毒性肝炎并没有典型的急性过程。急性丙型病毒性肝炎慢性化率很高，有 60%～80% 发展为慢性病毒性肝炎。

2. 确诊依据

(1) 以腹胀、食欲缺乏、肤黄、眼黄 3 个月为主要表现，伴有尿黄、乏力、皮肤瘙痒等临床特征。

(2) 影像学表现为肝脏外形不光整，实质密度不均匀，增强扫描肝实质明显不均匀强化；脾脏增大；胆囊壁增厚、水肿；腹腔积液。

(3) 实验室检查：肝功能异常；HCV 抗体阳性；核酸检测：HCV RNA5.13E+6。

3. 临床表现　慢性病毒性肝炎。

病程超过半年或发病日期不确定。常见症状为乏力、全身不适、食欲减退、肝区不适或疼痛、腹胀、低热，体征为面色晦暗、巩膜黄染、可有蜘蛛痣或肝掌、肝大、质地中等或充实感，有叩痛，脾大严重者，可有黄疸加深、腹水、下肢水肿、出血倾向及肝性脑病，根据病情轻重、实验室指标等综合评定可分为：

(1) 轻度：病情较轻，症状不明显或虽有症状体征，但生化指标仅 1～2 项轻度异常者。

(2) 中度：症状、体征，居于轻度和重度之间者。肝功能有异常改变。

(3) 重度：有明显或持续的肝炎症状，如乏力、食欲缺乏、腹胀、便溏等，可伴有肝病面容、肝掌、蜘蛛痣或肝脾大。

4. 影像诊断要点　慢性病毒性肝炎。

肝脏外形不光整、密度不均匀。

☆☆☆☆

脾脏增大。

胆囊壁增厚、胆囊结石、胆囊窝水肿积液。

腹腔及腹膜后淋巴结肿大、增多。

门静脉高压后侧支循环建立。

增强扫描肝实质不均匀强化，可见弥漫性点状低密度影，延迟期显示更为显著。肝脏血管周围出现"晕环征"。

MRI肝内弥漫性或局灶性信号增高，门静脉周围水肿及肝门区淋巴结增大等征象。

肝内活动性炎症在T2WI脂肪抑制序列上可出现斑片状稍高信号。

门静脉周围水肿在T2WI上显示为平行于门脉血管的线状高信号影。

门静脉周围存在淋巴结，见于大多数的慢性丙型病毒性肝炎病例。

胆囊壁增厚水肿呈双层现象。

MR增强：肝内早期斑片状强化提示当前或最近肝细胞损害。慢性肝炎延迟期肝实质强化程度随肝功能下降逐渐增加。

DWI和ADC值可反映慢性肝炎患者肝纤维化严重程度，ADC值随慢性肝炎患者肝纤维化严重程度的增加而降低。

MRS对测定肝炎、肝纤维化及肝硬化较为敏感，与慢性肝炎肝纤维化的组织分期一致。

5. 鉴别诊断

（1）药物性肝损害：有使用肝毒性药物的病史，停药后肝功能可逐渐恢复，肝炎病毒标志物阴性。

（2）急性酒精性肝炎：有长期大量饮酒史，肝炎病毒标志物阴性。主要依靠流行病学史及实验室病原学检查进行诊断。

（3）自身免疫性肝炎：主要依靠自身抗体的检测和病理组织检查。

（4）脂肪肝：多见于身体肥胖者，血中三酰甘油多增高；超声、磁共振检查有助于鉴别。

主要参考文献

[1] 陈枫，赵大伟，李宏军，等. 急性病毒性肝炎的CT及MRI表现 [J]. 放射学实践，2014, 29(08):965-969.

[2] 付芳芳，王梅云，史大鹏，等. 多种模型MRI扩散加权成像评估慢性乙型病毒性肝炎肝纤维化程度的价值 [J]. 中华放射学杂志，2018(2):113-118.

[3] 许尚文，陈自谦，王晓阳，等. MR扩散加权联合动态增强评估乙型病毒性肝炎肝纤维化分级的研究 [J]. 医学影像学杂志，2018, 28(1):85-89.

[4] 陆普选，周伯平. 新发传染病临床影像诊断 [M]. 北京：人民卫生出版社，2013.

[5] 李宏军，施裕新，陆普选. 传染病影像学诊断指南 [M]. 北京：人民卫生出版社，2016.

扩展阅读

慢性病毒性肝炎患者早期可无临床症状，而一旦患者因黄疸、乏力、食欲缺乏、腹胀等原因就诊时，肝炎已进展至中重度甚至无法逆转的肝硬化病理阶段。目前，实验室血清学检查对部分慢性病毒性肝炎患者缺乏特异性和灵敏性。肝穿刺活检可以较为准确反映肝炎进程和分级，且被认为是诊断病毒性肝炎的金标准，但由于慢性病毒性肝炎纤维化和炎症进展具有弥漫性，而肝穿刺样本量少，多次取材对患者的损伤极大，另外检查后还可能诱发胆漏和出血等并发症，检查费用也较昂贵，这限制了肝穿刺在临床的应用。影像学检查可为临床判断慢性肝炎等级提供异常肝、脾、淋巴结、胆囊等影像学信息，检查方法无创伤、操作简单，对患者造成的不良影响和损害小，对判定慢性肝炎具有较高临床应用价值。

（陈　康）

第三节　肝　硬　化

关键词：病毒性肝炎，肝硬化，计算机扫描，MRI

【主诉】

患者男性，47 岁，因乙肝病史 40 年，右上腹隐痛 3 个月来院就诊。

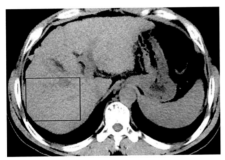

A. 上腹部 CT 平扫

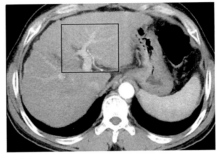

B. 上腹部 CT 动脉期

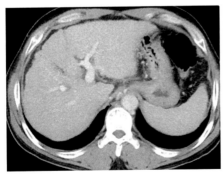

C. 上腹部 CT 静脉期

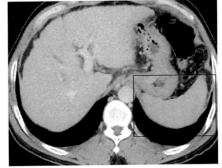

D. 上腹部 CT 平衡期

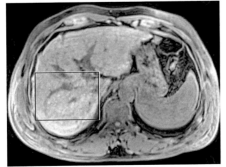

E. T1WI

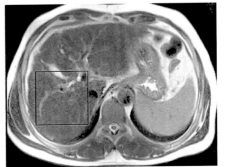

F. T2WI

☆ ☆ ☆ ☆

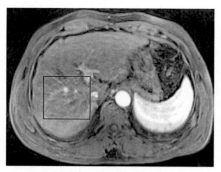
G. MRI 增强动脉期

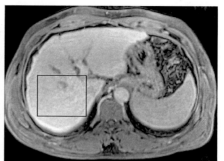
H. MRI 增强平衡期

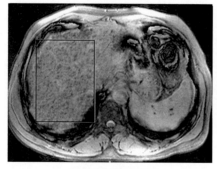
I. MRI 增强 SWI

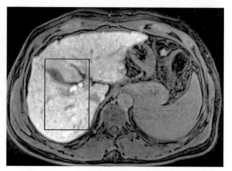
J. MRI 增强肝胆期

问题 1 符合本病的影像表现的有哪些

A. 肝脏体积缩小，肝脏表面高低不平改变

B. 增强扫描肝内不均匀强化

C. 食管胃底静脉曲张

D. 肝硬化结节，伴肝内网格状改变

【答案】A、B、C、D

解析：影像学表现为肝脏体积缩小，肝脏表面高低不平改变。ＣＴ平扫肝实质密度不均匀，增强扫描肝内不均匀强化。脾大。食管胃底静脉曲张。MRI 示肝硬化结节，伴肝内网格状改变。

问题 2 本病最有可能诊断为

A. 急性病毒性肝炎   B. 慢性病毒性肝炎

C. 肝硬化   D. 自身免疫性肝炎

【答案】C

解析：本例肝硬化患者病程长，乙肝病史 40 年，具有典型的肝硬化异常影像学表现，结合临床及实验室检查可以做出诊断。

【病史】

患者男性，因"乙肝病史 40 年，肝硬化 4 年、右上腹隐痛 3 个月"入院。病史特点：患者于 40 年前于当地医院体检时发现乙肝，自诉"大三阳"（乙肝表面抗原、e 抗体及核心抗体阳性），未行处理及治疗。4 年前复查体检发现肝硬化，间断口服恩替卡韦抗病毒治疗。3 个月前出现右上腹部疼痛不适，为阵发性隐痛不适，无向他处放射，与体位改变无关。

实验室检查：肝功能异常；乙肝表面抗原、e 抗体及核心抗体阳性。

【点评】

1. **疾病概述或定义**　肝硬化是临床常见的慢性进行性肝病，由一种或多种病因长期或反复作用形成的弥漫性肝损害。在我国大多数为肝炎后肝硬化，少部分为酒精性肝硬化和血吸虫性肝硬化。

2. **确诊依据**

（1）乙肝病史 40 年，肝硬化 4 年、右上腹隐痛 3 个月来院就诊。

（2）影像学表现为肝脏体积缩小，肝脏表面高低不平改变。CT 平扫肝实质密度不均匀，增强扫描肝内不均匀强化。脾大。食管胃底静脉曲张。MRI 示肝硬化结节，伴肝内网格状改变。

（3）实验室检查：肝功异常；乙肝表面抗原、e 抗体及核心抗体阳性（大三阳）。

3. **临床表现**　肝炎后肝硬化可有乏力、腹胀、尿少、肝掌、蜘蛛痣、脾大、腹水、食管 - 胃底静脉曲张、白蛋白水平下降、白球比倒置等肝功能受损和门静脉高压表现。

4. **影像诊断要点**

（1）肝脏大小的改变：中晚期肝硬化可出现肝叶增大和萎缩。

肝炎后肝硬化最常见右叶、左内叶萎缩伴尾状叶及左外侧增大，左外叶增大常呈"鹰嘴状"改变。尾叶增大是肝硬化特征改变，尾叶与肝右叶横径比＞ 0.65 时高度提示肝硬化。

（2）肝脏形态轮廓改变：肝脏表面高低不平呈分叶状或波浪状改变。

（3）肝脏密度的改变：轻度到中度肝硬化密度无明显改变。

重度肝硬化常伴有脂肪浸润，整个肝脏密度下降且密度不均匀。

平扫时可见肝实质内弥漫性分布的高密度影和低密度区域相间。

增强扫描肝脏密度不均匀优于平扫检查：肝硬化结节、再生结节、不典型再生结节、铁沉积结节。

继发性改变：门静脉高压，脾大，腹水。

5. **鉴别诊断**

（1）药物性肝损害：有使用肝毒性药物的病史，停药后肝功能可逐渐恢复，肝炎病毒标志物阴性。

（2）急性酒精性肝炎：有长期大量饮酒史，肝炎病毒标志物阴性。主要依靠流行病学史及实验室病原学检查进行诊断。

（3）自身免疫性肝炎：主要依靠自身抗体的检测和病理组织检查。

（4）脂肪肝：多见于身体肥胖者，血中三酰甘油多增高；超声、磁共振检查有助于鉴别。

主要参考文献

[1] 陈枫，赵大伟，李宏军，等 . 急性病毒性肝炎的 CT 及 MRI 表现 [J]. 放射学实践，2014, 3(008):965-969.

[2] 付芳芳，王梅云，史大鹏，等 . 多种模型 MRI 扩散加权成像评估慢性乙型病毒性肝炎肝纤维化程度的价值 [J]. 中华放射学杂志，2018(2):113-118.

[3] 许尚文，陈自谦，王晓阳，等 .MR 扩散加权联合动态增强评估乙型病毒性肝炎肝纤维化分级的研究 [J]. 医学影像学杂志，2018, 28(1):85-89.

[4] 陆普选，周伯平 . 新发传染病临床影像诊断 [M]. 北京：人民卫生出版社，2013.

[5] 李宏军，施裕新，陆普选 . 传染病影像学诊断指南 [M]. 北京：人民卫生出版社，2016.

扩展阅读

慢性病毒性肝炎迁延不愈，可发展为肝硬化、肝癌，预后较差。对于疑似肝硬化患者，需要行腹部影像学检查以评估肝实质和检测肝硬化肝外表现。肝硬化确诊需进行肝活检。若临床、实验室和放射影像学资料都强烈提示存在肝硬化，且活检结果不会改变患者的治疗，则通常没必要进行肝活检。尽管单用放射影像学检查来诊断肝硬化的敏感性和特异性不足，但当怀疑患者有肝硬化时，通常要进行影像学检查，检查结果必须和肝硬化的其他征象，如体格检查或实验室检查结合起来考虑。除了评估肝脏，影像学检查还可以显示肝细胞癌或肝硬化肝外表现，如腹水、静脉曲张、脾大、肝静脉或门静脉血栓形成。MRI 能准确诊断肝硬化，并能提示其严重程度。根据既往文献报道，MRI 评分在区分 Child-Pugh A 级和其他级别肝硬化的敏感性和特异性都很高，还可能显示铁过载，提供肝脏铁浓度定量信息，以及评估肝纤维化程度。

（陈　康）

第 11 章

流行性出血热

第一节　流行性出血热（肺出血型）

关键词：流行性出血热，肺出血，计算机扫描

【主诉】

患者男性，51 岁。发热伴全身乏力 4 天，少尿 2 天来院就诊。

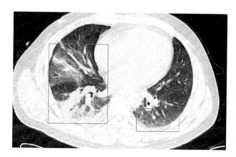

A. 胸部 CT 肺窗

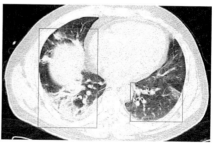

B. 胸部 CT 肺窗

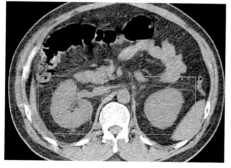

C. 腹部 CT 平扫

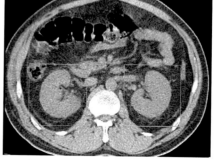

D. 腹部 CT 平扫

问题 1　本病的影像表现的是
A. 双肾增大，以前后径增大为著
B. 肾实质增厚、肾盏显示不清
C. 双肾周筋膜增厚，肾旁间隙可见条索影
D. 双肺下叶片状、磨玻璃密度影

☆ ☆ ☆ ☆

【答案】A、B、C、D

解析：影像学表现为双肺下叶实变、出血，右侧少量胸腔积液。双肾增大，以前后径增大为著，肾实质增厚、肾窦小，肾盏显示不清，双肾周筋膜增厚，肾旁间隙可见条索影。

问题2　本病最有可能诊断为

A.慢性肾盂肾炎

B.急性肾炎

C.流行性出血热

D.急性胰腺炎

【答案】C

解析：患者出现发热，血小板减少，腰痛，蛋白尿，尿量减少，急性肾功能恶化。影像学表现为双肾增大，肾实质增厚，双肾周筋膜增厚。双肺下叶感染、出血，右侧少量胸腔积液。实验室检查流行性出血热抗体 IgG、IgM 均阳性。

【病史】

中年男性，病程短，起病急，以发热、全身乏力，腰痛，头痛4天，恶心、呕吐，少尿2天为主要临床表现，体温最高达39℃，尿量减少，每日约200ml。实验室检查：蛋白质 2+，血肌酐 691.0μmol/L；市疾控中心查抗出血热抗体 IgG、IgM 均阳性。

【点评】

1. 疾病概述或定义　流行性出血热是由流行性出血热病毒（汉坦病毒）引起的自然疫源性疾病,病变可以累及全身各组织器官,多脏器出现损害、出血。典型病例具有发热、出血、肾脏损害 3 大主要症状。

2. 确诊依据

(1) 有发热、出血、肾功能损害、蛋白尿、血小板降低等的临床特征。

(2) 影像学表现为双肺下叶片状、磨玻璃密度影，右侧少量胸腔积液。双肾增大，以前后径增大为著，肾实质增厚、肾盏显示不清，双肾周筋膜增厚，肾旁间隙可见条索影。

(3) 流行性出血热抗体 IgG、IgM 均阳性。

3. 临床表现

(1) 典型病例起病急，表现为发热、出血、肾损害 3 大主要症状，发热（38～40℃）、"三痛"（头痛、腰痛、眼眶痛）以及恶心、呕吐、胸闷、腹痛、腹泻、全身关节痛等症状，皮肤黏膜"三红"（脸、颈和上胸部发红），眼结膜充血，重者似酒醉貌。口腔黏膜、胸背、腋下出现大小不等的出血点或瘀斑，或呈条索状、抓痕样的出血点。

(2) 按照病程分为发热期、低血压休克期、少尿期、多尿期及恢复期五个阶段。

(3) 并发症：出血：呕血和便血最为常见。

成人型呼吸窘迫综合征：多见于低血压期及少尿期。

中枢神经系统：脑炎、脑膜炎、脑水肿。

心功能不全和肺水肿：多见于休克及少尿期。

自发性肾破裂：多发生于少尿期。

4. 影像诊断要点

（1）肺充血：主要见于发热期。X 线表现为肺门影增大，肺纹理增粗、增多，肺野透光度减低。CT 表现为双侧肺门增大，肺动脉分支增粗、纡曲，肺内磨玻璃样改变。

（2）肺水肿：间质性肺水肿，肺泡性肺水肿。

（3）肺部感染。

（4）肺出血。

5. 鉴别诊断

（1）肺出血型钩端螺旋体病：影像表现以肺部明显，早期肺内就可出现细小出血灶呈粟粒样结节影，密集重叠，双肺可见多发结节、实变及磨玻璃密度影，斑片状影之间可见小点状、结节影为其特征性表现。确诊需要依靠流行病学史及病原学诊断。

（2）Goodpasture 综合征（肺出血肾炎综合征）：影像表现以肺部明显，肺泡内出血期表现为弥漫性点状或"玫瑰花结"样影，病变中央型分布，进展期可融合呈大片状、云絮状影。诊断多通过检测血液中的 GBM 抗体，肾组织活检可以作为确诊指标。

主要参考文献

[1] 李宏军, 施裕新, 陆普选. 传染病影像学诊断指南 [M]. 北京：人民卫生出版社, 2016.

[2] Huang N, Liu N, Lu J. Peritonitis secondary to hemorrhagic fever with renal syndrome: a case report in GuangZhou China [J]. BMC Infect Dis, 2020, 20(1):36.

[3] Liu X L, Hao D, Wang X Z, et al. Epidemic hemorrhagic fever complicated with late pregnancy: A case report[J]. Medicine, 2017, 96(40):e8137.

[4] Lebecque O, Dupont M. Puumala hantavirus: an imaging review[J]. Acta Radiologica, 2019, 61(8): 028418511988956.

[5] 林淦河, 姜兆侯. 流行性出血热的临床影像学分析 [J]. 临床放射学杂志, 2002, 21(8):667-668.

扩展阅读

流行性出血热又称肾综合征出血热，是由流行性出血热病毒（汉坦病毒）引起的。汉坦病毒是一种属于布尼亚病毒科的包膜病毒属。医学上重要的汉坦病毒均由鼠科与仓鼠科的啮齿动物携带。这些病原体与 2 种严重急性发热性疾病相关：肾综合征出血热（hemorrhagic fever with renal syndrome，HFRS）、汉坦病毒肺综合征（hantavirus pulmonary syndrome，HPS）。感染以地方性流行和其他流行形式出现，通常是天然啮齿动物急剧繁殖的结果。全世界已鉴定出 11 种汉坦病毒病原体种类，其分布与其啮齿动物携带者的分布相一致。患者通过啮齿动物排泄物的气溶胶而感染病毒，通常在封闭的、通风不良的建筑中或在打扫卫生时受感染。我国是 HFRS 发病率最高的国家。在世界上一些地区，有证据表明存在大量的无症状或亚临床汉坦病毒感染。血清学检查是诊断急性或既往汉坦病毒感染的主要方法。在症状明显时，患者体内均已出现 IgM 类抗病毒抗体，而且大多数会有 IgG 类抗体。通过急性感染时存在特异性抗汉坦病毒 IgM（通常用核衣壳或 N 抗原）或抗汉坦病毒 IgG 滴度升高至 4 倍，可以鉴别急性感染与既往感染。

（陈　康）

第二节　肾出血型流行性出血热

关键词：流行性出血热，肾出血，肾综合征出血热，计算机扫描

【主诉】

患者男性，27 岁。发热 10 余天，右侧腰部及腹部疼痛 2 天来院就诊。

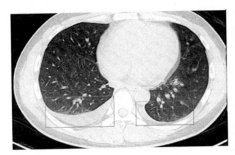

A. 胸部 CT 肺窗

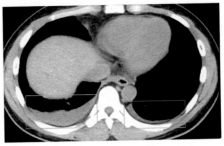

B. 胸部 CT 纵隔窗

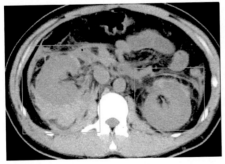

C. 腹部 CT 平扫

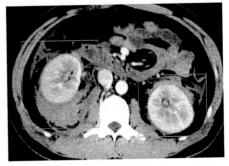

D. 腹部 CT 增强

问题 1　本病的影像表现的是

A. 双肾增大，肾实质增厚

B. 双肾包膜下高密度影

C. 双肾周筋膜增厚

D. 增强扫描双侧肾脏强化程度减低，肾皮、髓质交界缘模糊

【答案】 A、B、C、D

解析：影像学表现为双肾增大，肾实质增厚、肾盂较小，双肾包膜下高密度影，以右侧明显，双肾周筋膜增厚，密度增高，增强扫描双侧肾脏强化程度减低，肾皮、髓质交界缘模糊。

问题 2　本病最有可能诊断为

A. 外伤性肾破裂出血

B. Goodpasture 综合征

C. 流行性出血热

D. 急性胰腺炎

【答案】C

解析：患者流行病学史明确，有发热、出血、肾功能损害、蛋白尿、血小板降低等的临床特征。影像学表现为双肾肿大，双肾包膜下血肿，双肾周筋膜渗出、积液，右肺下叶感染，双侧少量胸腔积液。有明确的实验室检查结果，流行性出血热抗体 IgG、IgM 均阳性。

【病史】

青年男性，病程短，起病急。以"发热 10 余天，右侧腰部及腹部疼痛 2 天"为主要临床表现。入院前 10 天，无明显诱因出现发热，体温最高 39.5℃，伴乏力、头痛、呕吐，无"三红"（脸、颈和上胸部发红），无尿少及低血压。患者有老鼠接触史，居住当地曾有流行性出血热病例报道。实验室检查：肾功能损害、蛋白尿、血小板降低；查抗出血热抗体 IgG、IgM 均阳性。

【点评】

1. 疾病概述或定义　流行性出血热是由流行性出血热病毒（汉坦病毒）引起的、以鼠类为主要传染源的自然疫源性疾病，多伴有明显的肾脏损害。1982 年世界卫生组织（WHO）定名为肾综合征出血热（hemorrhagic fever with renal syndromes，HFRS）。本病的主要病理变化是全身小血管和毛细血管广泛性损害、临床上以发热，低血压，出血、肾脏损害等为特征。

2. 确诊依据

（1）有发热、出血、肾功能损害、蛋白尿、血小板降低等的临床特征。

（2）影像学表现为双肾增大，肾实质增厚、肾盂较小，双肾包膜下高密度影，双肾周筋膜增厚，密度最高，增强扫描双侧肾脏强化程度减低，肾皮、髓质交界缘模糊；右肺下叶条片高密度影，双侧少量胸腔积液。

（3）患者流行病学史较明确。

（4）流行性出血热抗体 IgG、IgM 均阳性。

3. 临床表现　典型病例起病急，表现为发热、出血、肾损害 3 大主要症状，发热（38 ~ 40℃）、"三痛"（头痛、腰痛、眼眶痛）以及恶心、呕吐、胸闷、腹痛、腹泻、全身关节痛等症状，皮肤黏膜"三红"，眼结膜充血，重者似酒醉貌。口腔黏膜、胸背、腋下出现大小不等的出血点或瘀斑，或呈条索状、抓痕样的出血点。按照病程分为发热期、低血压休克期、少尿期、多尿期及恢复期五个阶段。并发症：出血：呕血和便血最为常见。成人型呼吸窘迫综合征：多见于低血压期及少尿期。中枢神经系统：脑炎、脑膜炎、脑水肿。心功能不全和肺水肿：多见于休克及少尿期。自发性肾破裂：多发生于少尿期。

4. 影像诊断要点　泌尿系统：双肾肿大，多为双肾对称性肿大，以前后径增大为著。肾实质增厚、密度不均匀，主要表现为髓质较高密度影，肾窦小，肾盏显示不清。肾周及肾旁间隙消失，肾周水肿积液。肾破裂出血表现为肾外缘半月形异常密度影。肾周渗出表现为肾周积液，肾周筋膜增厚，肾旁间隙可见患者混杂密度条索影。增强扫描肾脏强化程度减低，肾皮、髓质交界强化时间延长，交界缘模糊。

☆☆☆☆

5. 鉴别诊断

（1）肺出血型钩端螺旋体病：影像表现以肺部明显，早期肺内就可出现细小出血灶呈粟粒样结节影，密集重叠，双肺可见多发结节、实变及磨玻璃密度影，斑片状影之间可见小点状、结节影为其特征性表现。确诊需要依靠流行病学史及病原学诊断。

（2）Goodpasture 综合征（肺出血肾炎综合征）：影像表现以肺部明显，肺泡内出血期表现为弥漫性点状或"玫瑰花结"样影，病变中央型分布，进展期可融合呈大片状、云絮状影。诊断多通过检测血液中的 GBM 抗体，肾组织活检可以作为确诊指标。

主要参考文献

[1] 李宏军 , 施裕新 , 陆普选 . 传染病影像学诊断指南 [M]. 北京 : 人民卫生出版社 , 2016.

[2] Huang N, Liu N, Lu J. Peritonitis secondary to hemorrhagic fever with renal syndrome: a case report in GuangZhou China[J]. BMC Infect Dis, 2020, 20(1):36.

[3] Liu X L, Hao D, Wang X Z, et al. Epidemic hemorrhagic fever complicated with late pregnancy: A case report[J]. Medicine, 2017, 96(40): e8137.

[4] Lebecque O, Dupont M. Puumala hantavirus: an imaging review[J]. Acta Radiologica, 2019, 61(8): 028418511988956.

[5] 林淦河 , 姜兆侯 . 流行性出血热的临床影像学分析 [J]. 临床放射学杂志 , 2002, 21(8):667-668.

扩展阅读

顾名思义，肾综合征出血热常累及肾脏，大部分患者可出现急性肾衰竭，典型的肾脏组织病理学病变为急性肾小管间质性肾炎。影像学检查可以评估肾脏的大小、形态、肾脏出血、灌注以及肾周情况，并排除尿路梗阻。需要注意的是肾脏长度、体积的正常范围较大，与被检查者的性别、身高和身体质量指数（BMI）相关；并且，肾综合征出血热的影像学表现并特异性不高，诊断需要结合流行病学史及血清学检查。

（陈　康）

关键词：乙型脑炎病毒，流行性乙型脑炎，计算机扫描，磁共振

病例 1

【主诉】

患儿，男，8 岁。发热、头痛 5 天，伴有呕吐，发病第 7 天出现抽搐和神志不清、嗜睡。

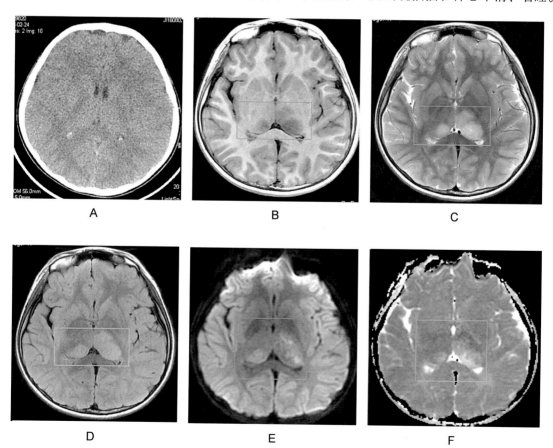

A   B   C

D   E   F

图 A. 发病第 8 天 CT；图 B ～图 F. 发病第 11 天 MRI，包括 T1WI、T2WI、T2WI FLAIR、DWI 和 ADC 图

☆ ☆ ☆ ☆

病例 2

【主诉】

患儿，男，8 岁。因发热、头晕在基层医院初次就诊，给予退热处理。第 2 天患者出现精神差、乏力，症状无缓解，第 3 天在当地市级医院，行头颅 CT、腰穿和脑脊液检查提示"脑膜炎"，第 4 天进一步转入当地上级医院诊断为"病毒性脑炎"。第 5 天出现神志不清，第 6 天患者出现呼吸衰竭。

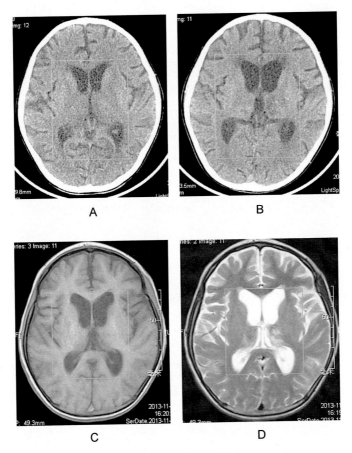

图 A. 发病第 45 天 CT；图 B. 发病第 4 个月 CT，图 C ～图 D. 发病第 4 个月 MRI（C）、T2WI（D）

问题 1　根据病例的影像学表现，可能的诊断是

A. 流行性乙型脑炎

B. 单纯疱疹病毒脑炎

C. 肠道病毒脑炎

D. 代谢性脑病

问题 2　以下关于病毒性脑炎的描述错误的是

A. 流行性乙型脑炎是以丘脑区损害为主，也包括下丘脑、海马和黑质等灰质核团受累

B. 单纯疱疹病毒脑炎 I 型常以累及颞叶为主要特征，而单纯疱疹病毒脑炎 II 型常表现为全脑炎

C. 重症病毒性脑炎常见于单纯疱疹病毒、乙型脑炎病毒和 EV71 感染

D. 根据影像学表现可以做出病毒性脑炎病原学诊断

【病史】

两例患者，8 岁男性儿童。临床表现为发热伴有头晕或头痛，急性起病，发病第 5 ～ 7 天出现神志不清等神经系统症状。第二例患儿第 6 天出现呼吸衰竭。发病在春夏季，诊断为流行性乙型脑炎。

【答案】

1. A

2. D

解析：病毒性脑炎常见病原菌包括单纯疱疹病毒、水痘 - 带状疱疹病毒和肠道病毒等。多数病毒性脑（膜）炎预后良好。其中单纯疱疹病毒、乙型脑炎病毒和 EV71 是重症型病毒性脑炎的常见病原体。单纯疱疹病毒脑炎 I 型常见于较大龄儿童，以累及颞叶为主要特征。单纯疱疹病毒脑炎 II 型常见于新生儿或小婴儿，表现为全脑炎。流行性乙型病毒脑炎影像学表现主要是丘脑、中脑等受累，结合发病季节，可提示诊断，明确诊断需要血清和脑脊液乙脑抗体检测。丘脑和基底节病变也可见于代谢性脑病等，需要鉴别诊断。

【点评】

急性发热伴脑病、春夏季发病、影像学表现以累及丘脑为主，是流行性乙型脑炎特点。

1. *疾病概述或定义*　乙型脑炎病毒，又称日本脑炎病毒，是一种嗜神经病毒，可以穿过血脑屏障，引起急性脑炎。文献报道全世界每年新发乙型脑炎病例为 6 万 ～ 7 万，其中约 50% 发生在中国。乙型脑炎病毒病死率为 25% ～ 30%，约 50% 的患者伴有永久性神经精神后遗症。

2. *病理*

（1）乙型脑炎病毒抗原主要在丘脑、下丘脑、海马和黑质等灰质核团中。

（2）神经元损伤、凋亡，组织坏死、出血，后期表现为脑软化。

3. *临床表现*

（1）急性起病，发热、头痛、呕吐、惊厥或意识障碍。

（2）重症进展迅速，发病 3 ～ 5 天就进展为昏迷，甚至出现严重的脑水肿和脑疝，预后不佳，死亡率高。

4. *诊断要点*

（1）病变主要发生在丘脑，也可以发生在中脑。

（2）在 CT 上表现为丘脑密度减低，肿胀。

（3）在 MRI 上主要表现为丘脑长 T1、长 T2 病灶。

（4）DWI 为高信号。要注意 DWI 高信号不一定是代表弥散受限，可能是存在 T2 穿透效应，在 ADC 上表现为高信号。

（5）^{1}H-MRS 可以观察到神经元受累导致的 NAA 峰下降。

5. *鉴别诊断*

（1）单纯疱疹病毒脑炎（HSV）：HSV I 型主要累及颞叶，II 型常表现为全脑炎。

☆☆☆☆

（2）EV71脑炎病变位于脑干（延髓背侧、脑桥被盖部），尤其是延髓脑桥交界部。

主要参考文献

[1] Zhang H, Wang Y, Li K, et al. Epidemiology of Japanese Encephalitis in China (2004–2015)[J]. Travel Med Infect Dis, 2019, 28: 109-110.

[2] Kalita J, Misra UK, Mani VE, et al. Can we differentiate between herpes simplex encephalitis and Japanese encephalitis?[J]. J Neurol Sci, 2016, 366:110-115.DOI: 10.1016/j.jns.2016.05.017. Epub 2016 May 11.

[3] Hsieh JT, St John AL. Japanese encephalitis virus and its mechanisms of neuroinvasion[J]. PLoS Pathog, 2020; 16(4):e1008260. DOI: 10.1371/journal.ppat.1008260. e Collection 2020 Apr.

扩展阅读

　　流行性乙型脑炎病灶位于中枢神经系统，尤以大脑皮质、基底节、丘脑、中脑最为突出，其次为小脑、脑桥、延髓。尸检显示脑膜脑炎在大脑半球、基底节、脑干、小脑和丘脑的灰质和白质弥漫性病变。组织学显示脑组织水肿、充血、毛细血管出血、血管周围淋巴细胞浸润和血管周围脑组织坏死。磁共振成像显示丘脑、中脑、大脑皮质、小脑、脑桥、基底节甚至脊髓有异常信号。几乎所有的病例都有双侧丘脑和中脑的损伤，其他脑区可有或无损伤。但也有一例流行性乙型脑炎仅在黑质（黑质）有病变。病变多表现为低或等T1WI信号和高T2WI信号。偶尔可见丘脑和基底节出血。增强磁共振可显示脑膜强化，而脑实质病变通常无异常或轻微强化。DWI对急性期变化的敏感性高于其他放射学检查，但其敏感性随病程延长而降低。T2WI和FLAIR在急性期和恢复期均具有较高的敏感性，尤其是在恢复期。

（乔中伟）

第 13 章

麻疹性肺炎

关键词：麻疹病毒，肺炎，计算机断层扫描

病例 1

【主诉】

患儿，女，11 岁 8 个月，发热、咳嗽 3 天，惊厥 3 次。

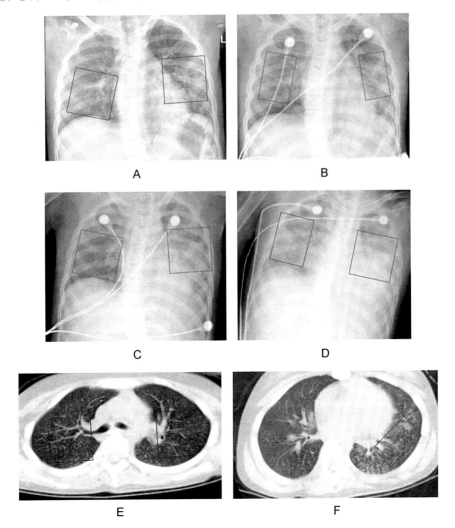

A

B

C

D

E

F

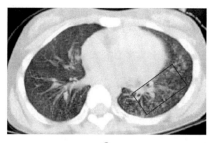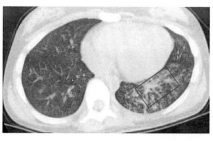

G   H

【病史】

患儿，女，11 岁 8 个月，发热、咳嗽 3 天，惊厥 3 次。患儿既往未接种麻疹疫苗，发病前有疑似麻疹患儿接触史。查体：口腔黏膜粗糙，柯氏斑（+），患儿全身逐渐出现红色斑丘疹，压之褪色，疹间皮肤正常。双肺呼吸音粗，可闻及大量中细湿啰音。实验室检查：麻疹病毒 IgM 抗体阳性。

问题 1 本病的影像表现可能是

A. 腺病毒肺炎

B. 麻疹肺炎

C. 支原体肺炎

D. 过敏性肺炎

问题 2 以下描述正确的是

A. 腺病毒肺炎影像常表现为两肺纹理增多，肺内病灶常融合成片，且常合并肺气肿，合并胸腔积液少

B. 麻疹肺炎最初常引起间质性炎症，病毒沿气管、支气管及肺泡蔓延导致肺泡壁、肺泡间隔、小叶间隔、支气管血管周围的炎症性改变，严重时肺内可见多发片絮影、实变影

C. 支原体肺炎多兼有肺间质及肺实质炎性改变，临床干咳较重

D. 过敏性肺炎常表现为两肺广泛的磨玻璃影、斑片影或结节影，病灶可见迁移游走现象，实验室检查嗜酸性粒细胞增多

【答案】

1. B

解析：患儿既往未接种麻疹疫苗，发病前有疑似麻疹患儿接触史。查体：口腔黏膜粗糙，柯氏斑（+），麻疹病毒 IgM 抗体阳性，麻疹肺炎诊断明确。

2. A、B、C、D

解析：以上所述均是正确的。

病例 2

【主诉】

患儿，女，1 岁 1 个月，发热 1 周，皮疹 4 天，声嘶 3 天。

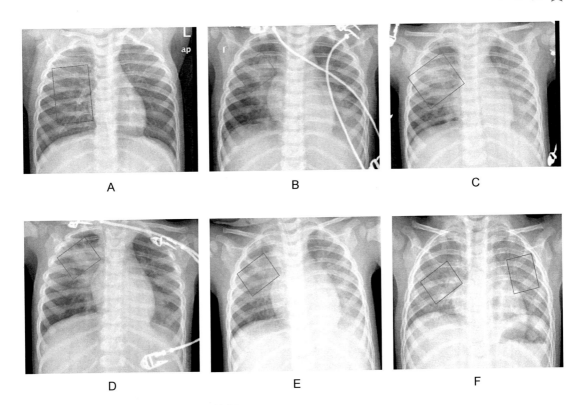

A　　　　　B　　　　　C

D　　　　　E　　　　　F

问题 1　本病的影像表现可能是

A. 腺病毒肺炎　　　　　　　B. 支原体肺炎

C. 麻疹合并肺炎　　　　　　D. 手足口病合并肺水肿

问题 2　以下疾病的影像学表现错误的是

A. 麻疹合并肺炎既可以侵犯肺间质引起间质性炎性，亦可侵犯肺实质引起肺泡炎症

B. 腺病毒肺炎可表现为多发密度不均匀的融合灶，多数患者伴有肺气肿

C. 双侧肺门周围蝶翼状斑片影为急性肺水肿的典型表现

D. 支原体肺炎可表现为节段性及大片状的实变影，支气管充气征少见

【病史】

患儿，女，1 岁 1 个月，发热 1 周，皮疹 4 天，声嘶 3 天。查体：全身可见散在新旧交替红色斑丘疹。实验室检查：血常规 +CRP WBC 10.87×10⁹/L，NET 80.4%，LYM 16.1%，HGB 123g/L，PLT 138×10⁹/L，CRP 39mg/L。麻疹病毒 IgM 抗体 阳性。革兰阳性球菌 +++。痰培养：金黄色葡萄球菌 +++；咽喉部分泌物培养：金黄色葡萄球菌 ++。本菌为 MRSA，药敏提示万古霉素敏感。

【答案】

1. C

解析：患儿麻疹病毒 IgM 抗体阳性且全身散在新旧交替红色斑丘疹，因此麻疹诊断明确，麻疹常易伴发肺炎，该患儿痰培养及咽喉部分泌物培养均提示金黄色葡萄球菌阳性，麻疹合并肺炎诊断明确。

2. D

☆☆☆☆

解析：支原体肺炎临床表现相对较轻，影像表现相对重，即"症征不符"，且支原体肺炎常合并肺实变，支气管充气征常可见。

【点评】

1. 疾病概述　麻疹是由麻疹病毒引起的以飞沫为主要传播途径的急性出疹性传染病。流行病学特点冬春季节多见，5岁以下患儿多见，麻疹患者是唯一传染源。口腔两颊出现麻疹黏膜斑为其特征性的表现。麻疹常可伴发肺炎，多发生在出疹期或疹后期。

2. 病理

（1）病理基础：肺泡炎或细支气管周围炎，表现为间质性肺炎和支气管肺炎。

（2）可单独由麻疹病毒引起，亦可并发其他细菌或病毒引起混合感染。

3. 临床表现

（1）患儿多出疹不利，体温不降或出疹后降后复升。

（2）患儿临床症状多为咳嗽，体格检查听诊肺部可闻及啰音，实验室检查：麻疹病毒IgM抗体（+）、痰培养：金黄色葡萄球菌（+++）。

4. 诊断要点

（1）X线平片两肺纹理增多增粗模糊，两肺可见多发片状高密度影，可见胸膜反应。

（2）肺部间质性改变表现为支气管束影增粗，小叶间隔增厚，肺内可见弥漫网格影。

（3）患儿多免疫力低，可合并细菌或其他病毒感染表现出细菌或其他病毒感染的影像特征，如肺实变、肺脓肿、肺空洞、肺不张等。

5. 鉴别诊断

（1）腺病毒肺炎：病情发展较快，早期可呈磨玻璃样改变，病情进展可见团片状的融合影，肺气肿多见，患儿喘憋较重。

（2）急性肺水肿：肺水肿往往是双侧性，肺门区蝶状斑片影，病灶进展快，临床气急症状重，可吸出或咳出粉红色泡沫样痰。

（3）支原体肺炎：临床表现相对轻以干咳为主，肺部影像表现较重，X线表现多样缺乏特异性，X线可见淡薄磨玻璃影或节段性实变影。

主要参考文献

[1] 李宏军. 实用传染病影像学 [M]. 北京：人民卫生出版社, 2014:478-498.

[2] Li G, Zhang M, Lao Q, et al. Risk Factors for Different Grades of Lower Respiratory Tract Infections in Children Under Five Years Old with Measles: Based on Chest Radiography[J]. Current Medical Imaging Reviews, 2020, 16(2):149-155.

[3] Praygod G, Mukerebe C, Magawa R, et al. Indoor Air Pollution and Delayed Measles Vaccination Increase the Risk of Severe Pneumonia in Children: Results from a Case-Control Study in Mwanza, Tanzania [J]. PLoS One, 2016, 11(8):e0160804. DOI: 10.1371/journal.pone.0160804.

[4] 余小花, 何玲. 儿童麻疹肺炎胸部 CT 影像学特点 [J]. 暨南大学学报（自然科学与医学版）, 2015, 36(2):178-180.

[5] 张强, 王维青, 李琳. 宝石 CT 低剂量扫描在麻疹肺炎影像诊断中的价值 [J]. 山东医学高等专科学校学报, 2017, 39(3):200-204.

扩展阅读

麻疹肺炎可由麻疹病毒引起，亦可由其他病原菌引起继发感染，如金黄色葡萄球菌、链球菌或其他病毒引起。麻疹肺炎以肺间质损害合并两肺多灶性斑片影为主要改变，常伴有磨玻璃影、小结节、胸膜病变；易合并小气道病变，如闭塞性细支气管炎。

麻疹合并肺炎的独立危险因素：较长的病程、未接种麻疹疫苗、合并其他病原菌感染、营养不良、室内空气状况等。

（郭翠萍　劳　群）

第 14 章

登 革 热

关键词：登革病毒，登革热，传染病

【主诉】

患者女性，37 岁。无明显诱因出现反复发热，最高达到 41.0℃，伴咽部疼痛、乏力 1 周。

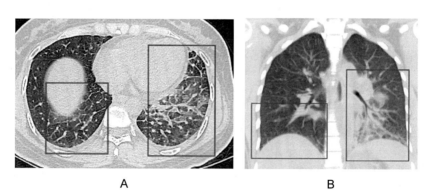

A   B

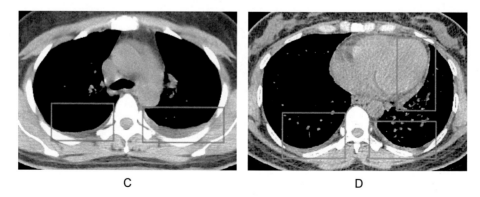

C   D

问题 1 本病的影像表现可能是

A. 肺结核

B. 新型冠状病毒性肺炎

C. 肺孢子菌肺炎

D. 肺部感染，少量胸腔积液及心包积液

问题 2 以下疾病的影像学表现错误的是

A. 重症登革热胸部 CT 检查常见胸腔积液及心包积液

B. 重症登革热胸部 CT 检查常表现为间质性肺炎

C. 重症登革热胸部 CT 检查可见磨玻璃影及小叶间隔增厚

D. 重症登革热胸部 CT 检查常表现为多发空洞

【病史】

患者女性，37 岁。无明显诱因出现反复发热，最高达到 41.0℃，伴咽部疼痛、乏力 1 周。全血细胞检查：白细胞 2.6×10^9/L、红细胞 3.8×10^{12}/L、血红蛋白 111 g/L、血小板 62×10^9/L、超敏 C 反应蛋白（免疫荧光法）> 5mg/L。肝功二套：血清铁蛋白 10158.00 ng/ml、门冬氨酸氨基转移酶 617.00U/L、丙氨酸氨基转移酶 1223.00U/L、碱性磷酸酶 166.40U/L、总胆红素 42.26μmol/L、直接胆红素 32.65μmol/L、间接胆红素 9.61μmol/L、总蛋白 53.40g/L、白蛋白 26.80 g/L。近期周边有登革热流行，患者登革热病毒核酸阴性，登革热病毒抗原阳性。

【答案】

1. D

2. D

解析：重症登革热胸部 CT 检查常见胸腔积液、心包积液及间质性肺炎表现。

【点评】

1. *疾病概述或定义* 登革热是一种由登革病毒引起的蚊媒叮咬人体传播的急性传染病。

2. *病理* 血管通透性增加，血管扩张、充血，血浆蛋白及血液有形成分外渗，引起血液浓缩、出血和休克。

3. *临床表现*

(1) 通常急性起病，骤起高热伴畏寒、乏力。

(2) 皮疹于病程第 3 ～ 6 天出血，多为斑丘疹或麻疹样皮疹。

(3) 出血 25% ～ 50% 病例有出血现象，如牙龈出血、鼻出血、皮下出血、呕血或便血等。

4. *诊断要点*

(1) 胸腹部 CT 检查发现胸腔积液、心包积液、腹水等。

(2) 胸部 CT 检查可发现磨玻璃影及小叶间隔增厚等间质性肺炎表现。

(3) 胸部 DR 检查可有心影增大。

(4) 头颅 CT 及 MRI 检查可发现脑水肿、脑出血等。

5. *鉴别诊断*

(1) 流行性出血热：本病常表现为肺水肿、肺出血及肾出血，即早期表现为间质性肺水肿，肺纹理增粗、模糊，散在斑点状磨玻璃密度影，进展期常伴有肺出血，病灶融合成片，密度增高，部分出现胸腔积液。腹部 CT 双肾体积增大、肾实质增厚，肾盂体积减小，肾周间隙模糊。结合病史，不难鉴别。

(2) 甲型流感病毒肺炎 (H1N1)：早期局灶磨玻璃密度影，病灶进展较快，伴或不伴实变，沿支气管血管束分布或胸膜下分布，少数伴胸腔积液。登革热肺炎早期即可出现少量胸腔

☆☆☆☆

积液及心包积液，肺部以间质性实变为主。

主要参考文献

[1] 洪文昕, 张复春. 登革热防治研究进展 [J]. 中华传染病杂志, 2019, 37(10):635-640.

[2] 中华医学会感染病学分会, 中华医学会热带病与寄生虫学分会, 中华中医药学会急诊分会. 中国登革热临床诊断和治疗指南 [J]. 中华临床感染病杂志, 2018, 11(5):321-329.

[3] 胡天丽, 刘晋新. 登革热的临床影像学表现 [J]. 新发传染病电子杂志, 2017, 2(4):240-243.

扩展阅读

　　登革热是由登革病毒引起的急性传染病。传染源是患者和隐性感染者，通过埃及伊蚊和白纹伊蚊作为媒介进行传播。人群对这个病普遍没有抵抗力，婴幼儿发病率较高，绝大多数重症登革热病例发生在儿童。临床表现主要是发热、突起的寒战、全身肌肉关节痛，极度疲乏，皮疹，淋巴结肿大及白细胞减少。成人病例通常起病急骤，畏寒、高热，24 小时内体温可达 40℃，持续 5 ～ 7 天后突然降至正常，一天后再度上升，称为双峰热或马鞍热。发热的时候可以伴有头痛、眼球疼痛、乏力、恶心、呕吐等胃肠道的症状。患者在病程的第 3 ～ 6 天也可以出现皮疹，主要是斑丘疹或者麻疹样的皮疹，可以同时有两种以上的皮疹存在，大多数的皮疹伴有瘙痒感，不脱屑。一部分病例可以出现出血倾向，比如牙龈出血、鼻出血，严重的可以出现呕血和黑粪。

（卢亦波）

第 15 章

COVID-19

第一节 COVID-19 影像分期表现

一、COVID-19 各分期表现

关键词：COVID-19，GGO，肺部炎症，计算机扫描

【主诉】

病例 1 患者男性，80 岁，发热 2 天，咳嗽、咳痰 1$^+$ 天，"咽拭子 2019-nCoV 核酸检测"结果 3 次阳性。

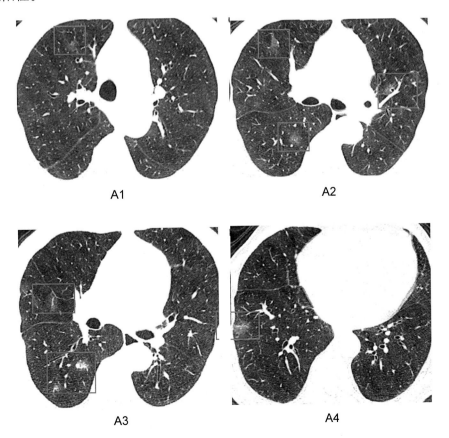

A1   A2

A3   A4

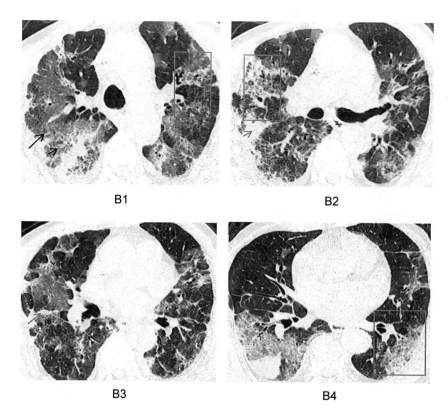

B1　　　　　　　　　　　　　　B2

B3　　　　　　　　　　　　　　B4

本患者如咽拭子新型冠状病毒核酸检测呈阳性

问题1　A1～4为该患者入院前出现发热症状同时期 CT 图像，影像分期最可能的是

问题2　B1～4为该患者入院后一周复查 CT 图像，影像分期最可能的是

A. 早期　　　　　　B. 进展期　　　　　　C. 重症期　　　　　　D. 转归期

【病史】

病例2　患者男性，80 岁。因发热 2 天入院。2 天前无明显诱因出现发热，测体温 38.8℃。伴干咳，无咯痰。确诊新冠患者密切接触史。"咽拭子 2019-nCoV 核酸检测"结果 3 次阳性，确诊"新型冠状病毒肺炎"。临床分型：危重型。血常规提示白细胞 4.55×10^9/L，中性粒细胞比率 46.70%，淋巴细胞绝对值：0.57×10^9/L，淋巴细胞百分比 0.09。血气分析提示氧分压 78mmHg。C 反应蛋白：10.10mg/L，D- 二聚体：2.56μg/ml。既往高血压病史，入院血压：180/90mmHg。

【答案】

1. A

2. C

解析：图 A1～图 A4 以两肺散在磨玻璃影（ground glass opacity，GGO）为主要特点，图 B1～图 B4 显示两肺病变进展迅速，部分肺实变（箭头），双肺可见小叶间隔增厚（框内）。

【点评】

1. 诊断要点

（1）早期影像学表现多见于发病 1 周内，双肺单发或多发病灶。多位于肺外周或胸膜下；以中下肺背段或外侧段多见，多为胸膜下小叶性、尖端指向肺门方向的楔形或扇形病灶（也可表现为斑片状或类圆形）。早期多为浅淡 GGO，亦可见网格状影。

（2）重症期影像学表现：合并基础性疾病相对高发。病情往往在数日内迅速进展。胸部影像学表现多为双肺弥漫性病变。少数呈白肺表现（病变多以实变为主）可见充气支气管征及多发条索影，可伴胸腔少量积液。

2. 鉴别诊断

（1）卡氏肺孢子菌肺炎：是一种非典型的真菌感染，主要累及免疫低下的人群，尤其是 HIV 阳性者。影像上常见磨玻璃密度影，可有小叶间隔增厚和铺路石征，30% 的病例可见囊肿；以上改变均为双肺上叶为著。有时可合并有气胸。确诊基于支气管肺泡灌洗后真菌染色和聚合酶链式反应（PCR）。

（2）淋巴细胞性间质性肺炎：罕见的特发性疾病，表现为支气管周围及间质内的多克隆性炎症。磨玻璃影是最主要的表现，血管周围常可见薄壁的囊状改变，该病的囊泡较大（最大直径可达 3cm）；也可出现肺结节、网状改变，小叶间隔和支气管血管增厚，以及分布广泛的实变。

病例 3　患者女性，54 岁，发热 10 天，新型冠状病毒核酸检测阳性 1 周。

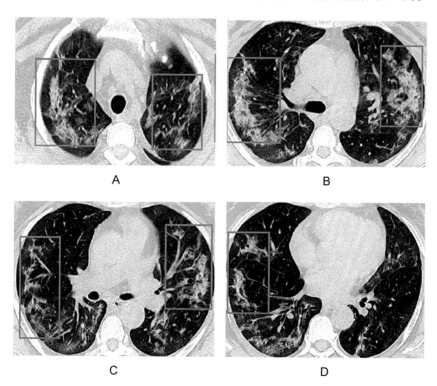

A　　　　B

C　　　　D

问题 1　患者氧和指数小于 300，临床分型最可能的是

A. 危重型　　　　B. 重型　　　　C. 普通型　　　　D. 轻型

问题 2　患者的影像学表现错误的是

A. 病灶多发，表现为 GGO、渗出融合或伴有实变

B. 肺内病变以双肺野中外带分布多见

C. 患者可伴少量胸腔积液

☆ ☆ ☆ ☆

D. 肺内病变以双肺野内中带分布多见

问题3 COVID-19 患者胸部 CT 影像学分期有（多选）

A. 早期　　　　　　B. 进展期　　　　　　C. 重症期　　　　　　D. 转归期

【病史】

病例4 患者女性，54 岁。10 天前患者无明显诱因出现发热，自行测体温最高为 38.5℃，肢体乏力，腰痛，并逐渐出现咳嗽、咳痰，痰中带血。有确诊新型冠状病毒性肺炎患者接触史，新型冠状病毒核酸检测阳性 1 周。临床分型：重型。血常规：白细胞：5.84×10^9/L。红细胞沉降率：48mm/h。PO_2 66mmHg，氧合指数 227mmHg。

【答案】

1. B
2. D
3. A、B、C、D

解析：两肺病变交织成网格状或蜂窝状呈双侧非对称性胸膜下分布；肺底及背侧胸膜下区多见。肺泡内渗出液增多时，可见实变或致密条索影呈节段性或小叶性分布。不同分期影像学表现有所重叠。重症期影像学表现相对特异。

【点评】

1. 诊断要点

（1）符合以下情况之一者：呼吸频率 > 30 次 / 分、静息状态下氧饱和度 ≤ 93%、动脉血氧分压 PaO_2/ 吸氧浓度 FiO_2 ≤ 300mmHg；临床分型为重型。

（2）肺内病变以 GGO 伴有实变为主，可见支气管充气征和小叶间隔增厚（铺路石征）。

（3）病变呈双侧非对称性胸膜下楔形或扇形分布；肺底及背侧胸膜下区多见。部分沿支气管血管束分布。

（4）肺部影像学检查显示 24 小时病灶明显进展 50% 时按重型管理。

2. 鉴别诊断

（1）甲型流感病毒肺炎（H1N1）：单侧或双侧局灶或多发 GGO 伴或不伴实变，沿支气管血管束分布或胸膜下分布。最终鉴别需借助病原学检测。

（2）过敏性肺炎：双肺片状或弥漫 GGO，边缘模糊的结节、马赛克灌注及呼气相空气潴留。慢性期肺野显示细网格状影及支气管扩张。

病例5 患者女性，64 岁，咳嗽 6 天，新型冠状病毒核酸检测阳性 1 天。

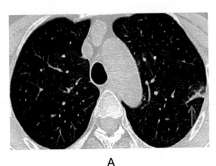
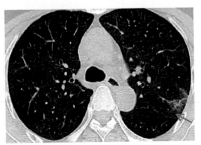

A　　　　　　　　　　　　　　　B

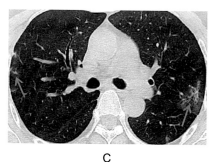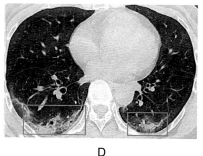

C　　　　　　　　　　　　　　　　D

问题 1　本患者临床分型最可能的是

A. 危重型　　　　　B. 重型　　　　　C. 普通型　　　　　D. 轻型

问题 2　本患者的影像学表现有（多选）

A. 肺内实变

B. 肺外带或胸膜下 GGO

C. 可见肺血管增粗及细网格影

D. 肺内斑片影多位于肺外带，常累及双肺，亦可单侧

【病史】

病例 6　患者女性，64 岁。6 天前出现咳嗽、咳痰，呈单声细咳，咳白色泡沫痰，量少易咳出，偶感胸闷、气促不适，无发热、畏寒。疫区居住史。新型冠状病毒核酸检测阳性 1 天。临床分型：普通型。自诉 10+ 年前曾患"胃癌"（良性），后口服药物治疗。血常规：淋巴细胞百分比 18.7%，淋巴细胞计数 1.03×10^9/L，C 反应蛋白 28.84mg/L。

【答案】

1. C

2. B、C、D

解析：普通型：具有发热、呼吸道等症状。影像学可见肺炎表现。

【点评】

1. 诊断要点

（1）两肺单发或多发病灶，多位于肺外周或胸膜下；以中下肺背段或外侧段多见。

（2）多为胸膜下小叶性尖端指向肺门方向的楔形或扇形病灶，也可表现为斑片状或类圆形。

（3）病变进展、范围逐渐扩大，密度逐渐增高或融合成呈带状或片状密度增高影。可见局部树芽征、网格状影。

2. 鉴别诊断

（1）人副流感病毒肺炎：季节性呼吸道感染中常见，病变呈中心性分布，可为多发支气管周围小结节、GGO 及含充气支气管实变。

（2）急性嗜酸性粒细胞性肺炎：弥漫性 GGO 和微结节浸润。胸腔积液少见。外周血液或支气管肺泡冲洗液中嗜酸性粒细胞显著增高。

【病史】

病例 7　患儿，女，4 岁，无明显临床症状。1 天前于省疾控 CDC 检查新冠病毒核酸

☆ ☆ ☆ ☆

检测阳性。

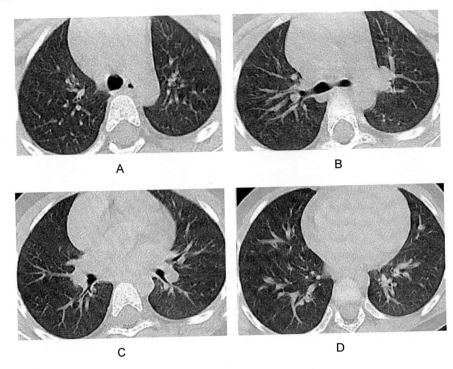

问题1　本患者的临床诊断最可能的是

A. 支原体肺炎　　　　　B. 新型冠状病毒肺炎

C. 支气管肺炎　　　　　D. 人副流感病毒肺炎

问题2～4

A. 危重型　　　　B. 重型　　　　C. 普通型　　　　D. 轻型

2. 临床症状轻微，影像学未见肺炎表现

3. 具有发热、呼吸道等症状。影像学可见肺炎表现

4. 病例临床分型

【病史】

病例8　患儿，女，4岁，无明显临床症状。疫情中高风险地区长期居住史。1天前于省疾控 CDC 检查新冠病毒核酸检测阳性。血常规：白细胞 $7.22×10^9$/L，中性粒细胞数 $1.85×10^9$/L，中性粒细胞比率 25.60%，淋巴细胞数 $4.75×10^9$/L，淋巴细胞比率 65.80%。

【答案】

1. B

2～4. D、C、D

解析：患者仅有部分实验室检查结果异常，无明显临床症状及胸部影像学改变。

【点评】

1. 诊断要点

(1) 儿童及青少年，多为轻型及普通型患者，重型和危重型少见。

（2）儿童和婴幼儿如有明确流行病学病史，即使临床和影像学表现存疑，或实验室检查已确定存在其他病原菌感染也不能完全排除混合感染的可能。

2. 鉴别诊断

（1）支原体肺炎：儿童和青少年常见表现为小叶中心结节 GGO 及实变等。可见支气管壁增厚、细支气管 / 树芽征与肺门及纵隔淋巴结肿大。实验室检查支原体抗体阳性。

（2）腺病毒肺炎：常见于儿童。表现为双肺多灶性 GGO 伴斑片状实变。可出现肺叶多段性分布趋势，可致患儿肺不张，应与细菌性肺炎鉴别。

主要参考文献

[1] 国家卫生健康委办公厅，国家中医药管理局办公室. 关于印发新型冠状病毒肺炎诊疗方案（试行第七版）的通知 [EB/OL].(2020-03-03)[2020-03-03]. http://www.gov.cn/zhengce/zhengceku/2020/03/04/content_5486705.htm.

[2] 姜毅，徐保平，金润铭，等. 儿童新型冠状病毒感染诊断、治疗及预防建议（第一版)[J]. 中华实用儿科临床杂志，2020, 35(2):81-86.

[3] 国家卫生健康委脑卒中防治工程专家委员会. 神经病学专业防控新型冠状病毒感染专家共识（第一版）[EB/OL]. (2020-02-13)[2020-02-24].http://www.cnstroke.com/NewsIn-Fo/News/PDFPreview?Path=/upload/file/20200213/63717215-37461521884075152.pdf

[4] Chen HX, Ai L, Lu H, et al. Clinical and imaging features of COVID-19[J]. Radiology of Infectious Diseases, https://doi.org/10.1016/j.jrid.2020.04.003.

[5] 宋璐，曾莹婷，龚晓明，等. 新型冠状病毒肺炎影像表现及鉴别诊断 [J]. 新发传染病电子杂志，2020, 5(2):82-86.

扩展阅读

SARS-CoV-2 病毒通过病毒被摸 S 蛋白和人呼吸上皮细胞上的血管紧张素转换酶 2（ACE2）受体之间的相互作用引起严重的肺部炎症。胸部 CT 是最常用的影像学检查手段，对疑似 COVID-19 患者或病毒核酸阴性者首选胸部 CT 平扫，对重症期患者在条件允许情况下也建议使用 CT 检查，尤其 HRCT 可以显示早期 GGO。低剂量 CT 可以作为疑似群体的筛查手段。

根据新型冠状病毒肺炎诊疗方案(试行第七版),临床上将COVID-19分为轻型、普通型、重型和危重型，需要结合流行病史、影像学检查、临床症状、实验室检查综合判断。根据患者不同的影像学表现，又将患者的影像分为早期、进展期、重症期、转归期。不同分期的 COVID-19 影像学表现有所重叠，需要结合病史及临床检查综合判断。大部分确诊患者的临床分型与影像分期较为一致，有少部分存在不匹配现象。

典型的 COVID-19 肺炎影像学表现：两肺间质性病变及淡薄斑片状磨玻璃影，部分病变伴条索影。病变分布于两肺，主要分布区位于胸膜下，多不伴胸腔积液。确诊患者结合临床实验室检查及氧和指数进行临床分型，本节中患者均有明确流行病史，且有不同程度临床症状。我们从已有的资料研究显示，COVID-19 肺炎的影像学特征呈多样性，从正常到弥漫性变化，从渗出、间质改变到"白肺"，进展期病灶多表现为渗出和（或）伴有实变，部分病变内可见支气管气相。肺部有慢性疾病、基础病变、肿瘤病史的患者更容易表现出严重的 CT 改变，且在短期内进展。

（鲁　宏　刘　衡　黄可忻　何　成）

☆ ☆ ☆ ☆

二、COVID-19 重症期表现

关键词：COVID-19，肺炎，重症，计算机断层扫描

【主诉】

患者女性，52 岁，言语不利半月余，发热伴咳嗽 15 天，新冠病毒核酸检测阳性。

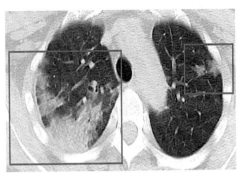
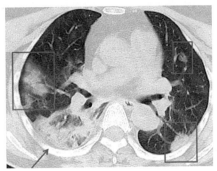

A   B

问题 1   不属于本病影像学表现的是
A. 病灶分布以两肺外带为主
B. 病灶分布以两肺门区为主
C. 多表现为实变影
D. 可见磨玻璃密度影

问题 2   以下关于新型冠状病毒肺炎说法错误的是
A. 影像分期包括早期、进展期、重症期和转归期
B. 早期多见淡薄的磨玻璃密度影
C. 重症期表现以"白肺"为主，不可见胸腔积液
D. 转归期可完全吸收或残存条索影

【病史】

患者女性，52 岁，因"发热伴咳嗽 15 天"入院，体温最高达 39.4℃，新冠病毒核酸检测阳性，红细胞、血红蛋白、血小板计数减低，淋巴细胞计数减低。胸部 CT 表现双肺下叶见多发磨玻璃影、实变影，胸膜下分布为主，部分实变影内见支气管充气征。

【答案】

1. B
2. C

解析：新冠肺炎 CT 表现分布主要以双肺外带为主，胸腔积液较为少见，但偶可出现。

【点评】

本病例为中老年女性，新冠病毒核酸检测阳性，影像学主要表现为双肺野外带的片状实变影及磨玻璃密度影，可见支气管充气征，结合病史及实验室检查不难诊断。

☆ ☆ ☆

1. *疾病概述*　冠状病毒是一类主要引起呼吸道、肠道疾病的病原体。2020 年 2 月 11 日，国际病毒分类委员会宣布将新型冠状病毒命名为严重急性呼吸综合征冠状病毒 -2（SARS-COV-2），同日，世界卫生组织决定将该病毒引起的疾病命名为 COVID-19。

2. *病理*

（1）早期可出现肺间质内淋巴细胞浸润，间质血管扩张、充血；肺泡上皮细胞肿胀，肺泡腔内浆液渗出。

（2）进一步发展肺泡上皮细胞萎缩、坏死、脱落或鳞状上皮化生，肺泡腔内炎性细胞（单核细胞或多核巨细胞、淋巴细胞及浆细胞）、纤维素渗出，纤维素与坏死的上皮细胞碎屑形成透明膜。

（3）严重者可见大量肺间质纤维化，部分透明变性，可伴程度不等出血性肺梗死；小血管增生，血管壁增厚，管腔狭窄、闭塞，微血栓形成，肺内支气管部分黏膜上皮细胞脱落，腔内可见黏液及黏液栓形成。

3. *临床表现*

（1）常见临床症状有发热、干咳、乏力及呼吸困难等。

（2）少见的症状包括头痛、咯血、恶心呕吐、腹泻。

4. *诊断要点*

（1）病灶呈单发或两肺多发，主要分布于支气管血管束旁或胸膜下。

（2）CT 表现可呈斑片状、节段性磨玻璃密度影（ground glass opacity，GGO）、GGO 伴实变影、GGO 伴小叶内间隔增厚或细网格影（铺路石征）、实变影。

（3）其他表现有空气支气管征、血管增粗、支气管扩张或扭曲、胸膜增厚、晕征、反晕征等。

（4）少见 CT 表现包括：胸腔积液、心包积液、淋巴结增大、气胸及纵隔气肿等，极少数患者可出现肺栓塞。

5. *鉴别诊断*

（1）SARS、MERS：SARS 肺炎患者 CT 上表现为单侧或双侧胸膜下 GGO、GGO 伴实变、网格征及细支气管牵拉性扩张。MERS 肺炎患者 CT 上病灶表现为双侧 GGO、实变及网格征，多分布于肺外带，SARS、MERS 与 COVID-19 的致病原同属冠状病毒，三者的致病机制有相似之处，影像表现多样、无特异性，单纯依靠影像学鉴别较困难，结合流行病学特点及病原学检查有利于鉴别它们。

（2）甲型流感病毒（H1N1）肺炎：H1N1 肺炎最常见临床症状为持续性高热、咳嗽及咳痰，早期大部分患者胸片表现正常，其他影像表现为 GGO、GGO 伴局灶性实变，多分布于胸膜下及支气管血管周围，随着病情发展为胸膜下网格征。COVID-19 患者多为干咳，鉴别 COVID-19 与 H1N1 肺炎需借助病原学检查。

主要参考文献

[1] 王亚丽，乔中伟，刘文亚，等 . 新型冠状病毒肺炎影像诊断指南（2020 年第二版简版）[J]. 首都医科大学学报，2020, 41(2):168-173.

[2] 郑秋婷，卢亦波，谭理连，等 . 新型冠状病毒肺炎临床及影像学研究进展 [J]. 新发传染病电子杂志，2020, 5(2):140-144.

☆ ☆ ☆ ☆

[3] Luo W, Yu H, Gou J, et al. Clinical Pathology of Critical Patient with Novel Coronavirus Pneumonia (COVID-19)[J/OL].Preprints(2020-03-09)[2020-04-02].https://www.preprints.org/manusc ript/202002. 0407/v3.

扩展阅读

COVID-19 的影像学分期为：

1. **早期** 单发或多发，胸膜下以小叶为中心斑片状或磨玻璃高密度影，肺小血管增粗增多，纹理可呈网格状（铺路石征）；肺底胸膜下分布为主。

2. **进展期** 磨玻璃病变范围增大，并出现实变，胸腔积液少见。

3. **重症期（危重症）** 两肺多发磨玻璃密度影，弥漫性多发大片实变，可呈"白肺"改变，偶伴一侧胸腔积液。

4. **转归期** 病变范围较前缩小吸收，或仅可见残留纤维条索影。该例患者的影像学表现为进展期。

（刘白鹭　吕哲昊）

三、COVID-19 危重期表现

关键词：COVID-19，危重期，计算机断层扫描

【主诉】

患者男性，46 岁，发热干咳 2 周，加重伴呼吸困难 2 天。

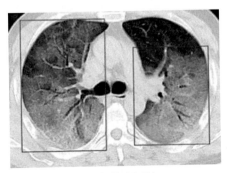

A.（2 月 16 日）

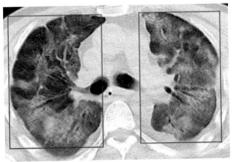

B.（3 月 4 日）

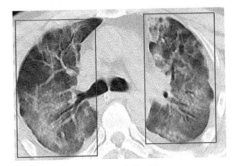

C.（3 月 7 日）

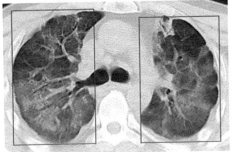

D.（3 月 11 日）

问题 1 本病的影像表现可能是

A. 耶氏孢子菌肺炎   B. 脑巨细胞病毒肺炎

C. 新型冠状病毒肺炎   D. 肺癌

问题 2 以下疾病的影像学表现错误的是

A. 新冠肺炎病变主要表现为磨玻璃影

B. 新冠肺炎病变主要分布于中外野及胸膜下区

C. 新冠肺炎进展期不会出现"反晕征"

D. 新冠肺炎重症期可出现"白肺"

问题 3 该患者疾病处于哪期？预后如何？

【病史】

患者男性，46 岁。发热干咳 2 周，加重伴呼吸困难 2 天。因患者有与疫情中高风险地区返回人员接触史怀疑新冠病毒肺炎，后新冠病毒咽拭子核酸检测阳性，确诊为新冠病毒肺炎，给予对症治疗后无发热，患者间断咳嗽，伴有恶心呕吐无腹泻，2 天前患者上述症状加重，伴有呼吸困难，血氧饱和度下降，给予吸氧治疗，但是血氧饱和度仍为 90% 左右，专家会诊诊断为：新冠病毒肺炎重型。实验室检查：白细胞：10.50×10^9/L；淋巴细胞绝对值：0.48×10^9/L；C 反应蛋白 CRP：70.87mg/L；D- 二聚体定量检测 1：72.15μg/ml。给予高流量吸氧、抗感染等对症治疗。

【答案】

1. C

2. C

3. 处于危重期。图 A、B、C、D 可见双肺多发病灶并累及肺门，为进展期 / 危重期肺部 CT 表现；经治疗后图 D 较图 A 明显可见病变明显吸收，密度变淡，肺部纤维化程度减轻，可见预后为好转。

【点评】

新型冠状病毒肺炎危重型患者，共同特点为 CT 影像学表现为大片状磨玻璃密度影，形成典型的"白肺"，经过治疗后，利用 CT 检查评估治疗效果，最终病情好转出院。

1. *疾病概述或定义* 新型冠状病毒感染的肺炎是由新型冠状病毒（SARS-CoV-2）引起的以肺部炎症性病变为主的急性传染病，也可引起消化系统、神经系统等系统损害的相应症状。

2. *冠状病毒病原学*

（1）单股正链 RNA 病毒。

（2）电子显微镜下可观察到其外膜上有明显的刺状突起，形似"皇冠"，故称为冠状病毒。

3. *临床表现*

（1）基于目前的流行病学调查，本病潜伏期为 1 ～ 14 天，多数为 3 ～ 7 天。

（2）以发热、咳嗽、乏力为主要表现，部分患者伴有鼻塞、气短、咽痛和肌肉酸痛和腹泻等症状。

（3）多数患者预后良好，少数患者病情危重，出现低氧血症、急性呼吸窘迫综合征、休克、代谢性酸中毒和出凝血功能障碍等，值得注意的是：临床重症、危重症患者可为中低热，甚至无明显发热。轻型患者仅表现为低热、轻微乏力等，可无肺炎临床及影像学表现。

（4）对于中老年或有基础疾病人群威胁性较大。

4.诊断要点

（1）早期：病灶多呈胸膜下小叶性、尖端指向肺门方向的楔形或扇形，也可表现为斑片状或类圆形，病灶长轴与胸膜平行，单发或双肺多发磨玻璃密度影（GGO），其内肺纹理可见，呈网格状（提示小叶间质增厚），常伴血管增粗；部分表现为结节伴周围晕征；一般无空洞形成，无胸腔积液，纵隔淋巴结无明显肿大。

（2）进展期：病灶随着病情进展，病灶范围迅速增多扩大，密度逐渐增高，或融合成小叶性，或广泛融合呈带状或大片状密度增高影，其内支气管壁增厚，支气管血管束增粗，可见局部树芽征，亦可见网格状影。病变出现实变，可呈软组织密度影或致密条索影，呈节段性或小叶性分布。

（3）重症期：表现为两肺弥漫性病变，少数呈"白肺"表现；病变多以实变为主，合并磨玻璃密度影，空气支气管征，多发条索影。病灶范围在48小时内可增加50%。双侧胸腔可出现少量积液。

（4）转归期：表现为病变范围缩小，密度减低，渗出物吸收，肺实变病灶逐渐吸收消散，可完全消失，或残存肺纤维条索影。

5.鉴别诊断

（1）大叶性肺炎：单叶大范围实变灶，支气管充气征；实变密度较高，掩盖背景肺血管；重症可有多叶累及。

（2）支原体肺炎：儿童和青少年常见，表现为小叶中心结节、GGO、实变等，可见支气管壁增厚、细支气管树芽征与肺门及纵隔淋巴结肿大。

（3）隐源性机化性肺炎：典型表现双侧胸膜下斑片状GGO或实变，内有支气管充气征，部分病变中可见中央GGO、边缘环形或新月形实变呈"反晕征"表现，可见游走性表现，少数有肺门、纵隔淋巴结肿大与胸腔积液等表现。

（4）人禽流感病毒肺炎（H7N9）：两肺GGO或伴实变，空气支气管征。发病早期即可见病变同时发生于中心区及周围区。胸腔积液较常见。

（5）重症急性呼吸综合征（SARS）：单侧或双侧的GGO，局限性单侧或双侧实变，或两者兼有。GGO伴小叶间隔增厚及"铺路石征"。少见空洞、钙化、网格或结节，少见淋巴结肿大和胸腔积液。

主要参考文献

[1] 管汉雄，熊颖，申楠茜，等.新型冠状病毒肺炎 (COVID-19) 临床影像学特征 [J].放射学实践，2020, 35(02):125-130.

[2] 靳英辉，蔡林，程真顺，等，武汉大学中南医院新型冠状病毒感染的肺炎防治课题组.新型冠状病毒 (2019-nCoV) 感染的肺炎诊疗快速建议指南 (标准版)[J].解放军医学杂志，2020, 45(1):1-20.

[3] 卢亦波，周静如，莫移美，等.31 例新型冠状病毒肺炎临床及 CT 影像表现初步观察 [J].新发传染病电子杂志，2020, 5(2):79-82.

[4] 郑颖彦，马昕，王慧英，等.新型冠状病毒肺炎的 CT 征象 [J/OL].上海医学 :1-10[2020-06-15]. http://kns-cnki-net-https.cnki.scrm.qfclo.com:2222/kcms/detail/31.1366.r.20200209.1042.002.html.

☆ ☆ ☆

扩展阅读

　　COVID-19 患者主要表现为发热、咳嗽、咳痰、乏力、胸闷、呼吸困难、厌食；重症、危重症患者可出现持续性高热、低氧血症、低血氧合指数，逐渐进展为 ARDS，导致多器官功能衰竭。患者可出现空腹或餐后血糖增高，与炎症应激、激素的应用或原有糖尿病有关，出现白蛋白减低可能与消耗、厌食摄入量减少或原有慢性基础病有关，可有不同程度的蛋白尿，血肌酐异常，提示有肾损害。确诊患者入院后均依据《新型冠状病毒感染的肺炎诊疗方案》治疗原则进行治疗，氧疗可明显改善患者呼吸困难症状及纠正低氧血症，抗病毒药物的应用临床确切疗效，激素的应用：对持续高热、ARDS、肺部 CT 病变范围广、渗出多、进展快的患者可改善症状、减少渗出。COVID-19 是一种新发传染病，治疗上以对症支持治疗为主，早期干预并及时识别危重患者至关重要。对于 COVID-19 应做到早发现、早报告、早隔离、早治疗，特别是对危重型病例的临床特点要有清醒的认识，力争做到及早、多学科积极救治，可有效降低病死率。

（李　萍）

第二节　特殊人群的 COVID-19

一、妊娠合并新型冠状病毒肺炎

关键词：妊娠，COVID-19，肺炎，计算机断层扫描

【主诉】

　　患者女性，27 岁。发热伴干咳 1 天，停经 38 周 +6 天。核酸检测阳性。

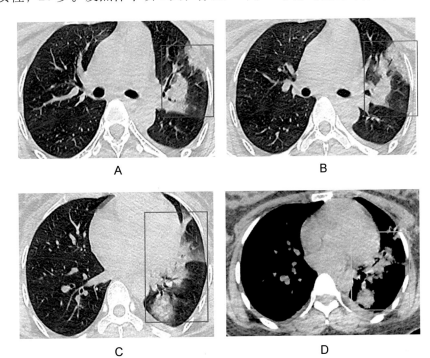

A　　　　　　B

C　　　　　　D

☆☆☆☆

问题 1 本病的影像表现最可能是（单选）

A. 妊娠合并细菌性肺炎

B. 妊娠合并肺结核

C. 妊娠合并新型冠状病毒肺炎（COVID-19）

D. 妊娠合并韦格肉芽肿

问题 2 此患者的影像学表现（上图）描述错误的是（不定项选）

A. 病变多分布于上叶尖后段或下叶背段

B. 此患者出现肺部磨玻璃病变及肺部实变，无胸腔积液及纵隔淋巴结肿大征象

C. 此病分布于胸膜下时，常宽基底

D. 此病发病率女性多于男性，潜伏期为 3～7 天

【病史】

患者女性，27 岁。患者 1 天前无明显诱因出现发热，最高体温 38.3℃，伴干咳，未予以口服药物治疗。个人史：长期疫情中高风险地区工作。停经 1+ 月测血 HCG（+），停经 45 天后 B 超确诊宫内妊娠。辅助检查：1 天前外院胸部 CT 示：左肺上叶舌段及右肺下叶可见斑片状高度模糊影，考虑感染性病变。外院查 CRP：17.85mg/L，超敏 CRP ＞ 3.0ng/ml，甲流、乙流均阴性。血常规分析：白细胞：$7.22×10^9$/L；红细胞：$4.07×10^{12}$/L；血红蛋白：108.7g/L↓；血小板：$286×10^9$/L；凝血象正常 D- 二聚体原液：1132ng/ml↑；CGYB 肝肾糖、电解质：基本正常，总蛋白（TP）：59.6g/L↓；白蛋白（ALB）：33.3g/L↓；淋巴细胞：正常。

【答案】

1. C

2. A、B、D

解析：

1. 患者长期疫情中高风险地区工作，具有发热、干咳症状，血常规：白细胞、淋巴细胞正常，CT 表现胸膜下磨玻璃病变、宽基底、其内见支气管充气征，病史及实验室检查支持。

2. 新型冠状病毒肺炎以中、下肺分布为主；男性多于女性；此类妊娠合并新型冠状病毒肺炎可合并胸腔积液。

【点评】

1. *疾病概述或定义* 新型冠状病毒肺炎是由新型冠状病毒引起的以肺部炎症性病变为主的疾病，还可引起肠道、肝脏和神经系统的损害和相应症状。

2. *病理*

（1）肺泡壁和间质血管扩张充血，通透性增加，致使肺泡腔浆液性渗出，造成肺水肿；可形成黏液性物质，形成肺泡膜。

（2）肺泡上皮内可出现胞质内包涵体，也可融合成双核或多核巨细胞，肺泡上皮内可查见病毒核酸序列，支持病毒感染。

（3）支气管黏膜部分上皮脱落，黏液细胞增多，鳞状化生，腔内可见黏液或黏液栓形成。

3. 临床表现

（1）以发热、乏力、干咳为主要表现。

（2）少数患者伴有鼻塞、流涕、咽痛和腹泻等症状。

（3）重症患者多在发病 1 周后出现呼吸困难和（或）低氧血症，严重者快速进展为急性呼吸窘迫综合征、脓毒性休克、难以纠正的代谢性酸中毒和凝血功能障碍及多器官功能衰竭。

4. 诊断要点

（1）多发或双肺多发、斑片状或节段性磨玻璃密度影为主，多数病灶内纹理呈网格状铺路石征。

（2）病灶背侧、肺底胸膜下分布为主，空气支气管征，合并或不合并小叶间隔增厚。

（3）极少数合并胸腔积液或心包积液。

5. 鉴别诊断

（1）人感染 H7N9 禽流感病毒肺炎：间质改变不明显，常合并胸腔积液，病情往往较重。

（2）人感染 H5N1 禽流感病毒肺炎：病毒性、病情进展速度较快及病死率较高。

（3）H1N1 流感病毒性肺炎：多以青中年为主，临床进展较为温和，仅少数危重患者发生 ARDS 死亡。

（4）SARS：肺部病灶 主要分布于肺外周，高分辨率 CT 上可见小叶间隔增厚，呈铺路石样改变，伴有细支气管扩张和少量胸腔积液。

（5）MERS：以两肺胸膜下和基底部分布为主，以磨玻璃密度病变为主，可伴实变，可见不同程度胸腔积液。

主要参考文献

[1] 国家卫生健康委员会 . 新型冠状病毒肺炎诊疗方案（试行第七版）[EB/OL].http://www.nhc.gov.cn/yzygj/s7653p/202002/8334a8326dd94d329df351d7da8aefc2.shtml.

[2] 中华医学会影像技术分会 . 新型冠状病毒肺炎放射检查方案与感染防控专家共识（试行第一版）[J]. 新发传染病电子杂志 , 2020, 5(2):65-73.

[3] 宋璐，曾莹婷，龚晓明，等 . 新型冠状病毒肺炎影像表现及鉴别诊断 [J]. 新发传染病电子杂志 , 2020, 5(2):82-86.

[4] 中国疾病预防控制中心新型冠状病毒肺炎应急响应机制流行病学组 . 新型冠状病毒肺炎流行病学特征分析 [J]. 中华流行病学杂志 , 2020, 41:145-151.

扩展阅读

妊娠期间，由于母体处于免疫抑制状态，所以多种病原体易在妊娠期感染母体，尤以病毒常见。此次新型冠状病毒为 β 属冠状病毒，具有人群易感性特点，孕妇亦为易感人群，且相较于其他人群更易出现并发症，甚至进展为重症。妊娠期女性对肺部病毒性感染的炎性应激反应明显提高，病情发展迅速，尤其是中、晚期妊娠，易发展为重症，增加母胎死亡的可能。因此妊娠合并 COVID-19 更加值得关注。

（鲁植艳　龚晓明）

二、妊娠合并 COVID-19

关键词：COVID-19，孕妇，计算机断层扫描

【主诉】

患者女性，26 岁，孕 36 周 +3 天，疫情中高风险地区居民，咳嗽 6 天、无发热。

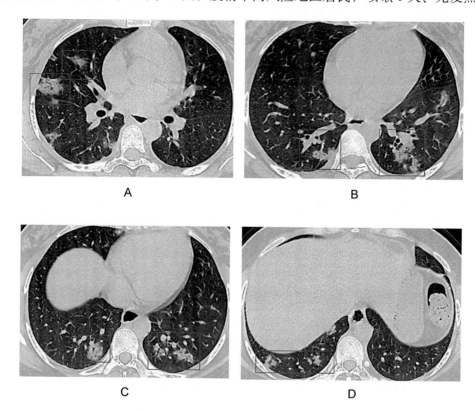

【问题 1】 本例阳性表现都累及哪些肺段

A. 双肺下叶后基底段   B. 右肺中叶外侧段

C. 左肺上叶下舌段   D. 以上肺段均被累及

问题 2 以下疾病的影像学表现错误的是

A. 双肺多发磨玻璃密度影

B. 双肺多发亚实性密度影

C. 支气管周围间质受累为主

D. 病灶内可见增粗血管影

【病史】

患者为孕妇，女，26 岁，孕 36 周 +3 天，咳嗽 6 天、无发热、无痰，疫情中高风险地区居民。新冠病毒咽拭子（+），白细胞计数和中性粒细胞正常，淋巴细胞计数（0.66×10⁹/L）和淋巴细胞比率 0.66，C 反应蛋白升高（18.2mg/L），D- 二聚体升高（1173μg/L），总蛋白

下降（60.6g/L）白蛋白下降（33.2g/L），A/G 下降（1.21），排除了其他呼吸道病原体感染（流感 A/B、支原体、衣原体、EB 病毒、肠道病毒等）。有 2 次胎儿宫内停育史,有妊娠糖尿病史。入院当天剖宫产后，予以吸氧、抗生素（拜复乐静脉滴注）、连花清瘟胶囊口服，维生素 C 等治疗，2 天后转入新冠肺炎定点医院治疗。

【答案】

1. D

2. A

解析：有基础性疾病的患者，首发征象以支气管血管束周围间质和胸膜下间质渗出多见，在影像上表现为团状或网格样小叶间隔不均匀增厚、其内可见扩张厚壁支气管，常围绕着增粗僵直的血管。

【点评】

1. *疾病概述或定义*　新型冠状病毒肺炎是由新型冠状病毒感染导致的肺部急性炎症改变，间质和实质（肺泡）均可以受累，人群普遍易感，孕妇尤其容易罹患，且症状和征象出现相对早。

2. *病理*

（1）血管支气管周围间质和肺泡内的渗出。

（2）间质血管炎。

3. *临床表现*

（1）咳嗽、咳痰、发热。

（2）乏力、呼吸困难。

4. *诊断要点*

（1）症状及征象较非孕妇出现早。

（2）无基础性疾病患者表现为多发磨玻璃密度影，合并基础性疾病者多表现为血管支气管束周围间质和胸膜下间质渗出导致网格状亚实性改变或实变。

（3）两肺下叶首发病灶，逐渐向中叶和上叶发展。

（4）轻症以胸膜下肺泡渗出表现磨玻璃密度影，重症支气管血管束周围间质分布为主。

5. *鉴别诊断*

（1）支原体肺炎：依据流行病学史，常表现为弥漫磨玻璃密度影，双肺下叶胸膜下常见，不容易鉴别。

（2）大叶性肺炎：咳嗽、咳痰、发热、甚至高热，表现为一个肺叶或肺段实变，很少表现为磨玻璃密度影。

主要参考文献

[1] Chen H,Guo J,Wang C, et al. Clinical characteristics and intrauterine vertical transmission potential of COVID-19 infection in nine pregnant women: a retrospective review of medical records[J]. Lancet, 2020, 395(10226):809-815.

[2] Wong SF, Chow KM, Leung TN, et al. Pregnancy and perinatal outcomes of women with severe acute respiratory syndrome[J]. Amj Obstet Gynecal. 2004, 191(1):292-297.

[3] Qiao J. What are the risks of COVID-19 infection in pregnant women[J]. The Lancet, 2020,395(10226):760-762.

☆☆☆☆

扩展阅读

妊娠期，尤其是中晚期妊娠的孕妇，如果与新型冠状病毒肺炎患者有密切接触史，极容易感染。因为孕晚期孕妇常因为生理性贫血、低蛋白血症、营养需求量大、机体免疫力相对低于未孕状态，成为易感人群。合并基础疾病的孕妇，较未合并其他疾病的患者，发病早、症状较明显、病情较重。尽可能选择生产后再进行 CT 检查和治疗。

（张笑春）

三、老年人新冠肺炎

关键词：COVID-19，老年人，计算机断层扫描

【主诉】

患者女性，84 岁，咳嗽伴乏力 3 周余，无发热（T 36.8℃）。疫情中高风险地区居民，因家属诊断为新冠肺炎入住其他医院，患者为密切接触者。

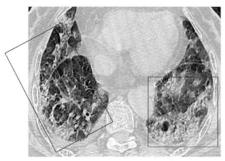 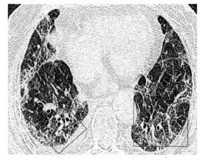

A. 首次   B. 8 天后

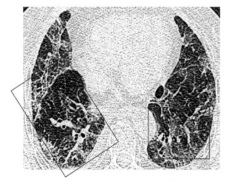 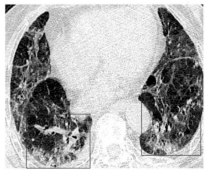

C. 11 天后   D. 18 天后

问题 1　所示何种影像征象

A. 间质网格状增厚

B. 实质亚实性变

C. 双侧胸腔极少量积液，双侧斜裂胸膜稍增厚

D. 以上征象均是

☆ ☆ ☆

问题 2　符合上述 4 次 CT 检查肺部改变转归特点有

A. 首次 CT 以间质网格状增厚为主、少量实质渗出形成亚实性变

B. 随访 3 次 CT 呈现实质急性炎症逐渐吸收，肺部逐渐纤维化过程

C. 肺部急性炎症逐渐完全吸收、不伴有肺部纤维化

D. 肺部炎症完全吸收，伴有肺部纤维化

【病史】

患者女性，84 岁，咳嗽伴乏力 3 周余，口服连花清瘟胶囊后症状缓解，无发热。疫情中高风险地区居民，因家属诊断为新冠肺炎入住其他医院，患者为密切接触者。1 周前外院 CT 检查诊断为病毒性肺炎，新冠病毒咽拭子 1 次阳性、5 次阴性，AST/ALT 2.12，总蛋白 36.9g/L、白蛋白 34.3g/L 和 A/G（1.08）均下降，D- 二聚体 1347μg/L，红细胞沉降率 54mm/h，凝血酶原时间 12.7 秒、凝血酶原标准化比值 1.17、活化部分凝血活酶时间 18.7 秒，脑钠肽前体 88.0 pg/ml 正常，血常规和 C 反应蛋白 9.7 mg/L 正常，有高血压病和老年心脏病史。

【答案】

1. D

2. A、B

解析：有基础性疾病的患者，首发征象以间质渗出引起的间质增厚为主、伴有多少不等、新旧不一的实质损害，在影像上表现为团状或网格样小叶间隔不均匀增厚，以及被其分割的磨玻璃密度影。

【点评】

1. 疾病概述或定义　新型冠状病毒肺炎是由新型冠状病毒感染导致的肺部急性炎症改变，间质和实质（肺泡）均可以受累。人群普遍易感，老年人由于免疫衰老，感染新型冠状病毒后症状更为严重，容易出现重症或危重症，合并有基础疾病的老年人感染后往往更为严重，基础疾病以糖尿病、高血压、心血管疾病和脑血管疾病最为常见。男性比女性重，男性进展为危重症的比例多于女性。

2. 病理

(1) 血管支气管周围和胸膜下间质渗出为主，伴不同程度肺泡内的渗出。

(2) 间质血管炎。

3. 临床表现

(1) 咳嗽、无痰或咳痰、低热或无发热，一旦突然出现高热、意味着预后不佳。

(2) 乏力、呼吸困难。

(3) 多不典型或表现为基础性疾病症状。

4. 诊断要点

(1) 原单发或多发病变范围增大、局部密度增高，和（或）局部网格状小叶间隔或内间隔明显增厚,和（或）其内出现厚壁支气管影,和（或）原有胸膜下磨玻璃密度影开始实变，和（或）肺野内其他部位出现新的磨玻璃密度影。

(2) 原实变范围增大、伴或不伴有周围磨玻璃密度影。

☆☆☆☆

（3）原磨玻璃密度影发生实变，和（或）新出现实变、伴有一侧或两侧胸腔积液。

（4）原肺部多形态病变中任何一种范围扩大或数量增多，或出现一侧或两侧少量胸腔积液。

5. 鉴别诊断

（1）支原体肺炎：依据流行病学史，常表现为弥漫磨玻璃密度影，双肺下叶胸膜下常见，不容易鉴别。

（2）大叶肺炎：咳嗽、咳痰、发热，甚至高热，表现为一个肺叶或肺段实变，很少表现为磨玻璃密度影。

主要参考文献

[1] Chen N, Zhou M, Dong X, et al. Epidemiological and clinical characteristics of 99 cases of 2019 novel coronavirus pneumonia in Wuhan, China: a descriptive study[J]. Lancet, 2020, 395(10223):507-513.

[2] Wang D, Hu B, Hu C, et al. Clinical Characteristics of 138 Hospitalized Patients With 2019 Novel Coronavirus-Infected Pneumonia in Wuhan, China[J] [published online ahead of print. JAMA, 2020, 323(11):1061-1069.

[3] 宋璐，曾莹婷，龚晓明，等. 新型冠状病毒肺炎影像表现及鉴别诊断 [J]. 新发传染病电子杂志，2020, 5(2):82-86.

[4] 姬广海，黄满华，张庆，等. 新型冠状病毒肺炎 CT 表现及动态变化 [J]. 中国医学影像技术，2020, 36(02):242-247.

扩展阅读

新型冠状病毒人群普遍易感，老年人由于免疫衰老，感染新型冠状病毒后症状更为严重，容易出现重症或危重症，合并有基础疾病的老年人感染后往往更为严重，基础疾病以糖尿病、高血压、心血管疾病和脑血管疾病最为常见。老年人在疾病状态下，如慢性阻塞性肺疾病（COPD）或肺外器官系统的疾病，会进一步增加患者发生严重呼吸道感染的可能性，导致老年新型冠状病毒肺炎患者的病死率较高。新型冠状病毒主要引起肺部感染，肺部感染加重心脏负担，同时还会导致血糖居高不下，加重感染控制难度，老年人多系统疾病共患的特点导致病情错综复杂，多种疾病相互影响，治疗难度系数大大增高。

（张笑春）

四、基础疾病 COVID-19

关键词：COVID-19，基础疾病，计算机断层扫描

【主诉】

患者男性，80 岁，高血压病史 5 年，慢性支气管炎病史 10 年，主因大汗、心悸、反应迟钝 8 天，伴发热 4 天入院。

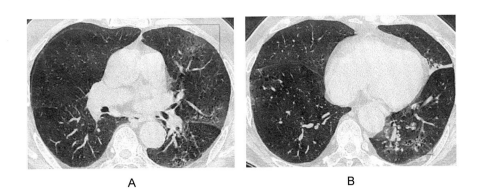

CT 肺窗（发病第 4 天）

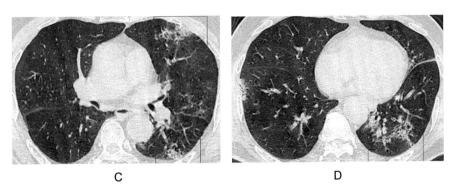

CT 肺窗（发病第 15 天）

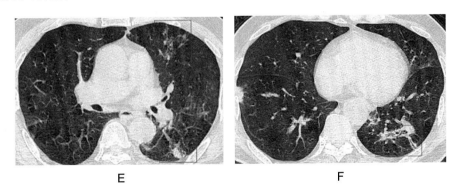

CT 肺窗（发病第 22 天）

问题 1　本病的影像表现的是

A. 早期左肺上叶及下叶多发磨玻璃影，病变内夹杂小叶内间隔增厚

B. 轻度扩张支气管

C. 进展期表现为磨玻璃影与实变混合存在

D. 转归期病变范围缩小，可见索条影

问题 2　本病最有可能诊断为

A. 隐源性机化性肺炎　　　　　　　B. 新型冠状病毒肺炎

C. 细菌性肺炎　　　　　　　　　　D. 衣原体肺炎

☆☆☆☆

【病史】

患者男性,80岁,高血压病史5年,慢性支气管炎病史10年。主要临床症状为大汗、心悸、反应迟钝8天,伴发热4天,体温最高38℃,畏寒,无寒战,伴有咳嗽、咳痰。与疑似医学观察期病例有密切接触史。

实验室检查:白细胞$4.48×10^9$/L,淋巴细胞$0.65×10^9$/L,C反应蛋白34.3mg/L。首次咽拭子核酸检测(-),4天后复查两次咽拭子核酸检测(+)。

给予抗病毒等中西医结合的对症治疗,病灶逐步吸收、减少,患者病情好转,连续两次咽拭子核酸检测(-)(采集时间间隔大于24小时),符合出院标准。

【答案】

1. A、B、C、D

2. B

解析:本例患者年龄较大,伴有多种基础疾病,肺内以间质性改变比较明显,包括小叶内间隔增厚和小叶间隔增厚,同时伴有磨玻璃密度影,外周带分布。进展期间质性改变持续存在,病灶范围增大,密度增高,局部呈实性密度。转归期病变范围缩小、密度减低,可见纤维索条影。

【点评】

1. 疾病概述   新型冠状病毒肺炎是由新型冠状病毒(SARS-CoV-2)引起的以肺部炎症性病变为主的疾病,还可引起肠道、肝脏和神经系统的损害和相应症状。具有基础疾病患者,特别是老年人,病情进展快,预后差,且死亡率高。

2. 确诊依据

(1)发病前14天内与疑似医学观察者有密切接触史。

(2)有发热、咳嗽、咳痰等常见临床症状。

(3)影像学表现以间质性改变明显,包括小叶内间隔增厚和小叶间隔增厚,同时早期伴有磨玻璃密度影,以肺外周带分布为主进展期病灶范围增大,密度增高。

(4)发病早期白细胞总数正常,淋巴细胞计数减低,C反应蛋白升高。

(5)咽拭子新型冠状病毒核酸阳性。

3. 临床表现   以发热为主要临床表现,其他临床表现包括:咳嗽、无痰或少痰,乏力、肌肉酸痛,恶心、呕吐,腹痛、腹泻,头晕、胸闷、气短、心悸等。

4. 影像诊断要点

(1)具有基础疾病患者,特别是老年人,影像学以间质性病变为突出表现。早期为网格状小叶内间隔增厚或磨玻璃密度影,外周带分布,以双肺下叶为著。

(2)进展期间质性改变进一步明显,双肺弥漫性网格状小叶间隔增厚,伴有小叶间质内实变时呈蜂窝状改变,常有散在磨玻璃密度及实变影,实变内可见充气支气管征。重症患者可出现不同程度的"白肺"。可伴有一侧或双侧胸腔积液。

(3)转归期病变范围缩小,密度减低,可见纤维索条影。

(4)实验室核酸检测阳性。

5. 鉴别诊断

（1）甲型流感病毒肺炎：单侧或双侧磨玻璃密度改变，伴或不伴实变影，沿支气管血管束分布或胸膜下分布。

（2）重症急性呼吸综合征：单侧或双侧磨玻璃密度病变，局限性单侧或双侧实变，或两者兼有。磨玻璃密度病变中可见小叶间隔增厚及铺路石征。少见空洞、钙化、网格或结节，少见淋巴结肿大和胸腔积液。

（3）细菌性肺炎：多无上呼吸道感染的前驱症状，咳脓性、血性或铁锈色痰，实验室检查白细胞数增高，影像学多表现为叶段或亚节段性实变，用抗生素治疗效果好。

（4）隐源性机化性肺炎：典型表现双侧胸膜下斑片样、大片磨玻璃或实变影，内有支气管充气征，部分病变中可见中央磨玻璃影、边缘环形或新月形实变影呈反晕征，可游走，少数有肺门，纵隔淋巴结肿大，胸腔积液等表现。

主要参考文献

[1] 中国研究型医院学会感染与炎症放射学专委会，中华医学会放射学分会传染病学组，中国医师协会放射医师分会感染影像专委会 . 新型冠状病毒肺炎影像学辅助诊断指南 [J]. 中国医学影像技术，2020，36(3): 1-11.

[2] 国家卫生健康委员会 . 新型冠状病毒肺炎诊疗方案 (试行第七版)[J]. 天津中医药大学学报，2020， 39(02):121-127.

[3] Chung M, Bernheim A, Mei X, et al. CT Imaging Features of 2019 Novel Coronavirus (2019-nCoV) [J]. Radiology, 2020, 295(1):202－207.

[4] Song F, Shi N, Shan F, et al. Emerging 2019 Novel Coronavirus (2019-nCoV) Pneumonia[J]. Radiology, 2020, 295(1):210-217.

[5] Pan F, Ye T, Sun P, et al. Time Course of Lung Changes at Chest CT during Recovery from Coronavirus Disease 2019 (COVID-19) [J]. Radiology, 2020, 295(3):715-721.

扩展阅读

流行病学显示，25.2% 的新型冠状病毒肺炎患者至少存在一种基础疾病，以高血压、糖尿病最常见，其他基础疾病还包括慢性阻塞性肺疾病、心脏病、恶性肿瘤、心脑血管疾病、慢性肝病等。具有基础疾病者和老年人因其免疫力较低，感染后病情进展快，易引起严重或危重的呼吸系统症状，如 ARDS，预后较差，且死亡率高。国家疾病预防控制中心基于 7 万例新冠肺炎病例的流行病学研究显示，全国新冠肺炎患者，60 岁及以上的死亡病例占比达 81%，有合并症患者的死亡率高出很多，合并心血管疾病患者死亡率高达 10.5%，糖尿病为 7.3%，慢性阻塞性肺疾病为 6.3%，癌症为 5.6%。重症型患者较非重型患者年龄更大，且存在基础疾病的比例更大，疾病严重程度是预后不良的独立预测指标。

新型冠状病毒主要通过其表面 S 蛋白直接与肺泡 II 型上皮细胞表面的肾上腺素转化酶 II（ACE2）结合，使得 ACE2 下调导致肺部损伤，病理机制类似 SARS 和 MERS，但 ACE2 蛋白与新型冠状病毒的亲和力是 SARS 病毒的 10 ～ 20 倍。ACE2 除了肺泡分布外，还分布在心血管、肾以及生殖系统中，其他部位也可能受累。世界首例 COVID-19 的尸检报告显示肺部病理特征表现为弥漫性肺泡损伤和肺透明膜形成，符合 ARDS 表现。肝活检标本显示中度的微血管脂肪样变性以及轻度的肝小叶汇管区活动性炎症，提示该损伤可能

☆ ☆ ☆ ☆

由 SARS-CoV-2 感染或药物性肝损伤引起的。心肌间质中有少量单个核细胞炎性浸润，但没有其他心肌实质损害。基础疾病对于肺泡上皮细胞表面的 ACE2 分布是否存在影响，尚需进一步的基础研究佐证。另外基础疾病高血压患者因紧张、焦虑的情绪而血压升高；冠心病患者因应激和炎症状态可致斑块稳定性下降，供氧减少、耗氧量增加，加重心肌缺血；慢性心力衰竭患者因发热、应激、感染均可加重病情。

(殷小平 邢立红)

五、婴幼儿 COVID-19

关键词：COVID-19，SARS-CoV-2，儿童，肺部炎症

【主诉】

患儿，男，2岁，咳嗽3天。

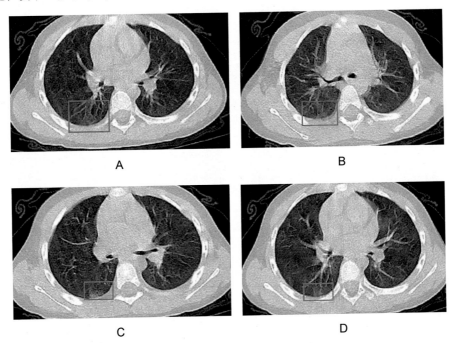

问题1 本组患者的临床诊断最可能的是

A. 支原体肺炎   B. 新型冠状病毒肺炎

C. 支气管肺炎   D. 人副流感病毒肺炎

问题2～5   A. 危重型   B. 重型   C. 普通型   D. 轻型

2. 临床症状轻微，影像学未见肺炎表现

3. 具有发热、呼吸道等症状，影像学可见肺炎表现

4. 病例1临床分型

5. 病例2临床分型

【病史】

患儿，男，2岁。患儿3天前开始咳嗽，未见发热，伴声音沙哑。亲密接触确诊新

型冠状病毒肺炎患者史。新型冠状病毒感染的肺炎核酸检测阳性 1 天。血常规示白细胞 7.93×10^9/L，淋巴细胞比率 43.50%。红细胞沉降率、心肌酶，超敏 C 反应蛋白未见明显异常。

【答案】

1. B

2 ~ 5. D、C、C、D

解析：患者 1 有轻微临床症状，伴随肺内病变及实验室检查结果部分异常。患者 2 仅有部分实验室检查结果异常，无明显临床症状及胸部影像学改变。

【点评】

儿童及青少年，如有流行病学史，出现发热、咳嗽、少痰、肌肉酸痛等症状时需考虑本病；多为轻型及普通型患者，重型和危重型少见。

1. 诊断要点

（1）儿童及青少年，多为轻型及普通型患者。胸部表现往往不典型，病变呈淡薄斑片状 GGO、可融合，多局限性散在分布于两中下肺野，主要见于胸膜下。

（2）儿童年龄越小、越易发生混合感染。

（3）儿童和婴幼儿如有明确流行病学病史，即使临床和影像学表现存疑，或实验室检查已确定存在其他病原菌感染也不能完全排除混合感染的可能。

2. 鉴别诊断

（1）支原体肺炎：儿童和青少年常见表现为小叶中心结节 GGO 及实变等。可见支气管壁增厚、细支气管 / 树芽征与肺门及纵隔淋巴结肿大。实验室检查支原体抗体阳性。

（2）腺病毒肺炎：常见于儿童。表现为双肺多灶性 GGO 伴斑片状实变。可出现肺叶多段性分布趋势。可致患儿肺不张。有时与细菌性肺炎难以鉴别。

主要参考文献

[1] 国家卫生健康委办公厅, 国家中医药管理局办公室. 关于印发新型冠状病毒肺炎诊疗方案 (试行第七版) 的通知 [EB/OL].(2020-03-03)[2020-03-03].http://www.gov.cn/zhengce/zhengceku/2020/03/04/content_5486705.htm.

[2] Chen HX, Ai L, Lu H, et al. Clinical and imaging features of COVID-19[J]. Radiology of Imfections pisease, 2020, 7(2):43-50.

[3] 姜毅, 徐保平, 金润铭, 等. 儿童新型冠状病毒感染诊断、治疗及预防建议 (第一版)[J]. 中华实用儿科临床杂志, 2020, 35(2):81-86.

[4] 国家卫生健康委脑卒中防治工程专家委员会. 神经病学专业防控新型冠状病毒感染专家共识 (第一版)[EB/OL].(2020-02-13)[2020-02-24].http://www.cnstroke.com/NewsIn-Fo/News/PDFPreview?Path=/upload/file/20200213/63717215-37461521884075152.pdf

[5] 中华医学会儿科学分会. 中华儿科杂志编辑委员会. 儿童 2019 新型冠状病毒感染的诊断与防治建议 (试行第一版)[J]. 中华儿科杂志, 2020, 5(03):169-174.

扩展阅读

COVID-19 传染性强，传播途径多样化，人群普遍易感。临床症状主要为下呼吸道感

☆☆☆☆

染症状为主，大部分患者出现发热、干咳等，部分患者也可表现为全身乏力、肌肉酸痛、腹泻等全身症状或消化道症状。实验室检查：发病早期白细胞总数正常或减少，淋巴细胞计数减少；部分患者乳酸脱氢酶和肌红蛋白增高，部分危重者可见肌钙蛋白增高。多数患者 C 反应蛋白和红细胞沉降率升高，降钙素原正常。

　　婴幼儿、儿童和老年人及合并基础疾病者影像学表现有其自身特点。婴幼儿、儿童如有流行病学史并出现发热、咳嗽、少痰、肌肉酸痛等症状时，需考虑本病；此类患者发病较少，且以轻型及普通型为主，重症及危重症少见。

（鲁　宏　何　成　黄可忻　刘　衡）

第三节　临床分型与影像分期不匹配

一、临床与影像表现不一致的新冠肺炎

关键词：COVID-19，肺部炎症，氧合指数

【主诉】

患者男性，56 岁，无明显临床症状。

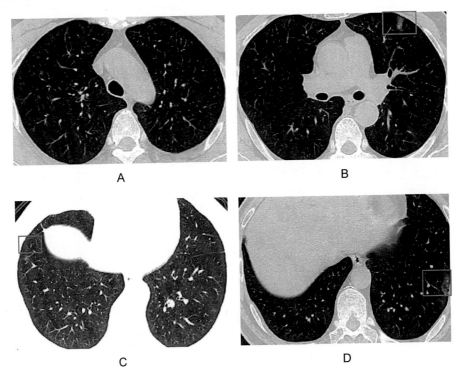

A　　　　　　　　　　　　B

C　　　　　　　　　　　　D

本病例无明显呼吸道相关临床症状。有明确疫区居住及疫区人员接触史入院。新型冠状病毒核酸检测阳性。氧合指数均小于 300。

问题 1　该组患者最有可能的临床分型是

A. 危重型　　　　　B. 重型　　　　　C. 普通型　　　　　D. 轻型

问题 2　病例的影像分期最可能为

A. 早期　　　　　　　B. 进展期　　　　　　C. 重症期　　　　　　D. 转归期

【病史】

患者男性，56 岁。无明显临床症状。有明确疫区居住及旅游史入院。新型冠状病毒肺炎核酸检测阳性 1 天入院。临床分型：重型。既往病史：原发性高血压 3 级，很高危组；冠状动脉粥样硬化性心脏病；肾血管狭窄。血气分析提示：pH7.286、总血红蛋白 14.4 %、氧合血红蛋白 82.8、动脉血氧含量 16.7，氧合指数小于 300。

【答案】

1. B

2. A

解析：符合以下情况之一者临床分型为重型：呼吸频率 ＞ 30 次 / 分、静息状态下氧饱和度 ≤ 93%、动脉血氧分压 PaO_2/ 吸氧浓度 FiO_2 ≤ 300mmHg。

【点评】

合并基础疾病者，临床、影像学表现不典型，影像学表现较轻。患者仍然可有呼吸衰竭表现并根据实验室指标分型为重型。

1. 诊断要点

（1）早期伴基础疾病者，特别是老年患者以间质病变为主；表现为网格影、部分为片状 GGO。病变分布以两肺下叶为主。

（2）进展期两肺病变范围增大，由双肺周围向中央推进。可伴少量胸腔积液。

（3）重症期两肺弥漫性网格状小叶间隔增厚、常有散在斑片状及片状实变，实变内可见充气支气管征。伴单侧或双侧胸腔积液。

（4）转归期两肺病变逐渐吸收，可见纤维条索影残留。

2. 鉴别诊断

（1）中东呼吸综合征（MERS）：亦属于 β 属冠状病毒，临床症状类似于下呼吸道感染疾病。MERS 感染患者病情进展迅速，双肺胸膜下大片状的磨玻璃影，同时伴有淋巴细胞减少症。重症患者更易出现胸腔积液或气胸。可发生 ARDS、多器官功能衰竭甚至死亡。

（2）巨细胞病毒感染：CT 表现呈双侧不对称磨玻璃影和小片影，以及呈小叶中心性分布的小结节影，边界不清。

主要参考文献

[1] 国家卫生健康委办公厅，国家中医药管理局办公室 . 关于印发新型冠状病毒肺炎诊疗方案（试行第七版）的 通 知 [EB/OL].(2020-03-03)[2020-03-03]. http://www.gov.cn/zhengce/zhengceku/2020/03/04/content_5486705.htm.

[2] 国家卫生健康委脑卒中防治工程专家委员会 . 神经病学专业防控新型冠状病毒感染专家共识（第一版）[EB/OL].(2020-02-13)[2020-02-24].http://www.cnstroke.com/NewsIn-Fo/News/PDFPreview?Path=/upload/file/20200213/63717215-37461521884075152.pdf

☆ ☆ ☆ ☆

扩展阅读

大部分患者影像（早期、进展期、重症期、转归期）与临床分型（轻型、普通型、重型、危重型）可部分呼应；部分病例影像分期与临床分型明显不匹配。

本例患者为伴有基础疾病的老年患者，临床、影像学表现不典型，影像学表现较轻。患者感染后病情进展快，仍然可有呼吸衰竭表现并根据实验室指标分型为重型；易引起严重或危重呼吸系统症状，如急性呼吸窘迫综合征。相对应的，亦有部分患者胸部 CT 改变明显，但临床症状不典型。

值得注意的是，肺部影像学改变往往滞后于临床症状；在疾病转归、吸收过程中，转归期患者影像学表现可表现为病变范围缩小、密度减低、渗出物吸收、肺实变病灶逐渐吸收消散，可完全消失或残存肺纤维条索影；此期部分患者可出现病情反复、病灶增多、增大甚至出现新发病灶。

临床表现与影像表现的不匹配是 COVID-19 诊治中值得注意的问题，只有综合分析流行病史、临床表现、影像改变，才能综合判断评估 COVID-19 患者。

（鲁　宏　何　成　黄可忻　刘　衡）

二、临床症状轻影像表现重的新冠肺炎

关键词：COVID-19，SARS-CoV-2，肺炎，计算机断层扫描

【主诉】

患者男性，50 岁。有新冠肺炎患者接触史。

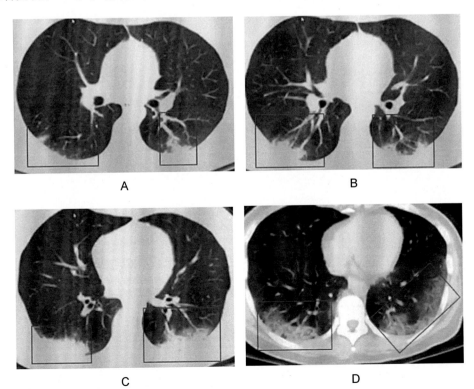

A　　　　　　　　　　　　　　　　　B

C　　　　　　　　　　　　　　　　　D

问题 1　本病例最有可能是哪项诊断

A. COVID-19

B. 甲型 H1N1 病毒性肺炎

C. 支原体肺炎

D. 耶氏孢子菌肺炎

问题 2　本病例哪些 CT 征象支持该诊断

A. 病灶分布以胸膜下多见

B. 病灶累及多个肺叶，部分病灶实变，磨玻璃影与实变影或条索影共存

C. 可见肺血管增粗影

D. 多伴有胸腔积液及纵隔淋巴结肿大

【病史】

患者男性，50 岁。有新冠患者接触史，行 COVID-19 筛查，临床表现无任何症状（咳嗽、发热）。胸部 CT 表现两肺下叶见多发磨玻璃影、实变影，胸膜下分布。咽拭子核酸检测阳性。实验室检查血常规无特殊。

【答案】

1. A

2. A、B、C

解析：新型冠状病毒主要入侵细支气管黏膜，引起细支气管和肺泡周围的炎性渗出，很少累及胸膜和纵隔淋巴结。本例无症状感染者临床分型为轻型，影像分期为进展期，出现这种情况可能的原因有新型冠状病毒的毒性减低，试图与人类长久共存；人的个体差异，抵抗力强；人在感染病毒后，及时产生抗体等因素。

【点评】

1. 疾病概述或定义　2019 冠状病毒病（Corona Virus Disease 2019，COVID-19）是由新型冠状病毒引起的急性呼吸道传染病。

2. 病理

（1）新型冠状病毒的外壳刺状突起（S- 蛋白）与肺泡 Ⅱ 型上皮细胞的血管紧张素转化酶 2（ACE2）结合入侵细支气管黏膜，引起细支气管炎及肺泡周围炎。

（2）病毒在上皮细胞内复制，引起肺泡腔内渗出、肺泡壁或肺泡间隔炎症或增厚。

3. 临床表现

（1）主要表现为发热、乏力、干咳，严重者出现多器官功能衰竭。不典型症状可表现为肌痛和腹泻等。

（2）主要经呼吸道飞沫和接触传播，轻型预后较好，危重型死亡率较高。

4. 诊断要点

（1）有相关的流行病学史和临床表现（发热、乏力、咳嗽）。

（2）影像学表现早期呈多发小斑片影及间质性改变，以肺外带及胸膜下多见。

（3）进展期表现为双肺多发磨玻璃影、浸润影，严重者可出现肺实变，呈"白肺"表现。少见胸腔积液及纵隔淋巴结肿大。

☆☆☆☆

（4）实验室核酸检测阳性。

5. 鉴别诊断

（1）甲型流感病毒肺炎（H1N1）：单侧或双侧局灶或多发磨玻璃影，伴或不伴实变，沿支气管血管束分布或胸膜下分布。但新型冠状病毒肺炎早期磨玻璃密度影内见增粗血管影，此种表现可能有助于 H1N1 病变早期的鉴别。

（2）支原体肺炎：儿童和青少年常见，多表现为小叶中心结节、GGO、实变等，可见肺门及纵隔淋巴结肿大。实验室检查支原体抗体阳性。

（3）细菌性肺炎：多无上呼吸道感染的前驱症状，实验室检查白细胞数增高，影像学多表现性质单一的叶段或亚节段性实变阴影，用抗生素治疗效果好。

主要参考文献

[1] 李莉，任美吉，张岩岩，等.1 例确诊新型冠状病毒 (2019-nCoV) 的肺炎患者的肺部 CT 表现 (附 SARS 病理及鉴别诊断)[J]. 医学新知，2020, 30(01):4-6.

[2] 李宏军. 新型冠状病毒肺炎影像学辅助诊断指南 [J]. 中国医学影像技术，2020, 36(03):321-331.

[3] Yang Q, Liu Q, Xu H, et al. Imaging of coronavirus disease 2019: A Chinese expert consensus statement[J]. European Journal of Radiology, 2020.

[4] 宋璐，曾莹婷，龚晓明，等. 新型冠状病毒肺炎影像表现及鉴别诊断 [J]. 新发传染病电子杂志，2020, 5(2):82-86.

[5] Chen HX, Ai L, Lu H, et al. Clinical and imaging features of COVID-19[J], Radiology of Infectious Diseases, DOI：org/10.1016/j.jrid.2020.04.003

扩展阅读

《新型冠状病毒感染的肺炎诊疗方案（试行第七版）》中根据临床症状和影像学表现进行分型。大部分 COVID-19 患者影像分期（早期、进展期、重症期、转归期）与临床分型（轻型、普通型、重型、危重型）有一一对应关系。但仍有部分病例不是一一对应，存在差异性。

1. 有的病例影像表现明显，但临床症状不典型。在经筛查确诊为 COVID-19 的密切接触者中，多数患者确诊初期并无明显临床症状，一段时间后才出现相应临床症状；少数患者则在较长的时间内仍无任何明显临床症状，成为"无症状感染者"。而上述病例的影像却在筛查时显示为肺炎表现，主要为两肺胸膜下或肺外围的磨玻璃影及斑片影。出现这种情况可能的原因有新型冠状病毒的毒性减低，试图与人类长久共存；人的个体差异，抵抗力强；人在感染病毒后，及时产生抗体等。

2. 有的病例临床表现典型，影像学检查未见明显肺炎表现。可能与病毒主要位于上呼吸道、未引起肺内渗出性病变有关。此类患者应该早诊断、早隔离、早治疗，以免造成病毒的传播。

3. 有的病例临床症状缓解，而影像表现有进展。临床表现与影像表现的不匹配成为 COVID-19 诊断的难题。所以，综合分析临床资料、流行病学及影像表现，更有助于 COVID-19 的诊断。

（鲁　宏　艾　莉　陈海霞）

☆ ☆ ☆

第四节　影像表现与核酸结果不匹配

一、临床表现明显、核酸检测阳性、CT 阴性的新冠肺炎

关键词：COVID-19，肺部炎症，核酸检测

【主诉】

患者女性，27 岁，咳嗽 7 天。

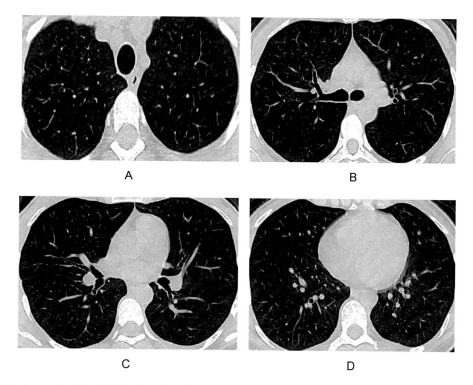

A　　　　　　　　　　B

C　　　　　　　　　　D

问题 1　本患者如咽拭子新型冠状病毒核酸检测呈阳性，临床分型最可能的是
A. 危重型　　　　　B. 重型　　　　　C. 普通型　　　　　D. 轻型

问题 2　关于已确诊 COVID-19 患者的叙述中，下列选项错误的是
A. 确诊患者可有无症状患者，即除核酸检测阳性以外，临床症状及影像学表现均呈阴性
B. 轻型患者可临床表现较轻微，核酸检测阳性而影像学表现为阴性
C. 无基础性疾病患者多无胸腔积液、纵隔及肺门淋巴结增大
D. 婴幼儿及青少年患者多为轻型患者，普通型、重型和危重型均少见

【病史】

患者女性，27 岁。7 天前患者无明显诱因出现偶有咳嗽、咳痰，自诉痰不易咳出，无发热。明确疫区居住史、已确诊新冠患者接触史。7 天前咽拭子新型冠状病毒核酸检测阳性。临床分型：轻型。血常规：白细胞：9.12×10⁹/L、中性粒细胞：61.80%、淋巴细胞：

☆☆☆☆

30.10%。

【答案】

1. D

2. D

解析：患者为青年，有明确新冠患者接触史。有咳嗽、咳痰或发热等症状。咽拭子新型冠状病毒核酸检测阳性，CT 未见肺部病变。故明确诊断新型冠状病毒肺炎，临床分型：轻型。婴幼儿及青少年患者多为轻型及普通型患者，重型和危重型少见。

【点评】

1. 诊断要点

(1) 轻型患者仅表现为低热、轻微乏力、咳嗽等，可无肺炎临床及影像学表现。

(2) 确诊依赖于明确流行病学史、实验室检查病毒核酸阳性或病毒基因测序阳性。

2. 鉴别诊断

(1) 上呼吸道感染：该病发病前常有受凉史，可见咽部充血，扁桃体肿大，血象可正常或偏低。影像学检查无阳性发现。可进一步行痰培养、血培养寻找病原学以鉴别。

(2) 细菌性肺炎：多无呼吸道感染前驱症状。咳脓性痰、血性痰或铁锈色痰；影像学多表现为性质单一的叶段或亚节段实变。

主要参考文献

[1] 国家卫生健康委办公厅，国家中医药管理局办公室 . 关于印发新型冠状病毒肺炎诊疗方案 (试行第七版) 的 通 知 [EB/OL] .(2020-03-03) [2020-03-03] .http://www.gov.cn /zhengce/zhengceku/2020-03/04/content_5486705.htm.

[2] 江芮，刘晋新，张烈光，等 .8 组家族聚集性发病的新型冠状病毒肺炎胸部 CT 表现及转归 [J]. 新发传染病电子杂志，2020, 5(2):87-90.

扩展阅读

COVID-19 发病率高、传染性强，有聚集性发病的特点；家庭聚集式暴发需要结合流行病学史、反转录聚合酶链反应 (RT-PCR)、胸部 CT 和临床症状综合诊断、评价。

由于下呼吸道核酸检测还未普及，又有报道在最初 COVID-19 出现时，RT-PCR 对咽拭子样品的总阳性率为 30%～60%，敏感性较低。此时胸部 CT 易于执行并且可以快速诊断的优点，使之成为了肺炎诊断的最佳补充。但有研究已证实了确实存在部分核酸阳性，但胸部 CT 未见异常的患者；以及有症状但 CT 为阴的患者。并且，部分研究表示，CT 表现为阴性、有且仅有表现为轻度的临床症状的患者，这类轻度类型的患者已经具有感染其他人的能力。

我们很容易对有症状的患者采取措施，但不知道自己被感染的患者，所谓潜在的患者，才是我们需要注意的。因此，尽管 CT 在 COVID-19 诊断和评估中的重要性不可低估，也应避免完全依靠 CT 进行临床诊断；核酸检测依然是诊断 COVID-19 的金标准，也同时需要得到流行病学史和包括影像学特征、临床症状在内的临床资料的支持。

（刘 衡 黄可忻 何 成）

二、临床及影像表现典型、核酸阴性的新冠肺炎

关键词：COVID-19，SARS-CoV-2，肺炎，计算机断层扫描

【主诉】

患者男性，70 岁。咳嗽 5 天，发热 3 天，无疫情中高风险地区居住史及接触史。

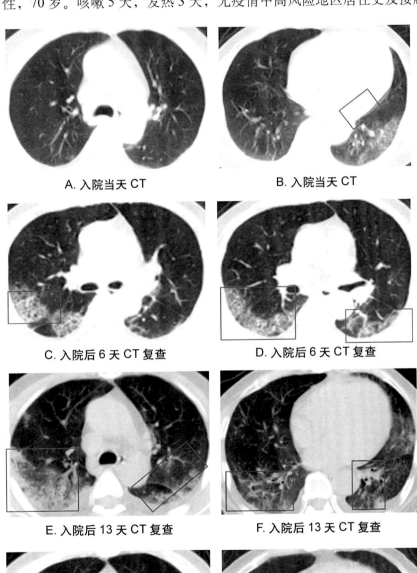

A. 入院当天 CT　　　　　　　　　　　B. 入院当天 CT

C. 入院后 6 天 CT 复查　　　　　　　D. 入院后 6 天 CT 复查

E. 入院后 13 天 CT 复查　　　　　　F. 入院后 13 天 CT 复查

G. 入院后 19 天 CT 复查　　　　　　H. 入院后 19 天 CT 复查

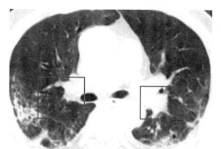 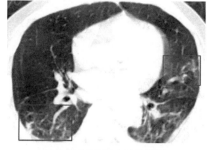

I. 入院后 25 天 CT 复查   J. 入院后 25 天 CT 复查

问题 1　本病例最有可能的诊断是

A. H1N1　　　　　B. 支原体肺炎　　　　C. 细菌性肺炎　　　　D. COVID-19

问题 2　本例 COVID-19 首次 CT 检查与核酸检测结果不匹配可能原因

A. 咽拭子核酸检测出现假阴性

B. 病毒感染的病程相对较短（病毒载量因素）

C. 取样部位不一致或者取样标本受到污染

D. 检测试剂盒造成

【病史】

患者男性，70 岁。咳嗽 5 天，发热 3 天，无疫情中高风险地区居住史及接触史。入院当天：实验室检查白细胞计数正常，淋巴细胞计数减少；CT 检查（图 A、B）：右肺胸膜下片状渗出影，影像表现不典型；核酸检测阴性。入院后 6 天：实验室检查淋巴细胞计数减少，C 反应蛋白增高；CT 检查（图 C、D）：两肺下叶见多发磨玻璃影、斑片影，病灶内可见增粗血管影，胸膜下分布为主，较前病灶新增，为典型 COVID-19 影像表现；但核酸检测阴性；结合临床及影像表现进行抗新冠肺炎治疗。入院后 13、19、25 天：实验室检查淋巴细胞计数减低或正常；CT 检查（图 E、F、G、H、I、J）：两肺多叶可见磨玻璃影、实变影、条索影，最后一次复查影像表现主要以条索影、纤维灶为主；临床和影像表现好转、吸收；不同时间段、不同部位（咽部、肺泡灌洗液、肛拭子）核酸检测都为阴性。既往有糖尿病、先天性心脏病病史。

【答案】

1. D

2. A、B、C、D

解析：本例 COVID-19 有明显的肺炎影像表现（多灶性、多样性、多变性），经诊断性（抗新冠肺炎）治疗肺部征象明显好转，但用不同方法、不同部位 5 次核酸检测均呈阴性。可能是由于核酸检测技术受到感染病程、病毒载量、取样方法、检测试剂、判读标准等诸多因素影响，特别是试剂方面，会极大地影响检测效果，核酸检测出现假阴性，目前统计阳性率仅为 20% ～ 40%。因此，不能让病毒核酸检测成为疾病准确诊断和治疗的唯一因素。在临床工作中类似病例时有出现，从临床表现、化验指标、影像表现及诊断性治疗等均符合"临床诊断病例"标准，值得高度关注并有待进一步研究。

【点评】

1. 疾病概述或定义　2019 冠状病毒病（Corona Virus Disease 2019，COVID-19）是由新型冠状病毒引起的急性呼吸道传染病。

2. 病理

（1）新型冠状病毒的外壳刺状突起（S- 蛋白）与肺泡 II 型上皮细胞的血管紧张素转化酶 2（ACE2）结合入侵细支气管黏膜，引起细支气管炎及肺泡周围炎。

（2）病毒在上皮细胞内复制，引起肺泡腔内渗出、肺泡壁或肺泡间隔炎症或增厚。

3. 临床表现

（1）主要表现为发热、乏力、干咳，严重者出现多器官功能衰竭。不典型症状可表现为肌痛和腹泻等。

（2）主要经呼吸道飞沫和接触传播，轻型预后较好，危重型死亡率较高。

4. 诊断要点

（1）有相关的流行病学史和临床表现（发热、乏力、咳嗽）。

（2）影像学表现早期呈多发小斑片影及间质性改变，以肺外带及胸膜下多见。

（3）进展期表现为双肺多发磨玻璃影、浸润影，严重者可出现肺实变，呈"白肺"表现。少见胸腔积液及纵隔淋巴结肿大。

（4）实验室核酸检测阳性。

5. 鉴别诊断

（1）甲型流感病毒肺炎（H1N1）：单侧或双侧局灶或多发磨玻璃影，伴或不伴实变，沿支气管血管束分布或胸膜下分布。但新型冠状病毒肺炎早期磨玻璃密度影内见增粗血管影，此种表现可能有助于 H1N1 病变早期的鉴别。

（2）支原体肺炎：儿童和青少年常见，多表现为小叶中心结节、GGO、实变等，可见肺门及纵隔淋巴结肿大。实验室检查支原体抗体阳性。

（3）细菌性肺炎：多无上呼吸道感染的前驱症状，实验室检查白细胞数增高，影像学多表现性质单一的叶段或亚节段性实变阴影，用抗生素治疗效果好。

主要参考文献

[1] 龚晓明，李航，宋璐，等. 新型冠状病毒肺炎 (COVID-19)CT 表现初步探讨 [J]. 放射学实践，2020，35(03):261-265.

[2] 李莉，王珂，任美吉，等. 新型冠状病毒肺炎早期胸部 CT 表现 [J]. 首都医科大学学报，2020，41(02):174-177.

[3] Dong D, Tang Z, Wang S, et al. The role of imaging in the detection and management of COVID-19: a review[J]. IEEE reviews in biomedical engineering, 2020, 10(5):1109-1118.

[4] Yin X, Dong L, Zhang Y, et al. A mild type of childhood Covid-19 - A case report[J]. Radiol Infect Dis, 2020, 10(08):1016-1027.

[5] Zhu N, Zhang D, Wang W, et al. A novel coronavirus from patients with pneumonia in China, 2019[J/OL].N Engl J Med, 2020 , 382(8):727-733.

[6] 卢亦波，周静如，莫移美，等 .31 例新型冠状病毒肺炎临床及 CT 影像表现初步观察 [J]. 新发传染病电子杂志，2020, 5(2):79-82.

☆ ☆ ☆ ☆

扩展阅读

COVID-19 确诊的金标准是核酸检测阳性，其特异度高，灵敏度低。在临床工作中往往遇到临床及影像表现支持 COVID-19 的诊断，但累次核酸检测呈阴性，这是因为核酸检测技术要受诸多因素影响（如前所述）。临床工作中常见部分 COVID-19 病例存在影像表现与核酸之间不匹配现象。因此，需综合分析患者流行病学史、实验室检查结果、临床症状及影像表现；做到早预防、早发现、早诊断、早隔离、早治疗。

（鲁　宏　艾　莉　陈海霞）

第五节　无症状感染者的影像表现

一、无症状感染者病例

关键词：COVID-19，无症状感染者，计算机断层扫描

【主诉】

患者男性，55 岁，新冠肺炎患者密切接触者。

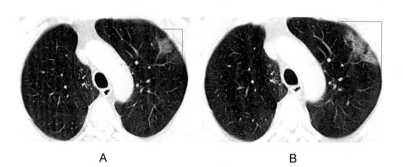

A　　　　　　　　　　　　B

A. 1 月 30 日，隔离当天，左肺上叶前段可见斑片状磨玻璃密度影

B. 2 月 2 日，隔离第 4 天，患者出现发热症状，左肺上叶病变范围较前增大，密度较前增高，由磨玻璃密度转为磨玻璃加实变

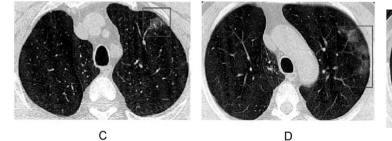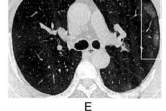

C　　　　　　　　　　D　　　　　　　　　　E

C～E. 2 月 7 日，入院当天，左肺下叶及左肺上叶新发磨玻璃病变，左肺上叶原病变较前吸收，密度较前变淡，范围较前缩小

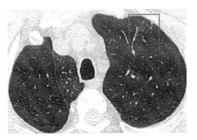 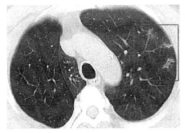 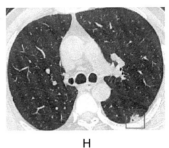

F　　　　　　　　　G　　　　　　　　　H

F ~ H. 2 月 16 日，出院当天，左肺上叶前段病变较前吸收

问题 1　本病的影像表现是

A. 病灶程度轻，进展快，吸收快

B. 病灶密度早期以磨玻璃为主，随后转为以磨玻璃加实变为主

C. 早期病灶主要分布于左肺上叶外周，随病情进展，左肺下叶及上叶新发病变

D. 肺实质和肺间质受累同时存在

问题 2　本病最终可能诊断为

A. 细菌性肺炎　　　　　　　B. 结核性肺炎

C. 病毒性肺炎　　　　　　　D. 支原体肺炎

【病史】

患者男性，55 岁，既往体健。2020 年 1 月 30 日，患者作为密切接触者于当地医院隔离，无发热、咳嗽、咳痰等明显不适。2 月 4 日患者出现发热，体温最高达 37.7℃，2 月 7 日入院治疗。

实验室检查：初次隔离新型冠状病毒核酸检测阳性，为无症状感染，后出现临床症状，符合新型冠状病毒肺炎确诊病例，临床分型为普通型。

经过积极的抗病毒治疗等综合疗法，患者病灶逐渐吸收，病情好转，治愈出院。

【答案】

1. A、B、C、D

2. C

解析：COVID-19 潜伏期无临床症状，核酸检测阳性，肺部影像为磨玻璃影，符合无症状感染。4 天后临床出现发热，确诊为 COVID-19。影像表现及转归符合典型 COVID-19 表现。

本病影像学动态观察发现具有病变进展较快、吸收快，病变变化不同步的特点。常见病毒性肺炎、细菌性肺炎，支原体、衣原体肺炎等病灶动态变化及进展都相对较缓慢。有明显的疫区接触史或为新冠肺炎患者密度接触者，有明确的实验室检查结果，RT-PCR 检测 SARS-CoV-2 病毒核酸阳性。为鉴别 SARS、MERS 及其他人感染禽流感病毒肺（如 H7N9、H7N4、H10N8 等亚型）提供了依据。

【点评】

1. **疾病概述或定义**　新冠病毒无症状感染者是指无临床症状，呼吸道等标本新冠病毒病原学或血清特性 IgM 抗体检测阳性者。

☆★☆☆

2. 诊断依据

（1）发病前 14 天内与新型冠状病毒感染者（核酸检测阳性者）有接触史。

（2）无明显临床表现或自主不适。

（3）实时荧光 RT-PCR 检测新型冠状病毒核酸阳性。

（4）胸部 CT 表现可为阴性，或表现为肺外周磨玻璃密度影，边界模糊。

3. 临床表现　　无症状感染者，一是可始终无任何可自我感知或可临床识别的症状与体征；二是采样时无任何可自我感知或可临床识别的症状与体征，但随后出现某种临床表现，即处于潜伏期的"无症状感染"状态。

4. 诊断要点

（1）影像学可为阴性。

（2）影像学阳性者可表现为肺外周磨玻璃影，内可见增粗血管影，或球形磨玻璃影，中心伴实变。

5. 鉴别诊断

（1）其他病毒性肺炎

①腺病毒肺炎：双肺多发 GGO 伴实变，可出现类似细菌肺炎的叶段性分布趋势。

②呼吸道合胞病毒肺炎：常见小叶中央结节，约 1/3 出现含气实变影、支气管壁增厚，分布于双肺中央区或周围区，呈双侧不对称分布。

③疱疹性病毒肺炎：双肺多发结节影，磨玻璃影及晕征，结节可相互融合。肺内可见散在、多发针尖样钙化灶，胸腔积液少见。

（2）支原体肺炎：支原体肺炎主要表现为多叶段分布的磨玻璃密度影，磨玻璃密度斑片影中夹杂实变影，或病变进展呈融合实变影，且以下肺为主，胸腔积液少，纵隔淋巴结不大。

主要参考文献

[1] 中华人民共和国国家卫生健康委员会 . 新型冠状病毒肺炎诊疗方案 (试行第七版 [DB/OL].[2020-03-03] (2020-04-29).http://www.nhc.gov.cn/yzygj/s7653p/202003/46c9294a7dfe4cef80dc7f5912eb1989.shtml.

[2] 新型冠状病毒肺炎的放射学诊断 : 中华医学会放射学分会专家推荐意见 (第一版)[J/OL]. 中华放射学杂志 , 2020, 54(04): 279-285.

[3] 蒋南川 , 郑传胜 , 樊艳青 , 等 . 新型冠状病毒肺炎亚临床期 CT 影像特征及短期演变 [J/OL]. 中华放射学杂志 , 2020, 54(04):305-309.

[4] Chung M, Bernheim A, Mei X, et al. CT Imaging Features of 2019 Novel Coronavirus (2019-nCoV)[J]. Radiology, 2020, 295(1):2 02-207.

[5] Hu Z, Song C, Xu C, et al. Clinical characteristics of 24 asymptomatic infections with COVID-19 screened among close contacts in Nanjing, China[J]. Sci China Life Sci, 2020, 63(5): 706-711.

[6] Yi Luo, Edwin Trevathan, Zhengmin Qian, et al. Asymptomatic SARS-CoV-2 Infection in Household Contacts of a Healthcare Provider, Wuhan, China. Emerg Infect Dis, 2020, 26(8):10.

扩展阅读

目前 COVID-19 所见传染源主要是新型冠状病毒感染的患者，无症状感染者也可能成为传染源。无症状感染者是指无相关临床症状（如发热、咳嗽、咽痛等），但呼吸道等标本核酸检测或血清特异性 IgM 抗体检测呈阳性者。无症状感染者可分为两种情形：一是感染者核酸检测呈阳性，经过 14 天潜伏期的观察，均无任何可自我感知或可临床识别的症状与体征，始终为无症状感染状态；二是感染者核酸检测呈阳性，采样时无任何可自我感知或可临床识别的症状与体征，但随后出现某种临床表现，即处于潜伏期的"无症状感染"状态。

有研究表明，30% ～ 60% 的新冠感染者无症状或症状轻微，但这些患者传播病毒的能力并不低，约有 10% 的 COVID-19 患者受感染于无症状感染者。因此，对于无症状感染患者进行早诊断、早隔离、早治疗，对于控制病毒传播起着至关重要的作用。

（殷小平）

二、无症状感染者病例 2 例

关键词：COVID-19，无症状感染者，CT

病例 1

【主诉】

患者男性，23 岁，新冠肺炎患者密切接触者。

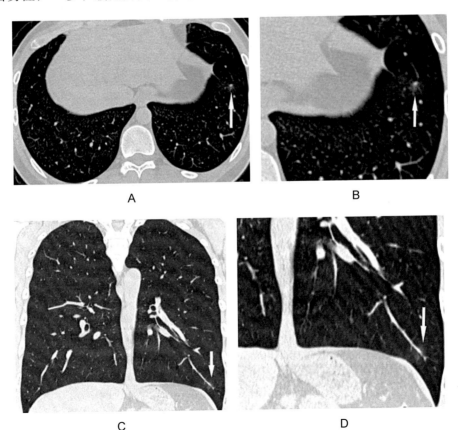

A

B

C

D

☆☆☆

问题 1　本病的影像表现（多选）

A.病灶位于左肺下叶前基底段胸膜下区

B.局部血管稍增粗、边缘模糊

C.血管周围斑片状磨玻璃影

D.肺实质和肺间质受累同时存在

问题 2　本病最终可能诊断为

A.过敏性肺炎　　　　　B.原位癌

C.病毒性肺炎　　　　　D.血管炎

病例 2

【主诉】

患者男性，40 岁，14 天内有疫情中高风险地区旅行史。患者既往患有强直性脊柱炎。

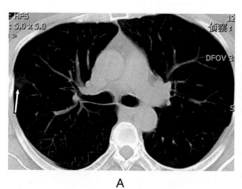 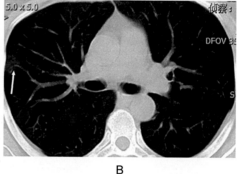

A　　　　　　　　　　　　　　　　B

入院第 1 天（2 月 28 日）胸部 CT 检查

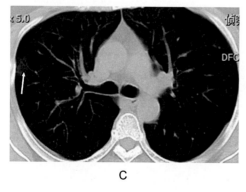 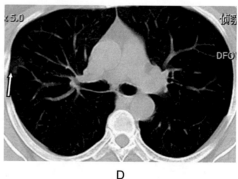

C　　　　　　　　　　　　　　　　D

入院第 5 天（3 月 2 日）胸部 CT 检查

问题 3　本病的影像表现（多选）

A.病灶位于右肺上叶胸膜下区

B.病灶呈单发浅淡片状磨玻璃影

C.病灶内见血管影穿行

D.邻近胸膜及胸壁受累

问题 4　该患者胸部 CT 表现符合

A. 过敏性肺炎　　　　　B. 原位癌

C. 病毒性肺炎　　　　　D. 血管炎

【病史】

病例 1　患者男性，23 岁。因与新型冠状病毒肺炎确诊患者一同就餐作为密切接触者接受隔离并行胸部 CT 检查，患者无发热、咳嗽、咳痰等明显不适。实验室检查：患者接受新型冠状病毒核酸检测阳性，血常规、C 反应蛋白及红细胞沉降率均无异常。初期诊断为无症状感染者。入院 5 天后出现咳嗽、咽痛，咳白色泡沫痰，符合新型冠状病毒肺炎确诊病例，临床分型为轻型。

病例 2　患者男性，40 岁。近 14 天内有疫情中高风险地区旅行病史。患者无发热咽痛、无咳嗽、咳痰等明显不适。既往患有强直性脊柱炎。实验室检查：淋巴细胞百分比下降，单核细胞百分比上升。入院后连续三次咽拭子新型冠状病毒核酸检查呈阳性，诊断为无症状感染者，予以吸氧抗病毒治疗后连续两次核酸检查阴性后出院。

【答案】

1. A、B、C

2. C

解析：新型冠状病毒肺炎患者早期临床症状轻微或无明显临床症状。该患者胸部 CT 变现为限性小斑片状磨玻璃影，局部血管稍增粗、血管边缘模糊。患者早期临床症状轻微、实验室检查异常较少，胸部 CT 表现为局限性小片状模糊影或小结节影。

3. A、B、C

4. C

解析：该患者无临床症状，新型冠状病毒核酸检测阳性，肺部 CT 影像表现为单发局灶性磨玻璃影，实验室检查淋巴细胞百分比下降，符合无症状感染。通过胸部 CT 随访患者肺内磨玻璃病灶逐渐吸收、浅淡。

【点评】

1. **疾病概述或定义**　新型冠状病毒肺炎典型表现为双肺两个以上肺叶多发片状、斑片状、圆形磨玻璃密度影，病灶大部分位于胸膜下区域，并见细网格状或小蜂窝样小叶间隔增厚，呈"铺路石样"改变。发病初期临床症状轻微，实验室检查可为正常，胸部 CT 通常病变较局限或无阳性发现。

2. **病理改变**　早期病理改变为肺泡间隔毛细血管扩张充血、肺泡腔内液体渗出和小叶间隔间质水肿。

3. **临床表现**　"无症状感染者"可能与患者机体抵抗力和病毒载量的矛盾平衡相关。患者可能处于疾病的潜伏期或早期患者无自知症状，也有患者自感染病毒至体内完全清除而从未出现可感知的临床症状与体征。

4. **诊断依据**

（1）发病前 14 天内与新型冠状病毒确诊患者接触史。

（2）无明显临床表现或自主不适。

（3）咽拭子新型冠状病毒核酸阳性。

（4）胸部 CT 表现胸膜下区血管周围斑片状磨玻璃影，局部血管稍增粗。

5. 鉴别诊断

（1）SARS 病毒性肺炎：SARS 初期肺部病变以肺泡渗出、肺实变为主要表现。新型冠状病毒肺炎早期实变较少见。

（2）过敏性肺炎：主要为肺泡炎和间质性肺炎，肺泡炎表现为肺内边界模糊的小叶中心磨玻璃结节，为肺泡腔内充满浆液性渗出物所致；间质性肺炎表现为肺内磨玻璃影及网格影，其间可见沿肺间质分布的粟粒大小的结节。

主要参考文献

[1] 中华人民共和国国家卫生健康委员会. 新型冠状病毒肺炎诊疗方案（试行第七版 [DB/OL].[2020-03-03](2020-04-29).http://www.nhc.gov.cn/yzygj/s7653p/202003/46c9294a7dfe4cef80dc7f5912eb1989.shtml.

[2] 何成，曾平，刘军. 发热门诊新型冠状病毒肺炎早期胸部 CT 观察 [J]. 实用放射学杂志，2020, 3(36):83-87.

[3] 蒋南川，郑传胜，樊艳青，等. 新型冠状病毒肺炎亚临床期 CT 影像特征及短期演变 [J/OL]. 中华放射学杂志，2020, 54(04):305-309.

[4] 中华医学会放射学分会. 新型冠状病毒感染的肺炎的放射学诊断：中华医学会放射学分会专家推荐意见第一版 [J]. 中华放射学杂志，2020, 54(00):E001-E001.

[5] 中华医学会影像技术分会. 新型冠状病毒肺炎放射检查方案与感染防控专家共识（试行第一版)[J]. 新发传染病电子杂志，2020, 5(2):65-73.

[6] Yi Luo, Edwin Trevathan, Zhengmin Qian, et al. Asymptomatic SARS-CoV-2 Infection in Household Contacts of a Healthcare Provider, Wuhan, China[J]. Emerg Infect Dis, 2020, 26(8):10.

扩展阅读

目前 COVID-19 所见传染源主要是新型冠状病毒感染的患者，无症状感染者也可能成为传染源。随疫情发展社区感染患者逐渐增多，为患者筛查、诊断带来极大的挑战。

研究表明，发热门诊部分 COVID-19 感染者无症状或症状轻微，实验室检查结果异常较少，胸部 CT 表现不典型甚至未见异常等特点。但这些患者仍然具有病毒传播能力。因此，对密切接触者进行全面筛查，达到早隔离、早诊断、早治疗，是消灭传染源的有效途径。

（鲁　宏　何　成　黄可忻　刘　衡）

三、新冠肺炎核酸复阳病例

关键词：新型冠状病毒肺炎，核酸检测，复阳，CT

【主诉】

患者男性，51 岁。主因乏力 1 周，食欲差、咳嗽 2 天，发热 1 天入院。

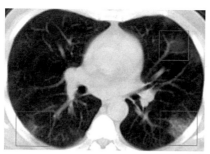
A. CT 肺窗（发病第 7 天）

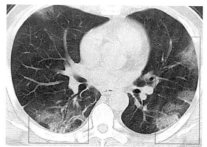
B. CT 肺窗（发病第 13 天）

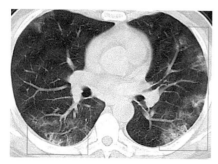
C. CT 肺窗（发病第 17 天）

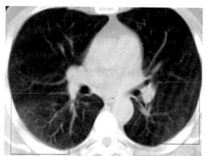
D. CT 肺窗（发病后第 43 天）

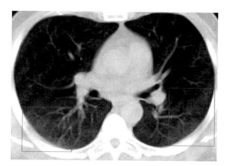
E. CT 肺窗（发病后第 51 天）

问题 1　本病的影像表现是

A. 病灶多位于肺外周，以磨玻璃密度影为主

B. 病灶进展及变化迅速

C. 伴小叶内间隔增厚

D. 其内可见增粗血管及厚壁支气管穿行

问题 2　本病最有可能诊断为

A. 支原体肺炎　　B. 细菌性肺炎　　C. 病毒性肺炎　　D. 结核性肺炎

【病史】

患者男性，51 岁。主因乏力 1 周，食欲差、咳嗽 2 天，发热 1 天入院，最高体温 38.5℃。发病前 14 天内有疫情中高风险地区居住人员密切接触史。

实验室检查：白细胞 $5.5×10^9$/L，淋巴细胞 $1.1×10^9$/L，C 反应蛋白 24.3mg/L。咽拭子新型冠状病毒核酸检测为阳性，确诊为新型冠状病毒肺炎。

给予抗病毒等对症治疗 13 天，患者病灶逐步吸收，病情好转，连续两次呼吸道病原

☆ ☆ ☆ ☆

核酸检测阴性（采集时间间隔大于 24 小时），解除隔离、出院。出院后 1 个月粪便新型冠状病毒核酸检测阳性，咽拭子核酸检测阴性，无咳嗽、咳痰，无发热，无胸闷、气短，无恶心、呕吐，无腹痛、腹泻。新型冠状病毒抗体 IgG 阳性，IgM 阳性，支持新型冠状病毒肺炎恢复期的诊断。给予中药方剂治疗，隔离 14 天后，患者两次行肛拭子（间隔 24 小时）新型冠状病毒核酸检测均阴性，予以出院。

【答案】

1. A、B、C、D

解析：本例病灶进展及变化迅速，短期内复查形态变化大。早期病灶位于双肺外周，下肺为主，病灶密度不均，磨玻璃密度影为主，其内可见增粗血管及厚壁支气管穿行，伴小叶内间隔增厚，进展期病灶增多、增大，转归期病灶范围缩小、密度减低。

2. C

解析：本病影像学动态观察发现病变进展及变化迅速，而支原体肺炎病变动态变化及进展相对较缓慢。病毒性肺炎早期一般以磨玻璃影及实变影为主，吸收期表现为纤维化。肺结核病灶好发部位为上叶尖后段及下叶背段，病灶多形性表现。细菌性肺炎主要是肺实质受累，表现为肺实变及小叶中心结节或树芽征。本例影像表现更符合病毒性肺炎，且主要累及肺间质。需要结合流行病学史及病原学确定感染病毒类型。

【点评】

1. **疾病概述**　新型冠状病毒肺炎（Corona Virus Disease-19，COVID-19）是由新型冠状病毒（severe acute respiratory syndrome coronavirus 2，SARS-CoV-2）引起的以肺部炎症性病变为主的急性传染疾病。治愈患者可出现核酸复阳现象。

2. **确诊依据**

(1) 发病前 14 天内有疫情中高风险地区居住人员密切接触史。

(2) 有发热、咳嗽、乏力等临床症状。

(3) 影像学表现为早期多发磨玻璃密度及间质改变，以肺外带明显，进而病变范围融合扩大。

(4) 发病早期白细胞总数正常，淋巴细胞计数正常。

(5) 咽拭子新型冠状病毒核酸阳性。

(6) 出院后 1 个月粪便新型冠状病毒核酸检测阳性，新型冠状病毒特异性 IgM 抗体和 IgG 抗体阳性。

3. **临床表现**　以发热、咳嗽、乏力为主要表现。核酸复阳者可无发热咳嗽等症状。

4. **影像诊断要点**

(1) 早期双肺胸膜下可见多发磨玻璃密度影，其内可见增粗血管及厚壁支气管穿行，伴小叶间隔或小叶内间隔增厚，呈网格状或铺路石征。

(2) 进展期病变分布区域增多，范围融合扩大，密度增高，呈双侧非对称性，部分实变，其内可见充气支气管征。

(3) 转归期病变范围缩小，密度减低，部分残留索条影。

(4) 核酸复阳查胸部 CT，双肺病变较初次住院末次检查明显吸收，考虑为转归期。

5. 鉴别诊断

（1）SARS：早期的小片状磨玻璃密度影在短期内可进展为双肺的广泛磨玻璃影或实变与磨玻璃影，动态变化快，病变反复，恢复期病灶吸收缓慢。引起 SARS 的病原体与新型冠状病毒同属冠状病毒科，两者肺炎表现很难从影像上鉴别，需要根据流行病学史及病原学诊断确诊。

（2）甲型 H1N1 流感肺炎：多发生在冬春季节，暴发或散发。临床症状主要为发热、咳嗽、咽痛及肌肉酸痛。CT 主要表现为间质性肺炎的特点，多为双肺弥漫分布的磨玻璃状、斑片状密度增高影，边界较清，以支气管血管束周围及胸膜下更为多见，常伴小叶间隔增厚，病变与胸膜之间常见正常肺组织形成的透亮带。

（3）人感染禽流感病毒肺炎：有与病死禽类疫情密切接触的流行病学史。影像表现为肺实变及肺间质同时受累，病变进展快且吸收较慢。重症患者可出现不同程度的"白肺"。

（4）细菌性肺炎：主要是肺实质受累，表现为叶或段分布的肺实变、小叶中心结节或树芽征，应用抗生素治疗后吸收较快。无流行病学史，血常规检查白细胞多不同程度增高。

主要参考文献

[1] 国家卫生健康委员会 . 新型冠状病毒肺炎诊疗方案 (试行第七版)[J]. 天津中医药大学学报 , 2020, 39(02):121-127.

[2] 中华医学会放射学分会传染病学组，中国医师协会放射医师分会感染影像专委会，中国研究型医院学会感染与炎症放射学分会，中国性病艾滋病防治协会感染 (传染病) 影像工作委员会，中国医院协会传染病分会传染病影像学组，中国装备协会普通放射装备专业委员会传染病学组，北京影像诊疗技术创新联盟 . 新型冠状病毒感染的肺炎影像学诊断指南 (2020 第一版)[J]. 医学新知 , 2020, 30(01):22-34.

[3] Koo H J, Lim S, Choe J, Choi SH, Sung H, Do KH. Radiographic and CT Features of Viral Pneumonia[J]. Radiographics, 2018, 38(3):719-739.

[4] Song F, Shi N, Shan F, et al. Emerging 2019 Novel Coronavirus (2019-nCoV) Pneumonia[J]. Radiology, 2020,295(1):210-217.

[5] Lei J, Li J, Li X, Qi X. CT Imaging of the 2019 Novel Coronavirus (2019-nCoV) Pneumonia. Radiology, 2020, 295(1):18.

扩展阅读

符合治愈标准的 COVID-19 患者出现核酸复阳可能有以下几种原因：

1. 样本采集不当所致的假阴性干扰，痰液核酸阳性率高于鼻咽拭子，可通过采集患者深部痰液或肺泡灌洗液标本，增加粪便送检、多次连续送检等方法降低假阴性结果出现的概率。

2. 患者治疗后恢复需要一定时间，在炎症吸收过程中可能会出现间歇性排毒现象，从而引起核酸复检阳性。

3. 患者体内病毒并未完全清除，当体内病毒载量水平极低时，相关部位采集不到病毒或采集到的病毒量太少，低于检测试剂盒检测阈值，也会出现阴性结果。当机体免疫力降低时，病毒可能会低载量地生长，出现核酸检测复阳的结果。

4. 已经治愈患者因再次接触病毒传染源，发生二次感染 SARS-CoV-2，继而引发 COVID-19。

被 SARS-CoV-2 感染后，人体在感染后 1 周左右可产生免疫球蛋白 M（IgM）抗体，

☆☆☆☆

持续时间为半个月左右。在感染后半个月左右可产生 IgG 抗体，持续时间较长。利用 IgM 和 IgG 两种抗体的检测结果可印证核酸检测结果，有助于疑似病例的排除。出院后核酸复阳，新型冠状病毒特异性抗体 IgM 及 IgG 均阳性，排除二次感染的可能，提示之前核酸检测为假阴性。

（殷小平）

四、核酸复阳与无症状感染者病例 2 例

关键词：COVID-19，肺脏，计算机断层扫描

病例 1 核酸复阳

【主诉】

患者女性，33 岁。发热 4 天，最高 38℃，伴流涕，乏力，全身肌肉酸痛。

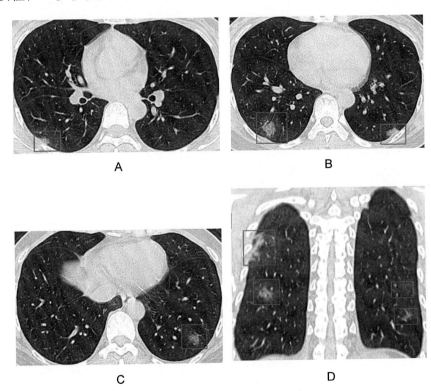

问题 1 本病的影像表现可能是

A. 大叶性肺炎   B. 支原体肺炎

C. 甲型 H1N1 流感病毒肺炎   D. COVID-19

问题 2 以下疾病的影像学表现错误的是

A. 大叶性肺炎表现为肺叶或肺段的致密实变影，其内伴空气支气管征

B. 肺泡蛋白沉积症可表现为铺路石征，胸膜下分布为特点

C. 金黄色葡萄球菌肺炎多表现为肺气囊形成

D. 支原体肺炎多表现为支气管血管束周围磨玻璃密度影及实变影

☆ ☆ ☆

【病史】

患者女性，33 岁。4 天前发热，伴流涕、乏力、全身肌肉酸痛，无咽痛、咳嗽。2 天前由疫情中高风险地区工作后返回。实验室检查白细胞 5.06×10^9/L，中性粒细胞 3.38×10^9/L，淋巴细胞 1.29×10^9/L，C 反应蛋白 12.8mg/L。咽拭子冠状病毒核酸检测阳性。体温正常持续 3 天以上，胸部 CT 明显吸收，连续两次（取样间隔 24 小时）新型冠状病毒核酸检测阴性，符合出院标准，住院后 22 天后出院，于隔离点隔离 2 周后复查，咽拭子核酸再次出现阳性，住院后多次痰液、咽拭子及支气管镜肺泡灌洗液核酸检测为阴性。

【答案】

1. D

2. B

解析：肺泡蛋白沉着症表现为地图样分布的磨玻璃密度影及铺路石征。

【点评】

1. 图像为患者第一次 CT 检查，表现为 COVID-19 早期表现，双肺胸膜下分布类圆形磨玻璃密度影（GGO）伴铺路石征。

2. 患者出院前病变基本吸收，出院 2 周后复查，核酸检测为阳性，但肺 CT 显示原有病变完全吸收，未出现新发病变（图 E、图 F）。

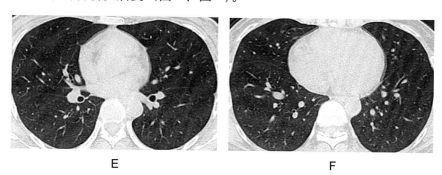

E　　　　　　　　　　　　　　　F

病例 2　无症状感染者

【主诉】

患者男性，51 岁。患者同事确诊新型冠状病毒肺炎 5 天，接受医学隔离观察及检测。患者无发热、咳嗽、咳痰，无咽痛，乏力及腹泻等不适。

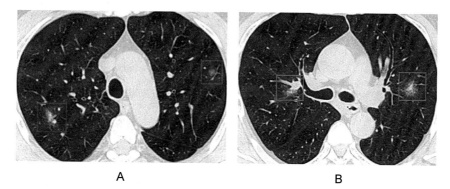

A　　　　　　　　　　　　　　　B

☆☆☆☆

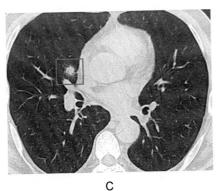 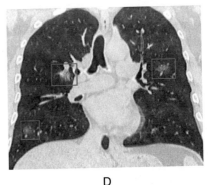

C   D

问题 1 本病的影像表现可能是

A. 支原体肺炎   B. 甲型 H1N1 流感肺炎

C. COVID-19   D. 肺脓肿

问题 2

判断题：新型冠状病毒肺炎早期的主要表现为支气管血管束周围的实变影

【病史】

患者男性，51 岁。5 天前同事确诊新型冠状病毒肺炎后，接受医学隔离观察及检测，患者无发热、咳嗽、咳痰，无咽痛、乏力及腹泻等征象。实验室血常规检查无异常。

【答案】

1. C

2. 错误

解析：此患者为无症状新型冠状病毒肺炎，以支气管血管束周围磨玻璃密度影伴局部小实变影为主。

【点评】

1. **疾病概述** 新型冠状病毒肺炎（Coronavirus Disease 2019，COVID-19）是由严重急性呼吸综合征冠状病毒 2（Severe Acute Respiratory Syndrome Coronavirus 2，SARS-CoV-2）病毒引起的急性呼吸系统传染病，已经纳入《中华人民共和国传染病防治法》规定的乙类传染病，按甲类传染病管理。

2. **病理**

（1）肺泡腔内见浆液、纤维蛋白性渗出物及透明膜形成，渗出细胞主要为单核和巨噬细胞。

（2）Ⅱ型肺泡上皮细胞增生，肺泡间隔血管充血、水肿，可见单核和淋巴细胞浸润。

（3）肺泡腔内可见渗出物机化和肺间质纤维化。

3. **临床表现**

（1）发热、咳嗽、乏力为主要表现，可以伴有鼻塞、流涕、咽痛、肌痛和腹泻等症状。

（2）重症患者出现呼吸困难、低氧血症，严重者可以快速进展为急性呼吸窘迫综合征、脓毒血症休克、难以纠正的代谢性酸中毒和出凝血功能障碍及多器官功能衰竭等。

4. 诊断要点

（1）两肺下叶多见，亦可双肺弥漫受累，胸膜下分布为主。

（2）早期以磨玻璃密度影常见，进展期，实变影逐渐增多，缓解期，实变影及磨玻璃密度影均可完全吸收，部分可残留。

（3）铺路石征亦为常见表现。

（4）胸腔积液及纵隔淋巴结肿大少见。

5. 鉴别诊断

（1）严重急性呼吸综合征表现胸膜下分布斑片状及类圆形磨玻璃密度影为主，可以出现纵隔气肿、皮下气肿及气胸等并发症。

（2）甲型 H1N1 流感肺炎表现为按胸膜下或支气管血管束周围分布的磨玻璃密度影，多合并实变影，密度不均匀，边缘模糊，实变影以肺部背侧为著。

（3）支原体肺炎表现为由肺门向外带延伸的磨玻璃密度影、实变影及网格影。

（4）肺水肿表现为双肺以肺门为中心对称性斑片状磨玻璃影及实变影、铺路石征，伴有小叶间隔增厚。

主要参考文献

[1] Pan F, Ye T, Sun P, et al. Time Course of Lung Changes at Chest CT during Recovery from Coronavirus Disease 2019 (COVID-19) [J]. Radiology. 2020, 295(3):715-721. DOI:10.1148/radiol.2020200370.

[2] Bernheim A, Mei X, Huang M, et al. Chest CT Findings in Coronavirus Disease-19 (COVID-19): Relationship to Duration of Infection[J]. Radiology. 2020, 295(3): 200463.

[3] 李宏军. 实用传染病影像学 [M]. 北京：人民卫生出版社，2014.

[4] 宋璐，曾莹婷，龚晓明，等. 新型冠状病毒肺炎影像表现及鉴别诊断 [J]. 新发传染病电子杂志，2020，5(2):82-86.

扩展阅读

COVID-19 是一种急性呼吸系统疾病，常见的临床表现为发热、干咳、乏力等。重症患者在发病 1 周后出现呼吸困难和（或）低氧血症。部分儿童及新生儿患者症状可不典型，表现为呕吐、腹泻等消化道症状或仅表现为精神弱、呼吸急促。临床分型分为轻型、普通型、重型及危重型。影像分期，分为早期（0 ~ 4 天）、进展期（5 ~ 8 天）、危重期（10 ~ 13 天）及好转期（≥ 14 天）。

以上 2 例患者，一例为核酸检测复阳患者，一例为无症状感染者。目前文献中，复阳患者在肺 CT 上多表现为好转期。对于复阳患者的病因尚不明确，但文献报道可能与检测试剂的假阳性有关（有待进一步大样本观察研究），而且研究表明复阳患者不会出现二次感染，不具备传染性。本文中第二例为无症状感染者，其在肺 CT 上有典型的病毒性肺炎表现。无症状感染者是具有传染性的，这是临床需要特别关注的。因此，在应用影像学诊断 COVID-19 复阳及无症状感染者还需要密切结合流行病学、临床表现及实验室检查。

（关春爽 谢汝明 陈步东）

五、新型冠状病毒肺炎核酸复阳病例

关键词：新型冠状病毒肺炎，核酸复阳，CT

核酸复阳

【主诉】

患者女性，58岁，发热3天、咳嗽1天入院，入院后行胸部CT检查（图A～图D）。

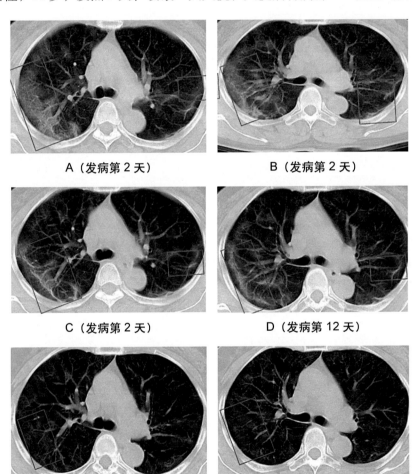

A（发病第2天）　　　　　　　　B（发病第2天）

C（发病第2天）　　　　　　　　D（发病第12天）

E（发病第33天）　　　　　　　　F（发病第33天）

问题1　本病的影像表现是

A. 双肺多发磨玻璃密度影，病灶主要位于胸膜下区

B. 双肺小叶内间隔增厚

C. 部分病灶内见"铺路石"征

D. 其内可见增粗血管及厚壁支气管穿行

☆ ☆ ☆

问题 2　本病最有可能诊断为

A. 支原体肺炎

B. 细菌性肺炎

C. 病毒性肺炎

D. 结核性肺炎

【病史】

患者男性，51 岁。主因发热 3 天、咳嗽 1 天就诊，最高体温 37.5℃。发病前患者有疫情中高风险地区旅行史。

实验室检查：白细胞计数正常（5.8×10^9/L），淋巴细胞百分比正常（25.9%），C 反应蛋白升高（15.0mg/L），红细胞沉降率升高（60mm/h），CD4/CD8 比值降低（0.76）。咽拭子新型冠状病毒核酸检测为阳性，确诊为新型冠状病毒肺炎。

给予抗病毒等对症治疗 11 天，患者病灶逐步吸收，病情好转，连续两次呼吸道病原核酸检测阴性（采集时间间隔大于 24 小时）后出院。出院后集中医学观察 14 天，隔离观察期间无明显症状，结束观察前复查新型冠状病毒咽拭子核酸检测阳性。胸部 CT 显示肺内病灶持续吸收。考虑新型冠状病毒肺炎恢复期的诊断再次收治入院。经 10 天对症治疗后连续两次核酸检查阴性后出院。

【答案】

1. A、B、C、D

2. C

解析：本例病灶有明确新型冠状病毒肺炎疫区接触史，有发热、咳嗽等呼吸道症状。胸部 CT 表现为典型的双肺多发磨玻璃密度影，病灶以双侧胸膜下区域为主，其内可见增粗血管及厚壁支气管穿行，伴小叶内间隔增厚，再次住院期间胸部 CT 提示病灶持续性吸收、减少。

【点评】

新型冠状病毒肺炎以肺部炎症性病变为主的疾病。患者胸部 CT 提示肺内病灶明显吸收，且连续两次（间隔 24 小时）核酸检测为阴后出院，但有临床实践中有少部分患者出现后出现核酸复阳现象。

1. 确诊依据

（1）患者发病前有明确新型冠状病毒肺炎疫区接触史。

（2）有发热、咳嗽等呼吸道症状。

（3）影像学表现为双肺多发磨玻璃密度及间质改变，以肺外带胸膜下区域为著。

（4）发病早期 C 反应蛋白升高（15.0 mg/L），红细胞沉降率升高（60mm/h），CD4/CD8 比值降低（0.76）。

（5）咽拭子新型冠状病毒核酸阳性。

（6）出院后进行 14 天医学观察期间无临床症状，结束医学观察前复查咽拭子呈阳性。

2. 临床表现　以发热、咳嗽、乏力为主要表现，部分患者可出呕吐、腹部隐痛不适等现消化道症状。核酸复阳者也可无发热咳嗽等症状。

☆ ☆☆☆

3.影像诊断要点

（1）双肺多发磨玻璃密度及间质改变，以肺外带胸膜下区域为著。

（2）病灶见增粗血管影，见"铺路石"征。

（3）再次住院期间病灶明显吸收，呈浅淡片状模糊影，考虑为转归期。

4.鉴别诊断

（1）SARS：COVID-19 胸部 CT 表现与肺内其他病毒感染性疾病表现存在重叠，SARS 初期肺部病变以肺泡渗出、肺实变为主要表现。引起 SARS 的病原体与新型冠状病毒同属冠状病毒科，两者肺炎表现很难从影像上鉴别，需要根据流行病学史及病原学诊断确诊。

（2）甲型 H1N1 流感肺炎：多发生在冬春季节，暴发或散发。临床症状主要为发热、咳嗽、咽痛及肌肉酸痛。CT 主要表现为间质性肺炎的特点，多为双肺弥漫分布的磨玻璃状、斑片状密度增高影，边界较清，以支气管血管束周围及胸膜下更为多见，常伴小叶间隔增厚，病变与胸膜之间常见正常肺组织形成的透亮带。

（3）细菌性肺炎：主要是肺实变及团片影，表现为叶或段分布的肺实变、小叶中心结节或树芽征，抗炎治疗后吸收较快。无流行病学史，血常规检查白细胞多不同程度增高。

主要参考文献

[1] 国家卫生健康委员会.新型冠状病毒肺炎诊疗方案（试行第七版）[J].天津中医药大学学报，2020，39(02):121-127.

[2] 卢亦波，周静如，莫移美，等.31 例新型冠状病毒肺炎临床及 CT 影像表现初步观察 [J].新发传染病电子杂志，2020，5(2):79-82.

[3] 宋璐，曾莹婷，龚晓明，等.新型冠状病毒肺炎影像表现及鉴别诊断 [J].新发传染病电子杂志，2020，5(2):82-86.

[4] 何成，曾平，刘军.发热门诊新型冠状病毒肺炎早期胸部 CT 观察 [J].实用放射学杂志，2020，3(36):83-87.

[5] Ma C, Cong Y, Zhang H. COVID-19 and the Digestive System [J]. The American Journal of Gastroenterology, 2020, 115(7), 1003-1006.

扩展阅读

RT-PCR 检测的准确性取决于所采集样品的充分性和试剂盒的准确性。研究表明，RT-PCR 和胸部 CT 的阳性率分别为 59% 和 88%。COVID-19 的主要靶组织是肺泡，因此病毒在咽部的病毒载量可能偏低不利于检测。但病毒往往侵犯肺外组织，如：血液、消化道、神经系统等，有报道病毒在消化道的存在时间更长。因此，采集血液、痰液、肺泡灌洗液、肛拭子等充分多样性样本并多次重复检测，尽管增加了工作量，却是降低 RT-PCR 假阴性的有效办法。胸部 CT 征象的改善始于初始症状出现后约 14 天，吸收期持续 26 天以上。从 CT 图像上可以观察到肺部病变吸收的连续过程。

临床上必须通过对 CT 图像和 PT-PCR 结果进行综合分析，充分考虑送检核酸样本的充分性，还要关注试剂盒的准确性，准确把控质控标准，极大降低假阴性结果出现的概率，有助于减少出院后核酸复阳患者的出现。

（刘 衡 何 成 黄可忻 鲁 宏）

第六节　肺外 COVID-19

一、新型冠状病毒感染所致心肌炎病例

关键词：COVID-19，心脏，磁共振成像

【主诉】

患者男性，22 岁。咳嗽 7 天，发现新冠病毒核酸检测阳性 5 天。有英国旅行史。肌钙蛋白轻度增高，心脏磁共振表现如下：

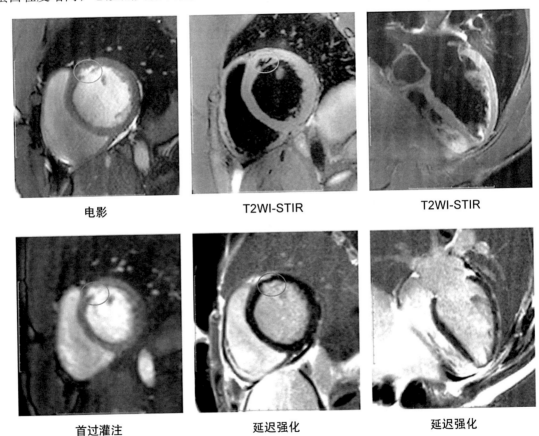

电影　　　　　　　　　T2WI-STIR　　　　　　　　　T2WI-STIR

首过灌注　　　　　　　　延迟强化　　　　　　　　延迟强化

问题 1　本病的影像表现最可能的是

A. 心肌炎

B. 急性心梗

C. 肥厚性心肌病

D. 扩张性心肌病

问题 2　以下疾病的影像表现描述正确的是

A. 心肌炎可在心脏磁共振中常可见到心内膜下延迟强化

B. 急性心梗患者常出现弥漫性收缩功能障碍

☆☆☆☆

C.肥厚性心肌病的心脏磁共振特征为侧壁明显增厚

D.扩张性心肌病患者舒张末容积明显增大

【病史】

患者男性，22岁。咳嗽7天，发现新冠病毒核酸检测阳性5天。有英国旅行史。无心脏症状或阳性体征。TnI 0.05 ng/ml，心脏超声检查阴性。

【答案】

1. A

2. D

解析：新型冠状病毒感染所致心肌炎可在T2WI上呈现透壁高信号，灌注缺损与延迟强化不明显。

【点评】

1. 疾病概述或定义　新型冠状病毒感染常有肺外累及，其中心肌累及较常见，可引起肌钙蛋白升高并在心脏磁共振中表现为心肌炎性改变。

2. 病理

（1）弥漫性T淋巴细胞浸润。

（2）间质性水肿明显，少许心肌坏死灶。

3. 临床表现

（1）临床表现多样，严重者可有暴发性心肌炎表现，轻者可无明显症状。

（2）可伴肌钙蛋白升高与心电图改变。

4. 诊断要点

（1）T2WI呈局段性高信号，常为透壁性病变，一般无心肌内出血。

（2）T1 mapping显示水肿区长T1信号。

（3）首过灌注中无明显灌注缺损。

（4）延迟强化表现多样，可无明显延迟强化或弥漫性延迟强化。

5. 鉴别诊断

（1）急性心肌梗死：由血液供应不足导致的心肌细胞死亡，心脏磁共振中表现为局部血管供血区病变，可见节段性收缩功能障碍，T2WI常为透壁性高信号，伴有心肌内出血的患者可在高信号区内见低信号；首过灌注见心内膜下灌注缺损；延迟强化表现为偏心内膜下延迟强化，伴有微循环障碍的患者可在高信号区内见低信号。

（2）心碎综合征：一种临床表现与急性冠脉综合征相近但心脏收缩功能异常为可逆的疾病。心脏磁共振中电影序列可见左心室腔烧瓶样改变伴收缩功能障碍，T2WI常见高信号，延迟强化一般不明显。

主要参考文献

[1] Sala S, Peretto G, Gramegna M, et al. Acute myocarditis presenting as a reverse Tako-Tsubo syndrome in a patient with SARS-CoV-2 respiratory infection[J]. Eur Heart J, 2020, 41(19): 1861-1862. DOI: 10.1093/eurheartj/ehaa286. [Epub ahead of print] PubMed PMID: 32267502.

[2] Inciardi RM, Lupi L, Zaccone G, et al. Cardiac Involvement in a Patient With Coronavirus Disease 2019 (COVID-19)[J]. JAMA Cardiol, 2020, 5(7): 1-6.

扩展阅读

新型冠状病毒肺炎主要累及肺部，亦可累及心脏、生殖系统与中枢神经系统等。当前已有多项研究显示在一定比例的患者中出现心肌损伤标志物升高，提示存在心肌损伤，存在心肌损伤的患者死亡风险较高。除心肌损伤标志物变化外，新型冠状病毒肺炎的心脏累及形式还包括：心电图异常（ST 段抬高等，类似缺血表现）、心源性休克、心力衰竭、心包积液及心脏压塞、暴发性心肌炎等。有患者的心内膜活检结果显示了心肌 T 淋巴细胞浸润。

当前，除心内膜活检外，心脏磁共振是心肌炎诊断的重要依据。根据 2018 年更新后的"路易斯湖"标准，心肌炎心脏磁共振诊断标准为：①局段或弥漫性 T2WI 信号增高或 T2 延长；②局段或弥漫性平扫 T1 延长或 ECV 增大，或延迟强化区呈非缺血性病变分布。同时满足上述两个条件即可诊断心肌炎，迄今为止，针对 COVID-19 引起的心肌炎个案报道中，大多数病例表现为弥漫性或局限性 T2、T2mapping 以及 T1mapping 变化而延迟强化改变不明显，亦有病例显示为弥漫性延迟强化伴心包积液。这些改变与其他原因所致心肌炎出现较明显的"延迟强化"这一特征性表现有所不同。

综上，新型冠病毒肺炎累及心脏较为常见，心脏磁共振可发现心肌炎性改变，对疾病诊治等具有重要价值。

（吴连明）

二、新型冠状病毒感染所致肠道及肠系膜炎性改变病例

关键词：COVID-19，消化系统，CT

【主诉】

患者女性，54 岁。2 个月前确诊新型冠状病毒肺炎在方舱医院对症治疗，连续两次核酸检查阴性后出院。10 天前复查核酸提示阳性，新发左中上腹疼痛、不适 2 天。腹部 CT 表现如下：

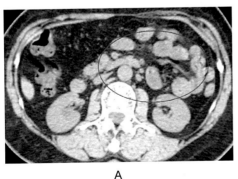

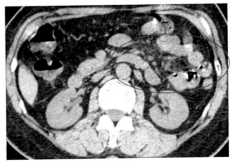

A　　　　B

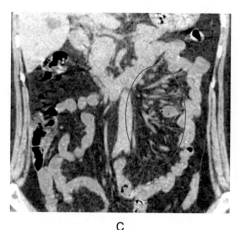 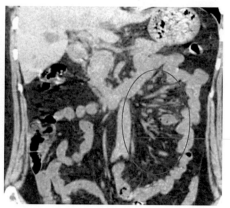

C   D

问题 1　以下疾病的影像表现包括

A. 左上腹部肠系膜血管增粗、不光整

B. 肠系膜周围脂肪间隙密度增高

C. 系膜周围淋巴结增多

D. 左上腹部小肠肠壁增厚

问题 2　该患者腹部病变诊断考虑

A. 细菌性肠炎

B. 肠系膜脂炎

C. 新型冠状病毒导致肠道及肠系膜炎

D. 克罗恩病

【病史】

患者女性，54 岁。2 个月前确诊新型冠状病毒肺炎进行对症治疗，连续两次核酸检查阴性后出院。10 天前复查核酸阳性，出现左中上腹疼痛 2 天，呈阵发性隐痛。患者入院后行肛拭子核酸检查呈阳性。

【答案】

1. ABCD

2. C

解析：新型冠状病毒感染所致肺外改变可累及胃肠道，表现为肠道及肠系膜炎性改变。

【点评】

1. **疾病概述或定义**　新型冠状病毒感染所致肺外改变可累及胃肠道，表现为肠道及肠系膜炎性改变。肛拭子核酸可为阳性，有研究者在患者粪便中检测到病毒，表明新冠状病毒可以在消化道中复制。

2. **病理**　发现新型冠状病毒受体 - 血管紧张素转化酶 2（ACE2）在胃肠道上皮细胞中表达，特别是在小肠和大肠中大量表达。这表明病毒 SARS-CoV-2 可以侵犯胃肠道并可大量复制。

3. 临床表现

（1）新型冠状病毒肺炎患者通常表现为发烧和呼吸系统症状，有些患者也有胃肠道症状，如腹泻、呕吐和腹痛等多种临床表现，轻者可无明显症状。

（2）COVID-19 患者消化系统病变还可能出现肝损伤，血液检测中发现肝酶升高。

4. 诊断要点

（1）肠系膜血管增粗、边界不清楚，系膜周围脂肪间隙渗出。

（2）肠壁节段性肿胀、增厚。

（3）肠系膜周围小淋巴结增多。

5. 鉴别诊断

（1）克罗恩病：病变通常位于回盲部及末端回肠，表现为肠壁不规则非对称性增厚，肠腔狭窄与扩张交替。增强扫描呈明显不均匀分层样强化。

（2）肠系膜脂炎：肠系膜脂肪密度轻度增高（雾状肠系膜），内散在放射状条索样、结节样软组织密度区。但系膜大血管不受累及，常出现边界清楚、密度不均匀的单个或多个软组织密度肿块，其内可见脂肪密度和低密度囊变区。

主要参考文献

[1] Wong SH, Lui RN, Sung JJ. COVID-19 and the Digestive System [J]. The American journal of gastroenterology, 2020, 35(5)：744-748.

[2] Xiao F, Sun J, Xu Y, et al. Infectious SARS-CoV-2 in Feces of Patient with Severe COVID-19 [J]. Emerging infectious diseases, 2020, 26(8)：3201-3203.

[3] Chen C, Gao G, Xu Y, et al. SARS-CoV-2-Positive Sputum and Feces After Conversion of Pharyngeal Samples in Patients With COVID-19 [J]. Annals of internal medicine, 2020,20(2):7326-7335.

[4] Han C, Duan C, Zhang S, et al. Digestive Symptoms in COVID-19 Patients With Mild Disease Severity: Clinical Presentation, Stool Viral RNA Testing, and Outcomes [J]. The American journal of gastroenterology, 2020, 115(6):916-923.

扩展阅读

新型冠状病毒肺炎主要累及肺部，亦可累及胃肠道、心脏、生殖系统与中枢神经系统等。该病毒表面 S 蛋白的 ACE2 受体在胃肠道上皮细胞中表达，特别是在小肠和大肠中高表达。当前已有多项研究表明新冠状病毒对胃肠道具有趋化性。患者粪便标本中检测到 SARS-CoV RNA，电子显微镜下观察人小肠和大肠活检和尸检标本时均发现有活跃的病毒复制。这可能是导致新冠状病毒感染性腹泻的原因。

值得关注的是部分患者的呼吸道样本转阴性后，粪便及肛拭子病毒核酸仍呈阳性。可能由于胃肠道病毒性分泌物丰富，临床症状消失后病毒仍可能持续存在较长时间并具传染性。提示在临床上要高度重视新冠病毒累及胃肠道的病例。

（刘　衡　何　成　黄可忻　鲁　宏）